国家卫生健康委员会"十四五"规划教材

全国高等中医药教育教材

供中医学、针灸推拿学、中西医临床医学等专业用

第四轮 | 十四五

U0722827

中医诊断学

第4版

中醫

主　编　陈家旭　邹小娟

副主编　胡志希　唐永祥　董昌武　程绍民　黄学宽

主　审　季绍良　成肇智

人民卫生出版社

·北京·

图书在版编目（CIP）数据

中医诊断学 / 陈家旭，邹小娟主编 . —4 版 . —北京：人民卫生出版社，2021.5（2025.5重印）
ISBN 978-7-117-31493-0

Ⅰ.①中… Ⅱ.①陈…②邹… Ⅲ.①中医诊断学 — 中医学院 — 教材 Ⅳ.①R241

中国版本图书馆 CIP 数据核字（2021）第 075672 号

人卫智网	www.ipmph.com	医学教育、学术、考试、健康，购书智慧智能综合服务平台
人卫官网	www.pmph.com	人卫官方资讯发布平台

中医诊断学
Zhongyi Zhenduanxue
第 4 版

主　　编：陈家旭　邹小娟
出版发行：人民卫生出版社（中继线 010-59780011）
地　　址：北京市朝阳区潘家园南里 19 号
邮　　编：100021
E - mail：pmph @ pmph.com
购书热线：010-59787592　010-59787584　010-65264830
印　　刷：天津市光明印务有限公司
经　　销：新华书店
开　　本：850×1168　1/16　印张：15
字　　数：393 千字
版　　次：2002 年 8 月第 1 版　2021 年 5 月第 4 版
印　　次：2025 年 5 月第 8 次印刷
标准书号：ISBN 978-7-117-31493-0
定　　价：56.00 元

打击盗版举报电话：010-59787491　E-mail：WQ @ pmph.com
质量问题联系电话：010-59787234　E-mail：zhiliang @ pmph.com

3

◇◇◇ 修 订 说 明 ◇◇◇

为了更好地贯彻落实《中医药发展战略规划纲要(2016—2030年)》《中共中央国务院关于促进中医药传承创新发展的意见》《教育部 国家卫生健康委 国家中医药管理局关于深化医教协同进一步推动中医药教育改革与高质量发展的实施意见》《关于加快中医药特色发展的若干政策措施》和新时代全国高等学校本科教育工作会议精神,做好第四轮全国高等中医药教育教材建设工作,人民卫生出版社在教育部、国家卫生健康委员会、国家中医药管理局的领导下,在上一轮教材建设的基础上,组织和规划了全国高等中医药教育本科国家卫生健康委员会"十四五"规划教材的编写和修订工作。

为做好新一轮教材的出版工作,人民卫生出版社在教育部高等学校中医学类专业教学指导委员会、中药学类专业教学指导委员会和第三届全国高等中医药教育教材建设指导委员会的大力支持下,先后成立了第四届全国高等中医药教育教材建设指导委员会和相应的教材评审委员会,以指导和组织教材的遴选、评审和修订工作,确保教材编写质量。

根据"十四五"期间高等中医药教育教学改革和高等中医药人才培养目标,在上述工作的基础上,人民卫生出版社规划、确定了第一批中医学、针灸推拿学、中医骨伤科学、中药学、护理学5个专业100种国家卫生健康委员会"十四五"规划教材。教材主编、副主编和编委的遴选按照公开、公平、公正的原则进行。在全国50余所高等院校2 400余位专家和学者申报的基础上,2 000余位申报者经教材建设指导委员会、教材评审委员会审定批准,聘任为主编、副主编、编委。

本套教材的主要特色如下:

1. **立德树人,思政教育** 坚持以文化人,以文载道,以德育人,以德为先。将立德树人深化到各学科、各领域,加强学生理想信念教育,厚植爱国主义情怀,把社会主义核心价值观融入教育教学全过程。根据不同专业人才培养特点和专业能力素质要求,科学合理地设计思政教育内容。教材中有机融入中医药文化元素和思想政治教育元素,形成专业课教学与思政理论教育、课程思政与专业思政紧密结合的教材建设格局。

2. **准确定位,联系实际** 教材的深度和广度符合各专业教学大纲的要求和特定学制、特定对象、特定层次的培养目标,紧扣教学活动和知识结构。以解决目前各院校教材使用中的突出问题为出发点和落脚点,对人才培养体系、课程体系、教材体系进行充分调研和论证,使之更加符合教改实际、适应中医药人才培养要求和社会需求。

3. **夯实基础,整体优化** 以科学严谨的治学态度,对教材体系进行科学设计、整体优化,体现中医药基本理论、基本知识、基本思维、基本技能;教材编写综合考虑学科的分化、交叉,既充分体现不同学科自身特点,又注意各学科之间有机衔接;确保理论体系完善,知识点结合完备,内容精练、完整,概念准确,切合教学实际。

4. **注重衔接,合理区分** 严格界定本科教材与职业教育教材、研究生教材、毕业后教育教材的知识范畴,认真总结、详细讨论现阶段中医药本科各课程的知识和理论框架,使其在教材中得以凸显,既要相互联系,又要在编写思路、框架设计、内容取舍等方面有一定的区分度。

5. 体现传承,突出特色 本套教材是培养复合型、创新型中医药人才的重要工具,是中医药文明传承的重要载体。传统的中医药文化是国家软实力的重要体现。因此,教材必须遵循中医药传承发展规律,既要反映原汁原味的中医药知识,培养学生的中医思维,又要使学生中西医学融会贯通,既要传承经典,又要创新发挥,体现新版教材"传承精华、守正创新"的特点。

6. 与时俱进,纸数融合 本套教材新增中医抗疫知识,培养学生的探索精神、创新精神,强化中医药防疫人才培养。同时,教材编写充分体现与时代融合、与现代科技融合、与现代医学融合的特色和理念,将移动互联、网络增值、慕课、翻转课堂等新的教学理念和教学技术、学习方式融入教材建设之中。书中设有随文二维码,通过扫码,学生可对教材的数字增值服务内容进行自主学习。

7. 创新形式,提高效用 教材在形式上仍将传承上版模块化编写的设计思路,图文并茂、版式精美;内容方面注重提高效用,同时应用问题导入、案例教学、探究教学等教材编写理念,以提高学生的学习兴趣和学习效果。

8. 突出实用,注重技能 增设技能教材、实验实训内容及相关栏目,适当增加实践教学学时数,增强学生综合运用所学知识的能力和动手能力,体现医学生早临床、多临床、反复临床的特点,使学生好学、临床好用、教师好教。

9. 立足精品,树立标准 始终坚持具有中国特色的教材建设机制和模式,编委会精心编写,出版社精心审校,全程全员坚持质量控制体系,把打造精品教材作为崇高的历史使命,严把各个环节质量关,力保教材的精品属性,使精品和金课互相促进,通过教材建设推动和深化高等中医药教育教学改革,力争打造国内外高等中医药教育标准化教材。

10. 三点兼顾,有机结合 以基本知识点作为主体内容,适度增加新进展、新技术、新方法,并与相关部门制订的职业技能鉴定规范和国家执业医师(药师)资格考试有效衔接,使知识点、创新点、执业点三点结合;紧密联系临床和科研实际情况,避免理论与实践脱节、教学与临床脱节。

本轮教材的修订编写,教育部、国家卫生健康委员会、国家中医药管理局有关领导和教育部高等学校中医学类专业教学指导委员会、中药学类专业教学指导委员会等相关专家给予了大力支持和指导,得到了全国各医药卫生院校和部分医院、科研机构领导、专家和教师的积极支持和参与,在此,对有关单位和个人表示衷心的感谢!希望各院校在教学使用中,以及在探索课程体系、课程标准和教材建设与改革的进程中,及时提出宝贵意见或建议,以便不断修订和完善,为下一轮教材的修订工作奠定坚实的基础。

人民卫生出版社

2021 年 3 月

◇◇◇ 前　言 ◇◇◇

中医诊断学是根据中医学理论,研究诊察病情、判断病种、辨别证候的基础理论、基本知识和基本技能的一门学科。它是中医学各专业的一门专业基础课,是中医基础理论与临床各科之间的桥梁,是中医专业课程体系中的主干课程。

本教材是全国高等中医药教育(本科)国家卫生健康委员会"十四五"规划教材之一,是在人民卫生出版社出版的国家卫生和计划生育委员会"十三五"规划教材《中医诊断学》(第3版)基础上修订,并参考历版高等中医药院校《中医诊断学》教材,汲取编者的教学经验和多家单位国家精品课程《中医诊断学》课程建设成果,精心编撰而成,力求突出科学性、系统性、先进性及多元性。教材文字简明,内容精练,便于教学。

本教材仍保留第3版教材的整体框架,分绪论及上、中、下、附篇,共十一章。绪论扼要介绍中医诊断学的主要内容、基本原理与法则、发展简史等;上篇介绍四诊的基本概念、方法及常见症状、体征与临床意义;中篇论述八种基本辨证方法和常见证候的概念、临床表现、证候分析及辨证要点;下篇阐明中医诊断疾病的思路及病案书写的内容、格式与要求;另设附篇介绍特色疗法、证素辨证及专科辨证等内容。

本教材在第3版教材基础上,规范了某些疾病或症状名称,增加了"疫疠辨证",更新了部分病案分析及复习思考题;丰富了数字资源,新增微课视频63个,脉诊动画示意图28个,高清图共有158幅(其中舌图101幅);将"学习目的"和"学习要点"整合为"学习目标",删除"学习小结""问情绪""第二掌骨侧诊",并根据内容需要,另增设了"思政元素""知识链接"和"课堂互动"模块。

本教材绪论由陈家旭编写,全身望诊由成词松、师建平编写;局部望诊由刘文兰、王少贤编写;舌诊由胡志希编写;闻诊由于志峰编写;问诊由魏红、李琳荣编写;脉诊由薛哲、程绍民编写;按诊由任健编写;八纲辨证由陈锐、邹小娟编写;病因辨证由吴玉泓、周岳君编写;气血津液辨证由戴红编写;脏腑辨证由车志英、陈少东、唐永祥、董昌武、魏嵋、李晓红编写;其他辨证方法由陈云志、王雪梅、薛飞飞编写;诊断思路由梁岩编写;病历书写由黄学宽编写;特色诊法由徐征编写;证素辨证由甘慧娟编写;专科辨证由周雪明编写。初稿完成后,经副主编、主编统稿,全书由主编、主审审定。

本教材适用于全国高等中医药院校及相关医学院校的中医学、针灸推拿学、中西医临床医学等专业教学,也可作为临床医师、执业医师及研究生入学考试的参考书。

由于时间仓促,编写者水平有限,教材中难免有疏漏及不足,敬祈指正,以使该书渐臻完善。

编者

2021 年 2 月

◇◇◇ 目　　录 ◇◇◇

中篇 辨 证

下篇　综 合 运 用

附　篇

绪 论

学习目标

1. 掌握中医诊断学、四诊、症、证、病、辨证、辨病、病案等基本概念。
2. 掌握中医诊断的基本原理、中医诊断的基本原则。
3. 熟悉中医诊断学的主要内容。
4. 了解中医诊断学的发展概况。

中医诊断学是根据中医学的理论,研究诊察病情、辨别病证的基础理论、基本知识和基本技能的一门学科;是中医学专业的基础课,是中医学专业课程体系中的一门主干课程。

中医诊断学的主要任务,包括对患者进行诊察,掌握病情资料,运用中医学的理论和思维对病情资料进行分析与判断的方法,并作出正确的诊断,为临床防治疾病提供依据。

在长期的医疗实践活动中,历代医家积累了丰富的中医诊断经验,其独特的四诊方法和对人体疾病本质的整体、动态认识,一直指导着中医临床实践,并不断地丰富和发展。

一、中医诊断学的主要内容

中医诊断学的内容由四诊、辨证、辨病和病历书写四个部分组成。其中,以四诊和辨证为重点,简要介绍病历书写的内容;辨病的内容在临床各科介绍。

(一) 四诊

四诊是中医诊察病情、收集病情资料的方法,包括望、闻、问、切四诊。

望诊是医生运用视觉,观察患者的神、色、形、态、头面、五官、躯体、四肢、二阴、皮肤、舌象以及排出物等,从而获得病情资料的方法。

闻诊是医生运用听觉与嗅觉,辨别患者的发声、语言、呼吸、咳嗽等声音,身体及其排出物、分泌物的异常气味,从而获得病情资料的方法。

问诊是医生对患者或陪诊者进行有目的地询问,以了解疾病发生发展、诊治经过、现在症状、既往病史、生活习惯等情况的诊察方法。

切诊是医生运用手切按患者的脉搏和肌肤、手足、胸腹、腧穴等部位,以诊察脉象与其他部位的状况,从而获得病情资料的方法。

总之,望、闻、问、切四诊,是医生从不同角度全面收集病情资料,包括症状、体征和病史等的方法,也是医生诊病、辨证的必然途径。

(二) 辨证

"证"是中医学特有的诊断概念,"辨证"是中医诊断思维的核心。

"症"包括症状和体征。"症状"是医生问诊所获患者对痛苦或不适的主观感受,如头痛、耳鸣、胸闷、腹胀等。"体征"是医生诊察患者身体所发现的客观异常征象,如面色苍白、

1

咽喉红肿、舌质红、脉弦滑等。症状和体征,是医生通过四诊获得的最有价值的病情资料,是中医诊断病证的基本依据。

"证候"是疾病发生发展中某一阶段本质的反映,即证之外候,它以一组有内在联系的症状和体征为依据,不同程度地揭示疾病当前的病位、病性、病机等。例如:肝胆湿热证,病位在肝胆,病性为湿热,病机是肝胆湿热,其临床表现为胁肋胀痛灼热、厌食腹胀、口苦、身黄、舌红苔黄腻、脉弦数等。脾气虚证,病位在脾,病性为气虚,病机是脾气虚,其临床表现为纳呆、腹胀、便溏、舌淡、脉弱等。

"辨证"是在中医理论指导下,对四诊收集的病情资料进行分析、综合、判断,并作出证名诊断的思维过程;它是将患者周围环境、饮食起居、精神情志、体质强弱与疾病发生发展综合考虑的诊断思维过程,具有整体、动态和个体化特色。

历代医家创造了许多辨证方法,如八纲辨证、病因辨证、气血津液辨证、脏腑辨证、六经辨证、卫气营血辨证、三焦辨证、经络辨证;以及当代提出的证素辨证。这些方法从不同角度总结了疾病证候的一般规律,各有特点,又相互联系和补充。

(三) 辨病

辨病,亦称诊病,是在中医学理论指导下,综合分析四诊资料,对疾病的病种作出判断,得出疾病病名诊断的思维过程。病名是对疾病整个过程的特点与发展规律所作出的概括与抽象,如肺痨、胸痹、消渴、疟疾、麻疹等,都是病名。中医诊断有疾病诊断和证候诊断,体现了辨病与辨证相结合的诊断原则。

"疾病"是机体在病因作用下,正邪斗争,脏腑阴阳失调,引起的具有一定特点与发展变化规律的异常过程,具体表现为若干相关的症状和不同阶段相应的证候。

(四) 病历书写

病历,又称病案,古称"诊籍",是医生对患者诊疗情况的书面记录。病历是涉及医疗、科研、教学、管理和司法等信息的重要资料。

病历书写是临床工作者必须掌握的基本技能,它要求将患者的病情、病史、诊断和治疗等情况,按国家统一的要求翔实记录。

二、中医诊断的基本原理

中医学认为,人体是一个有机的整体;疾病状态下,局部的变化与全身的病理反应相互影响,脏腑阴阳失调与临床表现相互对应。因此,透过现象可以把握对疾病本质的认识。

《素问·阴阳应象大论》曰:"以我知彼,以表知里,以观过与不及之理,见微得过,用之不殆。"明确指出司外揣内、以常达变、见微知著的中医认识和诊察疾病基本原理。

(一) 司外揣内

司外揣内,又称"从外知内"或"以表知里",是指医生通过观察、分析患者的外部表现,可以测知其体内的病理变化。

《灵枢·本脏》说:"视其外应,以知其内脏,则知所病矣。"《灵枢·论疾诊尺》曰:"从外知内。"由于"有诸内者,必形诸外",人体内部的脏腑活动必然在人体外部以一定的形式表现出来。所以,在疾病状态下,通过对患者外部现象的观察,可以测知人体内部的脏腑病理变化。

《灵枢·外揣》把患者的内脏变化与外在表现的关系,形象地比喻为日月之投影、水镜之照形、击鼓之有声,体现了本质和现象的对立统一关系。医生诊断疾病时,通过观察患者表现于外的症状、体征,去推测患者体内的病机,体现了司外揣内的基本原理。医生望面色、听声音、问二便、切脉象、触肌肤等,均属"司外";而对上述临床表现进行分析、综合、判断的思维,以审察病机,识别证候,便是"揣内"。

(二)见微知著

见微知著,语出《医学心悟·医中百误歌》,是指医生通过观察患者微小的、局部的变化,可以测知明显的、全身的变化。这是因为人体是一个不可分割的有机整体,其任何一部分都与全身或其他部分密切联系,因而局部可反映全身的生理、病理信息。中医对面、舌、耳、脉象的诊察,以小见大,从局部变化推测全身变化,体现了见微知著的基本原理。

例如:舌为五官之一,是人体很小的一部分,然而舌为心之苗,又为脾胃之外候,舌与其他脏腑以及经络也有着密切联系。因此,舌象的局部变化可以反映脏腑气血的整体状况,这正是中医注重舌诊的原因所在。又如耳鸣、耳聋,不仅是耳的局部症状和疾病,更由于肾开窍于耳,足少阳胆经入通于耳,因此,耳鸣、耳聋常与肾脏或肝胆脏腑的病证有关。

长期临床实践证明,把局部变化视为脏腑乃至全身变化的一种反应,并密切注意微小的变化,这一基本原理不仅适用于对局部症状、体征的认识,而且有效地指导着疾病的早期诊断与治疗。

(三)以常达变

以常达变,是指以健康状态为标准,在认识生理的基础上,可发现太过或不及的异常病理变化。这一基本原理的运用,就要求医生在认识健康状态人体的正常生理变化的前提下,通过观察比较以发现患者的异常之处及病变所在,从而为作出正确的病证诊断提供线索和依据。

《素问·平人气象论》说:"常以不病调病人,医不病,故为病人平息以调之为法。"就是以健康状态的生理变化去衡量患者,医生不患病,所以医生可以凭借自己的正常呼吸去衡量患者的呼吸,同时以呼吸时间去衡量患者脉搏跳动速率的迟数。医生常用手掌去触摸患者的额头或肌肤,以了解患者是否寒、热及其程度,都是以常达变这一原理的体现。

课堂互动

何谓四诊,主要包括哪些内容? 为什么要四诊合参?

三、中医诊断的基本原则

中医诊断,是在中医理论指导下,依据直观诊察和逻辑思维去辨识病证的过程。临床上疾病的表现错综复杂、千变万化,为了正确诊断病证,中医特别强调用以下三个法则来指导诊断的思维过程。

(一)整体审察

整体审察,是指医生在诊断疾病时,重视患者整体的病理联系,同时将患者所处生活环境结合起来综合地判断病情。因此,整体审察的基本原则,是"整体观念"在中医诊断学中的具体体现。

1. 把人体作为一个整体来诊察　在生理情况下,人体各部分是一个有机联系、相互作用的整体;在病理情况下,人体各部分又按照一定规律相互传变、相互影响。人体一旦发生疾病,体表的病变可以传入脏腑,脏腑的病变可以反映于体表;局部的病变可以影响全身或其他局部,全身的病变也可通过局部反映出来;精神刺激可以影响脏腑的功能,脏腑的病变可以出现情志活动的变化。

从整体观念出发,任何局部病变都可以看作局部和整体的统一。所以任何疾病都与整体有关,局部表现只不过是整体病变的反映而已。例如:目赤肿痛,中医认为其不只是眼睛局部病变,而常把它与肝胆、脾、心等脏腑的病理变化联系起来诊察,并可获得预期的疗效。

2. 重视环境对人体病变的影响　人的生命是自然界长期演变过程的产物,人体从组织结构到功能活动,都必须适应自然环境的变化,其生命过程随时受到自然界环境、气候的影响,古人把这一规律称为"天人相应"。

人体的生命活动与外界环境密切联系,形成了体内外环境维持阴阳动态平衡的各种周期性调节机制。天气炎热时,人体阳气发泄,气血趋于表,则腠理疏松,加强汗出散热以维持正常的体温,从而适应炎热的气候;而天气寒冷时,人体为了保持稳定的体温,则阳气内藏,气血趋于里,则腠理致密而汗少,以减少散热。因此,诊察患者的体温、汗、尿等时,应充分考虑到季节气候的影响。又如,受四时气候变化的影响,脉象亦有春弦、夏洪、秋毛、冬石的相应变化。

例如:感冒,受季节、气候及地理环境的影响,有风寒、风热、夹暑、夹湿等不同证候类型。某些慢性病易发作或加剧于早春或晚秋(立春、立冬),是因为这些时令气候极不稳定。哮喘、痹证及瘾疹等病,多在气候剧变、季节转换或环境潮湿等情况下发作或加重。此外,四时或昼夜阴阳消长的变化,也可加重或缓解病情,并影响疾病的转归。这些都是中医诊断疾病时应加以考虑的因素。

(二) 四诊合参

四诊合参,是指医生临证时将望、闻、问、切四诊收集的病情资料,综合判断,参照互证,以准确地作出诊断。《难经·六十一难》谓:"望而知之谓之神,闻而知之谓之圣,问而知之谓之工,切脉而知之谓之巧。"所谓神、圣、工、巧,就是要求医生掌握四诊方法,综合诊察病情。

四诊是医生获取病情资料的四种途径和方法,是从不同侧面对患者的病情进行了解、诊察,都具有一定的局限性,四诊互相补充而不能彼此取代。只有全面地应用四诊,系统收集临床病情资料,为诊病、辨证提供尽可能完整的依据,才能保证诊断结论的正确。在临床实践中,医生通常在询问病情的同时,也听其语言呼吸,望其神色形态,并察舌切脉,触按肌肤。夸大任何某一诊法的作用,而忽视其他诊法都是片面的;所谓"一望即知"或"三指定乾坤"的诊法,违背了中医四诊合参的基本原则,临床应予以注意。

疾病的表现错综复杂、变化万千,尤其在疾病危重时刻,不仅寒热并见,虚实夹杂,而且某些临床表现有虚假的形式。在这种情况下,如果我们片面相信某一诊法的决定性作用,先入为主,很容易被假象所迷惑,作出错误的诊断。因此,四诊合参是识别假象、去伪存真的重要保证。

四诊合参是正确诊断的前提。认识疾病的本质,必须对四诊获得的感性材料,加以反复思考,由此及彼,由表及里,去伪存真,分析综合,判断推理,准确辨证。只有四诊,没有合参,就等于只有感知,没有判断,认识仍停留于感性阶段,没有上升到理性阶段,认识疾病的过程还没完成。

(三) 病证结合

中医诊断包括辨病和辨证,中医的诊断结论由病名诊断和证名诊断组成。"病"与"证"是中医诊断两个不同的侧重点,辨病是探求病变全过程总的发展规律,认识贯穿疾病始终的基本矛盾;辨证是识别疾病某一阶段的主要病理症结(病位、病性等),抓住当前疾病的主要矛盾。

中医历来既强调辨证,也重视辨病,将两者有机地结合起来,以提高临床诊疗水平。中医的病名多以主症或病机命名,如头痛、咳嗽、泄泻、黄疸、伤寒、风温等。病有特性,证有共性;中医在诊断时,往往辨病与辨证交织在一起,它既要求从"纵"的方面去辨别疾病的规律和临床特点,又要求从"横"的方面去辨别患者现阶段的证候病机特征。

中医学有"异病同治"和"同病异治"之说,异病之所以同治是因为出现了相同的证,同病之所以异治是因为出现了不同的证;所以,中医诊断仍以辨证为主,结合辨病,体现了辨证论治的中医理论精髓。

思政元素

中医溯源,医哲交融

中医学根植于中国传统文化,体现着中国传统哲学思想的精髓,是中华民族智慧的结晶。如儒学中天人合一、以人为本、以和为贵及中庸思想,道家中对立统一、恬淡无为等,均对中医学的形成与发展影响深远。在几千年的传承与融合中发展成为中医学"天人相应"的整体观、"五行生克制化"的藏象学说以及"对立统一"的阴阳学说等基础理论,构建了中医学的基本框架。

四、中医诊断学发展简史

人类在生产、生活实践的过程中,不断与疾病进行斗争,逐渐积累丰富的医疗知识,总结出诊察疾病的方法,掌握了疾病变化的规律。中医诊断学就是在这样的过程中形成与发展起来的,具有中华民族特色的一门医学学科。

(一) 秦汉及以前时期

在迄今出土的殷墟甲骨文中,有不少记载疾病的卜辞。据胡厚宣的考证,卜辞记载"人之病,凡有头、眼、耳、口、牙、舌、喉、鼻、腹、足、趾、尿、产、妇、小儿、传染等十六种,具备今日之内、外、脑、眼、耳鼻喉、牙、泌尿、妇产、小儿、传染诸科"。说明早在商代,中医诊断已具有一定水平,对疾病的分类较细,能够根据人体不同部位来命名疾病。甲骨文卜问疾病的记载,可看作我国现存最原始的病历。其中公元前13世纪的武丁卜辞中"有疾齿住盅"的记载,比《史记·扁鹊仓公列传》中提到龋齿要早一千多年,比国外早七百年以上,是世界上最早的记载。

《周礼》书中将医生分为疾医、疡医、食医与兽医,可见当时已分内科、外科、营养科等。医生已采用望诊、闻诊等多种诊察方法,能够诊断多种疾病。患者死后,医师要填写死亡原因的报告,并加以保存,实际上,这也是一种早期的病历。公元前5世纪著名医家扁鹊就擅长"切脉、望色、听声、写形、言病之所在"。

约成书于公元前3世纪的《黄帝内经》,不仅在诊断学的方法上奠定了望、闻、问、切四诊的基础,更重要的是提出诊断疾病必须结合致病的内、外因素加以全面综合考虑。书中有大量关于望、闻、问、切四种诊法的记载,其中对望诊及切脉叙述尤多,对问诊也十分重视。《黄帝内经》提出在诊察患者时,必须联系天时、地理、生活环境、个人体质等,强调四诊合参,全面了解病情,才能作出正确的诊断。在辨证方面,《黄帝内经》的病机十九条,以及脏腑、气血、阴阳五行诸理论,对后世的辨证论治有着原则性的指导意义。后世的一些辨证方法,如八纲辨证、脏腑辨证、经络辨证、气血津液辨证、病因辨证及六经辨证等,均起源于《黄帝内经》。对于咳嗽、疼痛、伤寒、疟疾、痹证、厥证、水肿等常见疾病,《黄帝内经》的论述已显示出相当高的诊断和治疗水平。

据《史记》的记载,公元前2世纪的西汉名医淳于意对于所诊治的患者,均有"诊籍",即病历,详细记录患者的姓名、居址、病状、方药及就诊日期等,并且以此来验证诊治的得失,使自己的医疗水平在实践中不断提高。这表明古代医家在诊断方面具有严谨的科学态度和良好的医疗作风。

东汉末年,张仲景的《伤寒杂病论》,是中医学中关于辨证论治的经典著作。关于四诊,张仲景尤重脉诊,在论述疾病时往往脉与症并列。此外,按脘腹、按肌表、按手足等都被列入切诊范围。问诊在书中也占有重要位置,如六经病的提纲内容,多由问诊获得。在望诊方面注意望面色和舌苔,还有根据闻诊来判断病位的记载。这些都表明张仲景在四诊方面较前人有了进一步的发展。张仲景总结了以前的诊疗经验,将病、脉、证、治结合起来,以六经为纲辨伤寒,以脏腑为纲辨杂病,理、法、方、药一气贯通,建立起比较完整的辨证论治体系,对中医诊断学作出了突出的贡献。

相传由华佗所著的《中藏经》中,有五脏六腑虚实寒热生死逆顺脉证诸篇,叙述脏腑病变时出现的脉与证。在八纲辨证方面,当论及阴阳、寒热、虚实时,亦多联系脏腑。因此,本书可视为脏腑辨证专书。

三国时代成书的《难经》,在诊法中独重切脉,并改人迎、气口、趺阳诸诊为独诊寸口之寸、关、尺,对后世影响极大。它标志着在汉末三国时代,脉诊从实践到理论,都已趋向成熟。

(二) 晋唐宋金元时期

自两晋、南北朝至唐宋金元,中医诊断学有着很大的发展。

古代有关脉学的专书虽然名目不少,但多已亡佚。西晋王叔和撰集《黄帝内经》以来扁鹊、仲景、华佗等诸家关于脉学的论述,撰成我国最早的脉学专著《脉经》。该书阐述了脉象产生之原因,两手寸、关、尺所主之脏腑,24种脉象的区别与所主病变,并联系外感、内伤、妇儿疾加以论述。《脉经》对世界医学有着广泛影响,早在公元6世纪,脉学便传到朝鲜、日本等国。到17世纪,《脉经》已被翻译成多种文字在欧洲流传。

宋代崔嘉彦,撰《崔氏脉诀》,以浮沉迟数为纲,文字通俗,使初学者易于掌握。元代滑寿于《诊家枢要》中,则以浮沉迟数滑涩六者为纲,使习脉者能执简驭繁。滑氏于论小儿脉时,根据宋代刘昉《幼幼新书》中看小儿指纹的叙述,明确指出三岁以下,看虎口三关纹色;三岁以上,方能据脉诊病。元代戴启宗鉴于当时流传颇广的高阳生所著《脉诀》谬误较多,文理亦晦,故考证经文,撰写《脉诀刊误集解》,对脉学颇有发明。元代危亦林于《世医得效方》中,描述了在患者垂危时出现的釜沸、鱼翔、雀啄等十种怪脉,为《黄帝内经》中的真藏脉提供了较为形象的说明。

这一时期对疾病的认识日益加深。晋代葛洪的《肘后备急方》中有关于天行发斑疮(天花)、麻风等病的记载,还有不少关于急症的临床表现及预后的翔实叙述。隋代巢元方等的《诸病源候论》是我国第一部论述病源与证候诊断的专著,全书分67门,列各种疾病的证候1720条,其中内科疾病最多,外科仅金创就有27种,眼科38种,妇科140多种,内容丰富,诊断指标明确;同时,对一些传染病、寄生虫病、妇科病、儿科病等的诊断,更有不少精辟的论述。书中对临床各科疾病的病源、病机与症状均有详细说明,特别对症状鉴别诊断的描述尤为细致,如将咳嗽病分为15类,痢疾分为40类等,可视为古代的鉴别诊断巨著。该书对后世医学影响颇巨,如《外台秘要》《太平圣惠方》等对疾病的病因、证候的辨别,大都以此为据。

辨证之风亦在此时期兴起。除了宋代陈言提出三因致病说及病因辨证,刘完素在治疗外感病时立足火热进行辨证外,许多医家对脏腑辨证尤为重视。例如:唐代孙思邈在《备急千金要方》三十卷中,有十卷专从脏腑的生理、病理、脉象、症状各方面进行论述;宋代钱乙的《小儿药证直诀》，对小儿病专从五脏进行辨证；金代张元素的《医学启源》，以《黄帝内经》为依据，摘录《中藏经》中脏腑虚实寒热诸篇，参以《小儿药证直诀》的五脏辨证，从辨证、立法、处方、用药方面，对脏腑病机及证候进行了系统地阐述，从而突出了脏腑辨证在各种辨证中的主导地位。此外，尚有李东垣对脾胃及内伤、外感病的辨证，赵献可对肾病的辨证，王好古、朱丹溪对阴阳盛衰的辨证等，均有卓越的发挥。

（三）明清及近现代时期

明清及近现代时期在诊断方面的发展，主要表现在问诊、舌诊、切诊与辨证四个方面：

1. 问诊　问诊与书写病历，到了明代已基本定型。张介宾的《景岳全书》，归纳前人诊断经验，把问诊的基本内容归纳为"一问寒热二问汗，三问头身四问便，五问饮食六问胸，七聋八渴俱当辨，九因脉色察阴阳，十从气味章神见"。韩懋的《韩氏医通》提出医案书写，应包括望形色、闻声音、问情况、切脉理、论病源、治方术六方面。喻昌在《寓意草》中主张治病必先识病，议病然后议药，与门人定出议病式，即目前通称的病历格式，其内容详尽，有关病情、辨证、方药、治疗过程等，均囊括无遗。

2. 舌诊　继元代杜清碧增补的敖氏《伤寒金镜录》这本我国现存最早的验舌专书之后，明代申斗垣集舌诊之大成，著《伤寒观舌心法》，把《伤寒金镜录》中的 36 种舌象扩大为137 种。清代张登又将《伤寒观舌心法》中的 137 个舌象缩减为 120 个，据舌辨证，以治伤寒。傅松元著《舌胎统志》，将舌苔的适用范围扩充至杂病。在分类上一改过去舌苔、舌质不分，仅以舌苔颜色分门之旧俗，而以舌色分门，分为枯白舌、淡白舌、淡红舌等八类。曹炳章著《辨舌指南》，熔历代医家关于舌诊之论述及近世中西医对辨舌察病的见解于一炉，共列彩图百余幅。

3. 切诊

（1）脉诊：明代李时珍集诸家脉学精华，撰《濒湖脉学》，列 27 脉，详述诸脉形象、主病及相类脉之区别，对后世影响甚大。张介宾在《景岳全书·脉神章》中，对于各种脉象之主病、脉症之从舍等，多有发挥，分析精辟，议论发人深思。清代医家对脉学的研究又深入一步。李延昰的《脉诀汇辨》以浮沉迟数虚实六脉为纲，还主张辨析相类之脉，对举相反之脉，熟悉兼至之脉，明察正常之脉，了解四时变脉，确认真藏之脉，明确提出脉诊之关键所在。周学霆则于《三指禅》中，以缓脉为平脉，其余脉为病脉，较之过去医家将缓脉既列为平脉，又视为病脉，有其独到之处；他还用对比的方法鉴别各种脉象，结合脉症论病用药，切合临床实用。周学海综合自《黄帝内经》《难经》以来的诸家脉学著作，撰《重订诊家直诀》等脉学专著，对切脉方法、脉象、主病等阐述甚详，并提出以位、数、形、势、微、甚、兼、独八项作为辨脉纲领。古代医书中，论脉最详者，当推此书。

（2）按诊：肇端于《黄帝内经》，发挥在仲景。此后医家对此论述较少。到了清代，按诊又引起程钟龄、周学海、王孟英、张璐玉等医家的重视。俞根初在《通俗伤寒论》中，单列按胸腹一节，提出"欲知其脏腑何如，则莫如按胸腹，名曰腹诊"，内容有按胸膈胁肋、按虚里、按腹、按脐间动气等。何廉臣则明确认为诊胸腹较切太溪、趺阳脉更为可靠，可见当时医家对按诊之重视。

在脉学和舌诊取得进展的同时，亦出现了不少四诊的综合研究。明代张三锡《医学六要》之一的《四诊法》，内容虽偏重于切脉，但也详述了五官、色脉、听诊、问病、辨舌等诊察方法。清代吴谦等编撰的《医宗金鉴·四诊心法要诀》首列十二经脉歌，接着依次对四诊心法撮要、辨阴证阳证要诀、脉诊、望色、察面五官唇齿、辨舌、闻声及问诊等分别予以论述，并介绍八脉要诀，小儿诸诊歌及奇经八脉图歌等，多以韵语加注的形式阐述。清代林之翰的《四诊抉微》以《黄帝内经》色脉并重为依据，选取古今有关四诊论述编纂而成。望诊详论神气、形色、颜面、五官、苗窍、齿、项、爪甲等各种形色变化,并附小儿指纹的特殊观察方法。闻诊中指出听声审音,可察盛衰存亡,并可征中外情志之感。强调问诊为审察病机之关键。诊脉部分详于脉理,并结合诊断介绍治法。该书盛赞张介宾的"十问篇"详细得中、纲举目张,推崇李时珍的《濒湖脉学》为脉书之翘楚。此外,陈修园的《医学实在易·四诊易知》,论述四诊简明扼要,可为后学程式。

清代还出现了一些望诊专著,如汪宏的《望诊遵经》,搜集历代有关望诊资料,从眼睑、口舌、唇、齿、须、发、腹、背、手、足等部位的形容、色泽和汗、血、便、溺的稀稠有无等,通过分析比较,以辨别病证的表里、虚实、寒热、阴阳,并预计其顺逆安危,内容精要而实用。又如周学海的《形色外诊简摩》,内容亦很丰富,足资临床参考。

4. 辨证　明清医家承袭前人经验,诊病辨证更为深入。《景岳全书·传忠录》首先讨论阴阳与六变,他说:"阴阳既明,则表与里对,虚与实对,寒与热对,明此六变,明此阴阳,则天下之病,固不能出此八者。"明确地肯定了八纲辨证的重大作用。喻昌在《寓意草》中提倡的先议病后议药,其实质就是在全面诊察的基础上辨证论治。清代陈士铎的《辨证录》分叙伤寒、中寒、中风等病126门,七百余证,其辨证着重于症状的鉴别分析。清代程钟龄的《医学心悟》提出,疾病诊断错误,最重要的原因是切脉不真,浮沉迟数辨析不清;同时,认为诊病有其总要,即寒、热、虚、实、表、里、阴、阳八字而已。

在杂病的辨证方面,沈金鳌的《杂病源流犀烛》以脏腑疾病为纲,旁及奇经、外感、内伤、外科诸门,每种疾病均列源流、脉法、症状、方药等内容,博采诸家之说。叶天士的《临证指南医案》于每类疾病后,均有对此病的症状、病因、病机、用药的分析,法度严谨,能启迪后学。脏腑辨证与病因辨证在这一时期也进一步深化,如林珮琴、王旭高等对肝病的论述,王清任、唐容川对血证的辨证,叶天士对脾胃病的辨证,石寿棠对燥湿二气的辨证等。

明清致力于《伤寒论》六经辨证研究的医家众多,各有精辟见解。如清代柯琴所撰《伤寒来苏集》以证为主,将《伤寒论》原文归类阐释,并主张"仲景之六经为百病立法"。鉴于伤寒与温病的辨治长期混淆不清,元末明初王安道的《医经溯洄集》对两者作了原则上的区分,杨栗山在《寒温条辨》中针对伤寒与温病在病因、症状、治疗方面的差异做了较详细的说明。吴又可的《温疫论》、戴天章的《广瘟疫论》、余霖的《疫疹一得》等,阐述了疫疠,即急性传染病的辨证,指出它们与一般外感病的区别。

清代医家在辨证方面的最大成就,在于创立了外感温病的卫气营血辨证和三焦辨证纲领。叶天士的《外感温热篇》创立了卫气营血的辨证方法,并重视察舌、验齿等望诊法。吴鞠通的《温病条辨》创立了温病的三焦辨证方法。清代温病学家根据新的临床实践,提出了与《伤寒论》截然不同的辨证方法,大大地丰富和发展了中医辨证学。

明清时期还出现了不少关于传染病诊疗的专著,如明代卢之颐的《痎疟论疏》,王孟英的《霍乱论》,郑肖岩的《鼠疫约编》,专论白喉的《时疫白喉捷要》《白喉全生集》《白喉条辨》,专论麻疹的《麻科活人全书》《郁谢麻科合璧》《麻证新书》《麻症集成》等。

在清代,由于四诊与辨证已经基本定型,并形成了完整的诊断体系,医家对积累、总结诊疗经验更加重视,编写了大批的医案,其中影响较大者有《临证指南医案》《古今医案按》《名医类案》等,为中医学发展保存了丰富的资料。

近百年来,中医诊断学发展迅速,取得了可喜的成就。编撰出版的中医诊断专业书籍有陈泽霖等的《舌诊研究》、赵金铎等的《中医证候鉴别诊断学》、宋天彬《中医舌苔图谱》,朱文锋《中医诊断与鉴别诊断学》和《证素辨证学》,以及制订了中医疾病、证候术语的国家标准等;尤其是《中医诊断学》教材的编撰,使中医诊断学的内容趋向系统、完整和规范。

随着医学科学的进步,人们对诊断疾病的方法提出了新的要求,如对体征和症状不明显的患者,可以借助实验诊断或仪器检测的方法,从宏观到微观,从定性到定量,使一部分不易为医生感官觉察的病情得以及时发现,为早期诊断及治疗提供依据。研制和应用了一些用于中医诊断的仪器,如脉象仪、舌诊仪、色差计等,运用生物医学工程和光学、声学、电学、磁学、计算机科学等方面的技术,进行了多学科交叉综合研究;开展了中医病证术语规范化、标准化研究,建立了常见病证诊疗体系。总之,中医诊断学科是中医基础和临床各科的桥梁学科,它的创新也推动了中医其他学科的迅速发展。

五、学习中医诊断学的方法

中医诊断学是一门理论性、实践性很强的课程,是中医基本理论、基本知识和基本技能的具体运用,既有理论知识,又有实际操作,还有诊断的辩证思维。因此,学习中医诊断学有一定难度,必须培养正确的学习方法。

第一,要熟练掌握中医学的基本理论。只有对人体的正常生理状态了如指掌,才能知常达变地把握疾病状态下的种种病机和证候。所以,学习中医诊断学的基本理论、基本知识,必须同复习、运用所学的中医基础理论结合起来,才能深入理解和牢固掌握中医诊断学的内容。

第二,要加强临床实践,重视能力培养。前人说"熟读王叔和,不如临证多",说明医学理论必须与临床实践相结合。诊断的方法与技巧,只有在临床实践中,在长期操作过程中仔细揣摩,反复体会,才会逐渐掌握和不断提高,除此别无捷径可走。主动、积极地参与临床实践,感性和理性的交替转化,是学好中医诊断学这门知识课和技能课的必由之路。

第三,要学会中医的科学思维方法。中医学扎根于临床,深深地打上了中国古代文化、哲学和辩证思维的烙印。中医的临床诊断过程,特别是辨证阶段,需要运用司外揣内、见微知著、以常达变、整体审察、四诊合参、病证结合等原理和法则,而这些都是古代医家把当时的思维方法用于中医诊断实践中所逐渐形成的。因此,要提高临床诊断水平,不仅要有渊博的医学知识,还要有科学思维方法。历代名医医案中,尤其在对疑难、危重病证的诊断过程中,蕴涵着丰富的经验,值得我们很好地继承。

● (陈家旭)

复习思考题

病证结合的原则对于疾病的诊断有何意义?

扫一扫
测一测

上篇

四　诊

PPT课件

❖❖❖ 第一章 ❖❖❖

望 诊

▸ 学习目标

1. 掌握望神、望色的基本内容和临床意义。
2. 掌握舌诊的方法与注意事项、正常舌象和病理舌象的表现和临床意义。
3. 熟悉望诊的方法与注意事项。
4. 熟悉望异常形体姿态和排出物、望小儿指纹的基本内容和临床意义。
5. 熟悉舌的形态结构、舌诊原理和舌象分析要点。
6. 了解望诊诊断病证的原理及局部望诊的主要表现。
7. 熟练运用望诊方法收集病情资料,为临床辨证提供依据。

望诊,是医生运用视觉观察患者的全身和局部表现、舌象及排出物等,以收集病情资料的诊察方法。

人是一个有机的整体,以心为生命的主宰,以脏腑为中心,通过经络气血联系与沟通,使脏腑与形体各部分之间保持着紧密的内在联系。病理情况下,体表或局部组织器官的病变可以通过经络传入脏腑;反之,脏腑功能失调,也能够通过经络反映于体表或影响相关的组织器官。所以,观察人体外部的各种表现及其变化,便可测知脏腑功能强弱及气血阴阳盛衰。

望诊在四诊中占有重要地位,《难经》说:"望而知之谓之神。"在对客观事物的认识过程中,视觉与其他感官相比较,获取信息较早,信息量也较多。人的精神状态、形体强弱、面部色泽、舌象变化等重要的生命信息,主要通过视觉来获取,常常是其他诊法无法代替的。所以,医生能否正确运用望诊,对于病证的诊断至关重要。

望诊的主要内容包括:全身望诊(神、色、形、态)、局部望诊(望头面、望五官、望躯体、望四肢、望二阴、望皮肤)、望排出物(望痰涎、呕吐物、二便)、望小儿食指络脉和望舌(舌质、舌苔)五部分。

望诊时,应注意以下几个方面。一是光线充足,应在充足的自然柔和的光线下进行望诊,如自然光线不足,也可借助于日光灯等进行望诊,但必要时需复查,特别要注意避开有色光源。二是诊室温度适宜,只有当诊室温度适宜时,患者的皮肤、肌肉自然放松,气血运行畅通,疾病的征象才可能真实地显露出来;如果室温太低,皮肤肌肉收缩,气血运行不畅,会影响望诊所获资料的真实性。三是充分暴露受检部位,望诊时,尽可能使受检部位充分暴露,以便完整、细致地观察到需要观察的各个方面。

第一节 全身望诊

全身望诊是医生在诊察病情时,首先对患者的神、色、形、态等全身情况进行有目的的观察,以期对患者的整体病情作出初步判断。

一、望神

(一) 望神的概念

神有广义与狭义之分,广义的神是对生命活动表现于外的各种现象的高度概括;狭义的神,是指人的神志、意识、思维、精神活动。望神之神包括了广义之神和狭义之神。概括而言,望神是指医生通过观察人体生命活动的整体外在表现以判断整体病情的方法。

(二) 望神的意义

望神对于判断疾病具有重要意义。神是以精气为物质基础,源于先天之精而产生,依赖于后天之精的滋养而健旺。中医认为神与形、精、气有着密切的关系。神是机体生命活动的体现,以形体为载体,有形才能显神,形健则神旺,形衰则神惫。中医"形神合一""形与神俱"的理论,很好地诠释形与神的关系。精与神的关系:神源于先天之精而产生,又依赖于后天之精的滋养,精能生神,神可御精,精足则形健,形健则神旺;反之,精亏则形衰,形衰则神惫。气与神的关系:气为生命的动力,气能生神,神可御气。总之,神依赖形体而存在,是人体脏腑精气盛衰的外在表现。观察患者神的旺衰,既可判断脏腑精气盈亏和形体强弱,也可推测病情轻重和预后吉凶。

(三) 望神的要点

神是生命活动现象的高度概括,其表现是多方面的,如精神表情、意识思维、面色眼神、语言呼吸、动作体态、舌象脉象等,都是组成神的要素。望神时观察的重点是眼神、神情、气色、体态。

1. 眼神　眼神是指眼睛的神采,主要从眼睛明亮还是晦暗,眼球运动是否灵活,视物清晰还是模糊等方面反映出来。五脏六腑之精气皆上注于目,目系通于脑,为肝之窍,心之使,神之舍,目最能反映脏腑的盛衰,所以望神应注重察目,特别是病情危急时,医者望目,对患者神的状况判断尤为重要。

2. 神情　神情是指人的精神意识和面部表情,是心神和脏腑精气盛衰的外在表现。若神志清楚,反应灵敏,表情丰富等表明心之精气充足;神志不清,反应迟钝,表情呆滞多为心之精气亏虚。

3. 气色　气色是指人的周身皮肤(以面部为主)的色泽。可以反映脏腑气血的盛衰和功能的强弱。皮肤的色泽荣润是脏腑精气充盛的表现,而皮肤枯槁则说明脏腑精气虚衰。

4. 体态　体态是指人的形体、姿态,与脏腑精气盛衰密切相关。形体丰满、动作灵活表明脏腑精气充足;形体羸瘦,姿态异常,动作迟钝,说明脏腑精气不足。

(四) 神的表现类型及意义

根据神的盛衰以及病情的轻重不同,可将神分为得神、少神、失神、假神和神乱五种类型。

1. 得神　又称为"有神",是精充、神旺的表现。

【临床表现】精神良好,神志清楚,言语清晰,反应灵敏,两目精彩,面色红润,表情自然,呼吸平稳,肌肉不削,动作自如等。

【临床意义】反映脏腑精气充足,生命活动正常,为健康的表现;疾病状态下见得神,则是脏腑精气未伤的表现,主病轻浅,预后良好。

2. 少神 又称为"神气不足",是精气不足、神气不旺的表现。

【临床表现】精神不振,两目乏神,面色少华,肌肉松软,倦怠乏力,少气懒言,动作迟缓等。

【临床意义】提示正气不足,精气轻度损伤,脏腑功能减弱。常见于素体虚弱者,或病情较轻,或病后恢复期。

3. 失神 又称为"无神",有正虚失神和邪盛失神之分,临床上多见正虚失神。

(1)正虚失神:是精亏、神衰的表现。

【临床表现】精神萎靡,神志不清,反应迟钝,面色晦暗无华,目无光彩,眼球呆滞,呼吸微弱,或喘促无力,肉消著骨,动作艰难,或言语断续低弱等。

【临床意义】提示精气衰败,脏腑功能衰竭。多见于久病重病之人。

(2)邪盛失神:是邪盛、神伤的表现。

【临床表现】神昏谵语,躁扰不宁;或壮热神昏,呼吸气粗,喉中痰鸣;或猝然昏倒,双手握固,牙关紧闭等。

【临床意义】提示邪气亢盛,扰乱心神,或肝风挟痰,上蒙清窍。多见于急性危重患者。

4. 假神 是指患者病情危重阶段,突然出现某些症状短暂"好转"的现象,并非病情真正好转,是阴阳欲将离决的危候。

【临床表现】久病危重患者本已神志不清,突然精神转佳,神志清楚;或目无光彩,突然目光转亮;或久病面色无华,突然两颧泛红如妆。此外,假神也可表现在语言、饮食等方面,如久病懒言少语,却突然言语不休,言语特点多为想见亲人,或久病本无食欲,而突然欲进饮食或食量突然大增等。

【临床意义】提示脏腑精气衰竭,正气将绝,阴不敛阳,虚阳外越,阴阳即将离决,多见于临终之前。古人比喻为"回光返照""残灯复明"。

5. 神乱 为狭义之神的异常表现。主要包括神志不宁、癫、狂、痫。

(1)神志不宁:常表现为烦躁易怒,坐卧不安,失眠惊悸,多言喜动等。多由里热炽盛或阴虚火旺,心神被扰所致。常见于情志或食积化火、外感热病或久病阴亏之人。

(2)癫:主要表现为表情淡漠,默默无语,反应迟钝;或哭笑无常,焦虑恐惧,不敢独处;或痴呆,喃喃自语,妄见妄闻等。多由情志内伤,气郁痰凝,蒙闭心神,或先天不足,脑神虚损。

(3)狂:主要表现为狂躁乱动,言行失常,打人毁物,骂詈不避亲疏,登高而歌,弃衣而走,逾垣跃屋,力逾常人等。多由暴怒伤肝,气郁化火生痰,痰火扰乱心神,或心肝火盛,形神失控所致。

(4)痫:主要表现猝然昏倒,四肢抽搐,目睛上视,口吐白沫,伴有喉中异常声,醒后如常。多由脏气失调,肝风挟痰,蒙闭神窍,或颅脑外伤,神机受损,或婴幼儿因先天遗传,胎气不足所致。

(五) 望神的注意事项

1. 重视第一印象 神的表现常在患者有意无意之时会自然流露,所以,医生要重视初接触患者时的第一印象,做到静心凝神,一会即觉。

2. 做到神形合参 神为形之主,形为神之舍,两者关系密切。如体健则神旺,体弱则神衰。但亦有不一致的,如久病形羸色败,则虽神志清醒,亦属失神;新病昏迷狂躁,则虽形体丰满,亦非佳兆。故必须神形合参,才不致误诊。

3. 抓住关键症状和体征 有些症状和体征对判断失神具有决定性意义,如神昏谵语、

14

目光呆滞、骨枯肉脱等。这些症状一旦出现,多为病重失神之象。

二、望色

望色,又称色诊。是医生通过观察患者全身皮肤色泽变化来诊察病情的方法。望色的内容包括望颜色和光泽两个方面,临床一般以望面部色泽变化为主,故本节重点叙述望面色。

(一) 面部色诊的原理

望面部色泽之所以能够判断疾病,其原理是因为面部血脉分布丰富,"十二经脉,三百六十五络,其血气皆上于面而走空窍"(《灵枢·邪气脏腑病形》)。其次,面部皮肤薄嫩,体内气血盛衰变化,最易通过面部色泽变化显露出来。此外,患者面部易于医生观察。

(二) 面部色诊的意义

1. 判断气血的盛衰　面部是观察人体气血变化的窗口,体内气血的盛衰在面部反映最及时而明显。例如:面色红润光泽,为气血充盛;面色淡白无华,为气血不足;面色晦暗青紫,多属气血瘀滞等。

2. 识别病邪的性质　机体感受不同病邪,会引起体内不同的病理变化,反映在面部就会出现不同的色泽改变。如面部色赤多为热邪,色白多为寒邪,色青紫多为气滞血瘀,面目色黄鲜明为湿热熏蒸等。

3. 确定疾病的部位　根据《黄帝内经》记载,具体审察方法有两种。

(1)按照五色与五脏的对应关系诊察:即青为肝色,赤为心色,白为肺色,黄为脾色,黑为肾色。正常情况下,五色隐约见于皮肤光泽之间,含蓄而不外露。一旦脏腑有病,其病色则可明显暴露于外,称为真脏之色外露。故观察不同的面色变化,有助于判断不同的脏腑病位。

(2)按照颜面的脏腑分部法诊察:颜面的脏腑分部法有两种。其一为《灵枢·五色》划分法:先将面部划分为不同的部位并给予命名,前额—庭(颜),眉间—阙,鼻—明堂,颊侧—藩,耳门—蔽,等等(图1-1A);然后规定脏腑在面部的分属,庭候首面,阙上候咽喉,阙中(印堂)候肺,阙下(下极、山根)候心,下极之下(年寿)候肝,肝部左右候胆,肝下(鼻端、准头、面王)候脾,方上(即鼻翼)候胃,中央(颧下)候大肠,挟大肠(颊部下方)候肾,面王以上(即鼻端两旁上方)候小肠,面王以下(即人中部位)候膀胱、子处(图1-1B)。其二为《素问·刺热》划分法:左颊候肝,右颊候肺,额候心,鼻候脾,颏候肾。

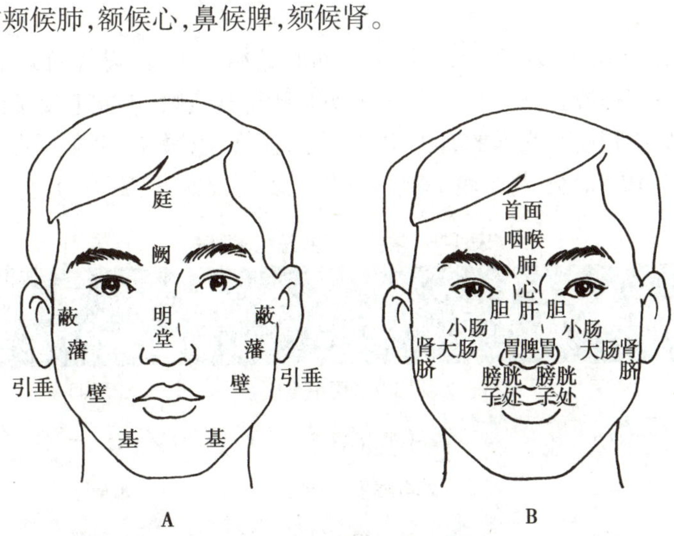

图 1-1　面部脏腑分布图

A. 明堂藩蔽图;B. 面部脏腑分候图

当脏腑有病时,可在面部对应的区域出现色泽的改变,观察面部不同区域的色泽变化,有助于判断病变的具体脏腑定位。然而,疾病变化十分复杂,对面部脏腑分部的望诊不能过于机械,一定要结合患者的不同病情灵活运用,并将面部色诊、分部色诊和其他四诊资料综合地分析判断。

4. 预测疾病的轻重与转归　对预测病情轻重和转归来说,泽比色更重要。色属阴主血,常反映血液的盈亏与运行情况;泽属阳主气,常反映脏腑精气和津液的盛衰。不论何色,凡无光泽,均属病重,预后较差。

(三) 常色与病色

面色可分为常色和病色两大类。

1. 常色　即健康人面部的色泽。中国人属黄种人,正常面色是红黄隐隐、明润含蓄。这是人体精充神旺、气血津液充足、脏腑功能正常的表现。常色表现为有胃气和有神气两大特点,有胃气的表现是隐约微黄、含蓄不露;有神气的表现为光明润泽、容光焕发。

常色有主色和客色之分。

(1) 主色:是指人生来就有的基本面色、肤色,一生基本不变,故称为"主色"。主色因人的禀赋、体质、地域、工作、居养等不同而有差异,但无太过与不及,都是健康常色的表现。《医宗金鉴·四诊心法要诀》说:"五脏之色随五形之人而见,百岁不变,故为主色也。"

(2) 客色:是指受各种非疾病因素影响,面部发生的色泽变化。常见因素有气候、昼夜、情绪、饮食等。

气候:受四季气候不同的影响,面色可发生相应的变化。如春季面色稍青,夏季面色稍赤,长夏面色稍黄,秋季面色稍白,冬季面色稍黑。

昼夜:白昼卫气浮于表,则面色略显红润;黑夜卫气沉于里,则面色微淡而干。

情绪:情绪激动则易面赤,恼怒则易面青,惊恐则易面色苍白。

饮酒、饥饱:酒后脉络扩张,则面红目赤;饱食则面容润泽光亮;过饥则面色泽减而微枯。

上述面色改变均属客色。此外,人的面色也可因剧烈运动、地域环境、职业、年龄等不同而有差异。但不论面现何色,只要具备明润含蓄的特点,就属客色。

2. 病色　即人体在疾病状态下面部出现的异常色泽。病色以晦暗枯槁或鲜明暴露为特点。

凡五色尚有光泽者,称为"善色",是虽病而脏腑精气未衰,胃气尚荣于面的表现,多预后良好。凡五色晦暗枯槁者,称为"恶色",表明脏腑精气衰败,不能上荣于面,多预后较差。

面部病色的显露程度与光泽的有无,受疾病的轻重、浅深、病性等多种因素的直接影响。现据《素问·五脏生成》记载,将常色、善色、恶色列表比较如下(表1-1)。

表 1-1　常色、善色、恶色鉴别表

五色	五脏	常色	病色	
			善色	恶色
青	肝	如以缟裹绀	如翠羽	如草兹
赤	心	如以缟裹朱	如鸡冠	如衃血
黄	脾	如以缟裹栝蒌实	如蟹腹	如枳实
白	肺	如以缟裹红	如豕膏	如枯骨
黑	肾	如以缟裹紫	如乌羽	如炲

(四) 五色主病

病色主要有青、赤、黄、白、黑五种表现,它们分别提示不同脏腑和不同性质的疾病。兹分述如下:

1. 青色 主血瘀、肝病、寒证、痛证、惊风。多因经脉瘀滞,气血运行不畅所致。

面色淡青,多为虚寒证。面色青黑,多为实寒证、剧痛,也可见于肝病迁延日久。面色青灰,口唇青紫,伴心胸憋闷疼痛者,多属心阳虚衰兼心血瘀阻的胸痹。若心悸、胸痛反复发作,突发剧烈胸痛,面色青灰,口唇青紫,冷汗不止者,属心阳暴脱证;若咳喘气促,呼吸不利,多为肺气壅塞。小儿高热,若见眉间、鼻柱、唇周色青者,多属惊风或惊风先兆。

2. 赤色 主热证,亦见于戴阳证。多因热盛而脉络扩张,面部气血充盈所致,亦可见于虚阳浮越。

满面通红者,多属外感发热,或脏腑火热炽盛的实热证。两颧潮红者,多属阴虚阳亢的虚热证。久病、重病患者面色苍白,却突见颧颊部嫩红如妆,游移不定者,为戴阳证,是阴盛格阳,虚阳浮越的真寒假热证。

3. 黄色 主脾虚,湿证。多由脾虚不运,气血不足,面部失荣,或湿邪内蕴所致。

面色淡黄而不泽者,称为"萎黄",多属脾胃气虚,气血不足。面色淡黄而兼虚浮者,称为"黄胖",属脾气虚弱,湿邪内盛。面、目、身、尿俱黄者,称为"黄疸"。若黄色鲜明如橘皮者,为阳黄,乃湿热熏蒸为患,多为肝胆湿热或脾胃湿热;黄色晦暗如烟熏者,为阴黄,乃寒湿郁滞所致。面色苍黄者,多属肝郁脾虚。

4. 白色 主虚证、寒证、脱血、夺气。多由气虚血少,或阳虚,或失血耗气,血脉不充,不能上荣于面所致。

面色淡白无华,伴舌、唇色淡者,多属气血不足。面色淡白少华,多为气虚。面色白而虚浮,称为"㿠白",多为阳虚。面色苍白者,多属阳气暴脱之亡阳证,或阴寒凝滞、血行不畅之实寒证,或大失血者。

5. 黑色 主肾虚、寒证、水饮、血瘀。多因肾阳虚衰,水饮不化,阴寒内盛,血失温养,或肾精亏虚,面部失荣所致。

面黑淡暗者,多属肾阳虚,因阳虚火衰,水寒不化,血失温煦所致。面黑干焦者,多属肾阴精亏虚,阴虚火旺,虚火灼阴,面部失养所致。眼眶周围色黑者,多属肾虚水饮或寒湿带下。面色黧黑,肌肤甲错者,多为瘀血久停所致。

(五) 望色十法

望色十法是清代汪宏根据《灵枢·五色》的色诊论述,在《望诊遵经》中归纳的色诊要领。十法是指望色的浮、沉、清、浊、微、甚、散、抟、泽、夭,分别判断疾病的表、里、阴、阳、虚、实、新、久、轻、重。它既是临证察色的要领,也是观察面色动态变化的法则。

浮沉:浮是病色浮显于皮肤之表,主表证;沉是病色沉隐于皮肤之内,主里证。面色由浮转沉,是病由表入里;由沉转浮,是病自里出表。

清浊:清是面色清晰鲜明,主阳证;浊是面色浑浊晦暗,主阴证。面色由清转浊,是病从阳转阴;由浊转清,是病由阴转阳。

微甚:微是面色浅淡,主虚证;甚是面色深浓,主实证。面色由微转甚,是病因虚致实;由甚转微,是病由实转虚。

散抟:散是病色分散而稀疏,主新病,或病邪将解;抟是病色结聚而深滞,主久病,或病邪渐聚。面色由抟转散,是病虽久而邪将解;由散转抟,是病虽近而邪渐聚。

泽夭:泽是面色润泽明亮,主精气未衰,病轻易治;夭是面色枯槁晦暗,主精气已衰,病重难医。面色由泽转夭,是病趋重危;由夭转泽,是病情好转。

(六)望色的注意事项

1. **通过比较辨别病色** 疾病对人体的影响,反映在面色上,并不总是显而易见的,常需细心观察、认真比较才能识别。比较时应注意三个方面:一是将患者面色与其周围人群的常色相比较;二是将患者面部的局部色泽变化,与其自身对应部位的面色进行比较;三是若患者素体肤色较深,不易辨别病色,或面色与病性、病位不一致时,应结合其他诊法进行综合判断,以免造成误诊。

2. **望面色与其他部位望诊相结合** 面色虽是望诊的重点,但观察其他部位的形态变化也是不能忽略的。如发斑或出疹性疾病,疥疮、缠腰火丹等皮肤疾病,其色泽形态改变多不出现在面部,若不注意观察身体的其他部位,这些重要的体征就会被遗漏,导致误诊。所以,面部望诊必须与其他部位望诊相结合。

三、望形体

望形体,又称望形,是观察患者形体的强弱胖瘦、体质特征以诊察疾病的方法。

由于先天禀赋不同、后天调养差异,以及疾病的影响,人的形体也各不相同。故审察形体有助于疾病的诊断与治疗,为历代医家所重视。正如《素问·经脉别论》中云:"诊病之道,观人勇怯、骨肉、皮肤,能知其情,以为诊法也。"说明观察形体在临床诊断中具有重要意义。

(一)望形体诊病原理

筋、脉、肉、皮、骨是构成形体的五个基本部分,合称"五体"。肝在体合筋,心在体合脉,脾在体合肉,肺在体合皮,肾在体合骨。人体以五脏为中心,五脏与五体关系密切,形体依赖五脏精气的充养,五体又可反映五脏的功能,即"有诸内必形诸外"。五脏精气充盛,形体得以充养,表现为形体强健;五脏精气衰弱,形体失充,则表现为形体虚弱。《素问·三部九候论》曰:"必先度其形之肥瘦,以调其气之虚实。"因此,观察患者形体的强弱胖瘦等不同表现,可以了解脏腑的虚实、气血的盛衰及其他病变情况。

(二)望形体的内容及意义

望形体主要观察形体的强弱胖瘦、体质类型等方面。

1. **形体强弱** 观察形体强弱时,要将形体的外在表现与机体的功能状态、神的盛衰等结合起来,进行综合判断。

(1)强壮:表现为胸廓宽厚,骨骼粗大,肌肉结实,筋强力壮,皮肤光滑润泽,伴精力充沛、食欲旺盛(图 1-2A)。表明脏腑坚实,气血旺盛,抗病力强,不易患病,即使患病也容易治愈,预后较好。

(2)羸弱:表现为胸廓狭窄,骨骼细小,肌肉瘦削,筋弱无力,皮肤干枯不泽,伴精神不振、食少纳呆。表明脏腑虚衰,气血不足,抗病力弱,容易患病,且病后多迁延难愈,预后较差。

2. **形体胖瘦** 正常人形体适中,各部组织匀称,过于肥胖(图 1-2B)或过于消瘦(图 1-2C)皆非所宜。古人用"纵腹垂腴""大肉陷下"分别描述肥胖体型和消瘦体型。确定人体的胖瘦,常用的指标是体重指数(BMI),其计算公式为:体重指数(BMI)=体重(kg)/身高(m)^2。亚洲成年人 BMI 正常范围为 18.5~22.9;<18.5 为体重过低;≥23 为超重;23~24.9 为肥胖前期;25~29.9 为Ⅰ度肥胖;≥30 为Ⅱ度肥胖。但应注意,肥胖或消瘦并非单纯指体重的增减,往往也是某些疾病的临床表现之一。故观察形体胖瘦时,应注意与精神状态、食欲食量等结合起来进行综合判断。

(1)肥胖:体型特征为头圆形,颈短粗,肩宽平,胸厚短圆,大腹便便等。若体胖能食,为形气有余;肥而少食,是形盛气虚。形气有余者其阳气旺盛,对寒邪抵抗力较强,其病变多表现为热证。《灵枢·卫气失常》将其归纳为:"膏者多气,多气者热,热者耐寒。"形盛气虚者其形体肥胖,肉松皮缓,食少懒动,动则乏力气喘,多见于阳虚脾弱之人。虚者痰、饮、水、湿易于内停,一旦脏气失调,则痰壅气塞而发为眩晕、中风等病。故有"肥人多痰湿,多中风"之说。

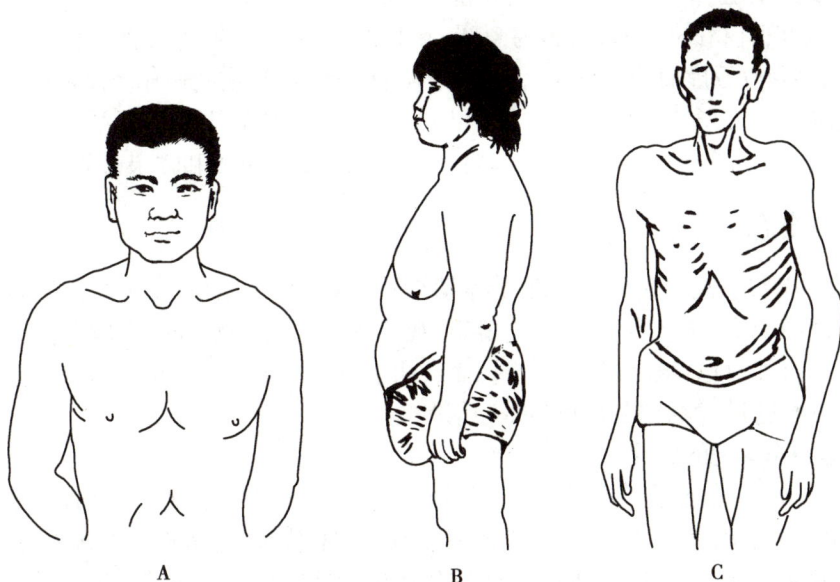

图 1-2 望形体
A. 强壮体型;B. 肥胖体型;C. 消瘦体型

(2)消瘦:体型特征为头长形,颈细长,肩狭窄,胸狭平坦,大腹瘦扁,体形显瘦长等。若形瘦乏力,气短懒言,多属气血亏虚;形瘦食少,多属脾胃虚弱;形瘦多食,多为中焦有火;形瘦颧红,皮肤干枯,多属阴血不足、虚火内扰,可见于温病后期或肺痨等慢性消耗性疾病。故有"瘦人多虚火,多痨嗽"之说。若久病卧床不起,骨瘦如柴者,即《素问·玉机真脏论》所谓"大骨枯槁",是脏腑精气衰竭,气液枯涸,属病危之象。

在观察形体胖瘦时,还应将内在精气的强弱考虑在内,尤其要注重将形与气两者综合起来加以判断,方不致偏失。如《四诊抉微》云:"凡人之大体为形,形之所充者气。形胜气者夭,气胜形者寿。"由此可见,形与气两者相比较,气的强弱尤具重要意义。若精气充于形体之内,虽瘦而精气充沛者,亦主寿。

3. 体质类型 体质是对个人身心特性的概括,以先天禀赋为基础,并受内外环境诸多因素的影响而形成的个性特征,并通过人体形态结构、生理功能和心理状态上的差异而表现出来。一般认为,体质在一定程度上反映了个体阴阳气血盛衰的禀赋特点和对疾病的易感性。故观察辨别患者的体质类型,有助于对疾病的诊断和预后的判断。

早在《黄帝内经》中就有关于体形分类和体质与疾病关系的论述,包括"五形人""五态人""阴阳二十五人"等具有代表性的分类法。现代体质学说则将体质分为平和、气虚、阴虚、阳虚、痰湿、湿热、气郁、血瘀、特禀九种类型。目前体质分类有多种方法,现将较简单易行的阴阳三类法及其在诊断中的应用扼要介绍于下。

(1)阴阳平和质(平脏人):指整体功能平衡协调的体质。表现为身体强壮,胖瘦适宜,寒热中和,性格开朗,自身调节和对外适应能力强,不易感受外邪,较少生病,即使患病也可自愈或易于治愈。此种人后天调养得宜,若无意外伤害,易获长寿。

(2)偏阴质(阴脏人):指具有偏寒、抑郁、多静等特点的体质。表现为形体偏胖,容易疲劳,面色偏白、青而少华,性格内向,喜静少动,平时畏寒喜热,动作迟缓,反应较慢。《医法心传》云:"阴脏所感之病,阴者居多。"阴脏人阳气较弱而阴气偏旺,较易感受寒湿邪气,感邪后多从寒化,多见阴盛、阳虚之证,容易产生湿阻、水肿、痰饮、血瘀等病理变化。

(3)偏阳质(阳脏人):指具有偏热、亢奋、多动等特点的体质。表现为形体偏瘦,但较结实,面色多偏红,性格外向,喜动,但易急躁,平时畏热喜冷,耐寒力较强,动作敏捷,反应较快。阳脏人多阴气亏虚而阳气较旺,患病易于从阳化热,导致伤阴伤津。此种人对暑热阳邪易感,患病容易发热,多为实证、热证,并易化燥伤阴,形成阴虚阳亢、血耗神乱等病理变化。

此外,望形的内容还包括对各种形体畸形的观察,其具体表现和临床意义详见局部望诊。

四、望姿态

望姿态,主要是观察患者动静姿态、异常动作及与疾病有关的体位变化以诊察病情的方法。《望诊遵经》云:"夫体以形言,态以容言,观其体察其态,斯病证明而病情著。"正常人动作协调,体态自如,行立坐卧,各随所愿。而疾病中由于阴阳气血的偏颇对姿态会产生一定影响,因此可通过观察姿态的变化辅助疾病诊断。

(一)望姿态诊病的原理

患者的姿势、动静体位等都是疾病的外在表现,与机体的阴阳盛衰和病性的寒热虚实关系密切。由于阳主动、阴主静,凡躁动不安者多属阳、热、实证;喜静懒动者多为阴、寒、虚证。此外,某些疾病可能会使患者被迫采用特殊的体位和体态来减轻痛苦。故观察患者的姿势和动静体位,对于判断病性具有重要意义。正如《望诊遵经》所云:"善诊者,观动静之常,以审动静之变,合乎望闻问切,辨其寒热虚实。"

(二)望姿态内容及意义

1. 姿势异常 病理情况下,姿态的表现主要有动静、强弱、伸屈、俯仰,称为姿态八法。阳主动,阴主静,若见以动、强、伸、仰为主要表现,则为阳证、热证、实证;若见以静、弱、屈、俯为主要表现,则为阴证、寒证、虚证。疾病状态下,人体常表现出肢体动静失调,或不能运动,或处于强迫、被动、护持等特殊姿态。

(1)坐姿:坐而仰首,胸胀气粗者,多属肺实气逆,可见于哮病、肺胀等;坐而喜俯(图1-3A),少气懒言者,多属肺虚体弱;但坐而不得平卧(图1-3B),或只能半卧(图1-3C),平卧则气逆咳喘,呼吸困难者,属肺胀咳喘,或水饮停于胸腹等;但卧不能坐,坐则眩晕,不耐久坐,多为肝阳化风,或气血俱虚、脱血夺气;坐卧不安,多为烦躁或腹满胀痛之故;坐时常以手抱头,头倾不能昂,凝神直视,为精神衰败。

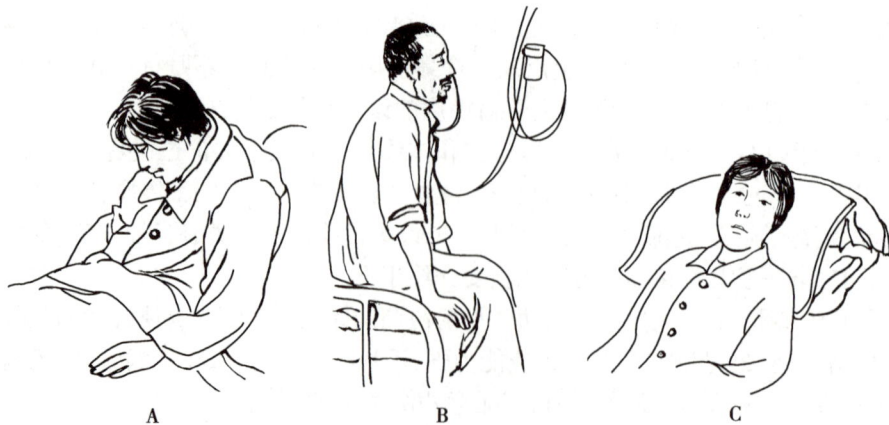

图 1-3 望姿态

A. 坐而喜俯;B. 端坐位;C. 半卧位

笔记栏

（2）卧姿：常见的卧姿有五种，即平卧（仰卧）、侧卧、俯卧、半卧、坐卧。卧时面常向外，向光，辗转反侧，卧不安稳，多属阳证、热证、实证；卧时面常向里，背光，身重懒动，喜静嗜卧，多属阴证、寒证、虚证。仰卧伸足，掀去衣被者，多属实热证；踡卧缩足，喜加衣被者，多属虚寒证。但欲卧而不欲坐，坐则头昏眼花者，多属气血不足。

（3）立姿：若行走站立不稳，如坐舟车，常并见眩晕者，多属肝风内动或气血亏虚；不耐久立，立则常欲倚物支撑者，多属气血虚衰。坐立之时常以手扪心，闭目蹙额者，多为心悸怔忡；若以手护腹，俯身前倾者，多为腹痛之征。

（4）行姿：行走时身体震动不定，是肝风内动，或筋骨虚损；行走之际，突然止步不前，以手护心，不敢行动，多为真心痛；以手护腰，弯腰曲背，转摇不便，行动艰难，多为腰腿病。

望诊时，如患者某些病理姿态在自然体位下不易察觉，可嘱患者做某些必要的动作和体位改变，以帮助诊断疾病。

2. 动态异常　不同的疾病可以产生不同的病态。患者猝然昏倒，不省人事，若伴口眼㖞斜，半身不遂者，见于风中脏腑；若无意识障碍，仅见口眼㖞斜，半身不遂者，见于风中经络。猝倒而口开，手撒遗尿，是中风脱证；牙关紧闭，两手握固，是中风闭证。若盛夏而突然昏倒，伴有高热面赤，呼吸气粗，汗出较多，甚者昏迷惊厥者，多为中暑。猝然昏倒，伴见四肢厥冷，而呼吸自续者，多见厥证。

循衣摸床、撮空理线则是失神的表现。四肢抽搐，角弓反张，颈项强直，两目上视者，属肝风内动，常见于高热惊厥或小儿惊风。肢体筋脉迟缓，痿软无力，丧失功能，日久可致肌肉萎缩者，多见于痿证。若关节疼痛或肿胀变形，活动障碍，为痹证。

痛证往往有特殊的姿态。如患者蹙额捧头，俯不欲仰者，多属头痛；叉手扪心，闭目不语者，多见于心痛怔忡；两手护乳前，惟恐触碰者，多见于乳痛患者；以手护腹，弯腰曲身者，多属腹痛。以手叉腰，扭转不能，多属腰痛。

第二节　局 部 望 诊

局部望诊是医生在全身望诊的基础上，根据病情的需要，对人体某一局部进行有目的地重点观察，以期进一步诊察病情的方法。

局部望诊的内容包括望头面、五官、躯体、四肢、二阴、皮肤等。

一、望头面

（一）望头部

头为诸阳之会、精明之府，内藏脑髓；脑为元神之府、髓之海，为肾所主；发为肾之华，血之余。故望头部的情况，可以诊察脑、肾的状态和精气血的盛衰。

望头部应重点观察头的大小、外形、动态变化，囟门的形态，头发的色泽与分布等情况。头颅的大小以头围来衡量（图1-4）。头围的测量是用软尺从头部经右侧眉弓上缘过枕骨粗隆，再从左侧眉弓上缘回至零点，测量时软尺应紧贴皮肤，左右对称，读数以厘米为单位，精确至0.1cm。头围在发育阶段的变化为：新生儿约34cm，1周岁约46cm，2周岁约48cm，5周岁约50cm。15岁时接近成人，约54~58cm。

1. 头的大小和外形　头的大小和外形异常，常见于婴幼儿，主

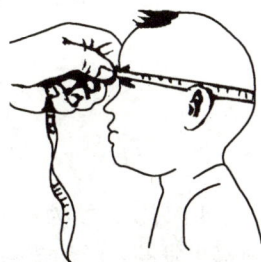

图1-4　头围测量法

ER-1-1

局部望诊
图片

要有巨颅、小颅、方颅。

(1)巨颅:头颅增大,颜面较小,双目下视,巩膜外露者,多为先天不足,肾精亏损,水液停聚所致(图1-5A)。

(2)小颅:头颅狭小,头顶尖圆,颅缝早闭,智力低下者,多因先天肾精不足,颅骨发育不良所致(图1-5B)。

(3)方颅:前额左右突出,头顶平坦呈方形者(图1-5C),为肾精不足或脾胃虚弱,颅骨发育不良,多见于小儿佝偻病或先天性梅毒。

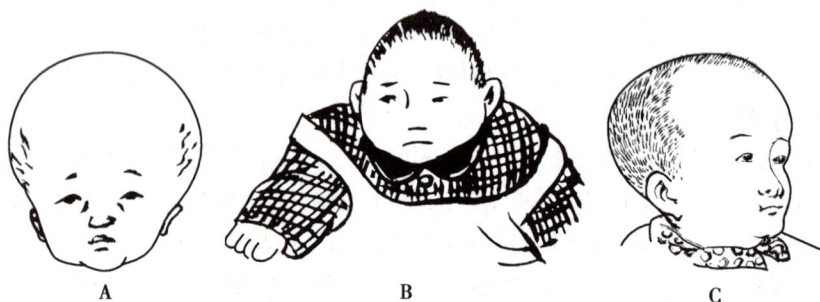

图1-5 望头形
A.头大;B.头小;C.方颅

2. 头的动态 头摇不能自主,不论成人或小儿,多为肝风内动之兆,老年人头摇多为气血亏虚所致。

3. 囟门 囟门是婴幼儿颅骨接合不紧所形成的骨间隙,有前囟、后囟之分(图1-6A)。前囟约在小儿出生后12~18个月闭合,后囟约于出生后2~4个月闭合。囟门是观察小儿发育与营养状况的主要部位之一。

(1)囟门凸出:称为"囟填"(图1-6B),多属实证,因温病火邪上攻,或脑髓病变,或颅内水液停聚所致。

(2)囟门凹陷:称为"囟陷"(图1-6C),多属虚证,因吐泻伤津、气血不足或先天肾精亏虚、脑髓失充所致。

(3)囟门迟闭:囟门闭合晚于正常小儿,多为虚证。若伴骨缝不合,称为"解颅",多因肾气不足,或后天失调所致,常见于小儿佝偻病。

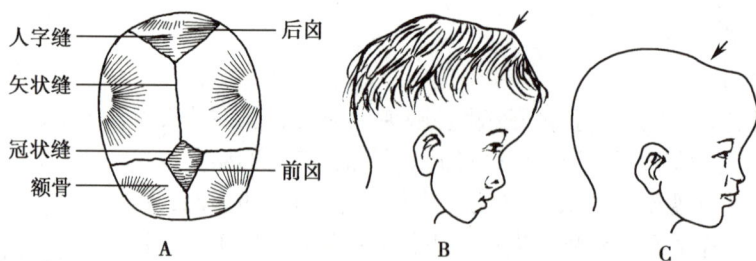

图1-6 望囟门
A.囟门;B.囟填;C.囟陷

4. 头发 发为血之余,肾之华。毛发茂密、黑润,是肾气旺盛、精血充足的表现。因此,观察头发的色泽和疏密,可以了解肾气的盛衰和精血的盈亏。

(1)色泽:发黄干枯,稀疏易落,多属精血不足,可见于慢性虚损患者或大病之后精血未复;青少年白发,伴有腰酸、耳鸣等症者,多属肾虚;伴有失眠健忘等症者,为劳神伤血所致。小儿头发稀疏黄软,生长迟缓,甚至久不生发,多因先天不足,肾精亏损,或喂养不当,气血亏虚,发失所养而致;小儿发结如穗,枯黄无泽,伴见面黄肌瘦者,多为疳积。

(2)脱发:突然片状脱发,显露圆形或椭圆形光亮头皮而无自觉症状,称为"斑秃"(图 1-7A),多为血虚受风,或长期精神紧张等七情内伤,暗耗精血,发失所养而致;若头顶发脱,为顶秃(图 1-7B),常为劳神过度,耗伤精血或先天遗传所致;青壮年头发稀疏易落,伴眩晕、健忘、腰膝酸软者,为肾虚;伴头皮瘙痒,多屑多脂者,多为血热化燥所致。

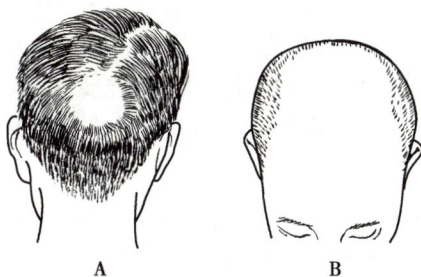

图 1-7 望头发
A. 斑秃;B. 顶秃

(二)望面部

面部为心之外华,由脏腑精气所荣,因此,望面部可以观察脏腑气血的盛衰。面部的色泽与神情变化已述于前,这里仅介绍面部形态变化及意义。

1. 面肿 面部浮肿,多见于水肿病(图 1-8A),多因肺脾肾功能失调,水液停聚所致。若头面皮肤娇红灼热,肿胀疼痛,色如涂丹,压之退色,称为"抱头火丹",多为风热火毒上攻所致。头肿大如斗,面目肿盛,目不能开,称为"大头瘟",多为天行时疫,火毒上攻所致。

2. 腮肿 腮部以耳垂为中心肿起,边缘不清,皮色不红,疼痛或触之有痛感,称为"痄腮",多因外感温毒所致。若颧下、颌上、耳周发红肿起,伴有寒热、疼痛者,称为"发颐",多因阳明热毒上攻所致。

3. 面脱 又称面削颧耸,指面部肌肉消瘦,两颧高耸,眼窝、面颊凹陷,伴全身骨瘦如柴,为脏腑精血耗竭所致,常见于慢性病的危重阶段。

4. 口眼㖞斜 单见一侧口眼㖞斜,表现为面肌弛缓、额纹消失、眼不闭合、鼻唇沟平坦、口角下垂,而无半身瘫痪者,多见于面瘫(图 1-8B)。若口眼㖞斜,表现为鼻唇沟平坦、口角下垂,兼半身不遂者,见于中风病。

5. 特殊面容 如惊恐貌,表现为面部表情惊恐,多见于小儿惊风、狂犬病和瘿病;苦笑貌,表现为面肌痉挛所呈现的似哭非哭、似笑非笑的特殊面容,可见于新生儿脐风、破伤风等病;狮面,表现为面部肌肉出现斑块、结节、浸润性隆起,而使面部凸凹不平,犹如狮子面容(图 1-8C),常伴见鼻骨塌陷,眉毛、头发脱落,见于麻风病。

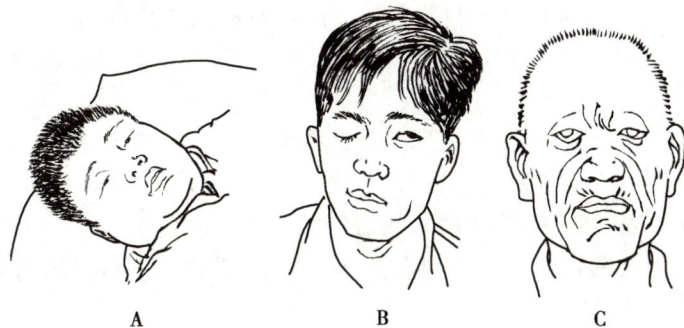

图 1-8 望面部
A. 面肿;B. 口眼㖞斜;C. 狮面

二、望五官

(一) 望目

目为肝之窍、心之使;五脏六腑之精气皆上注于目。中医的五轮学说将目按不同部位分属于不同的脏腑,即瞳神属肾,为水轮;黑睛属肝,为风轮;两眦属心,为血轮;白睛属肺,为气轮;眼睑属脾,为肉轮(图1-9)。

因此,望目不仅是望神的重点内容,对于眼科或内科疾病的诊断均有见微知著的重要作用。望目包括观察眼神、目色、目形和目态等变化。眼神的变化已在望神中介绍,故此处重点讨论望目的形、色及动态。

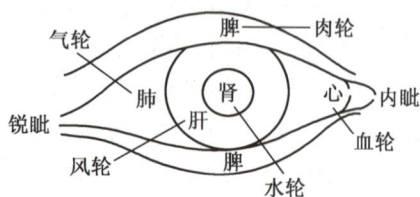

图 1-9 目部五脏分属图

1. **目色** 正常人眼睑内(睑结膜)与两眦红润,白睛(巩膜)色白,黑睛(虹膜)褐色或棕色,角膜无色透明。

目赤肿痛:多属实热证。如白睛色红为肺火,或外感风热;两眦赤痛为心火;睑缘赤烂为脾有湿热;全目赤肿为肝经风热上攻。

白睛发黄:为黄疸的主要表现,多因湿热或寒湿内蕴,肝胆疏泄失常,胆汁外溢所致。

两眦淡白:属血虚,因血液亏虚不能上荣于目所致。

目胞色黑晦暗:多属肾虚,为肾精亏耗,或肾阳虚衰所致。

2. **目形**

目胞浮肿:为水肿的先兆和常见表现。若伴有红、热、痛等症状,多为火热上攻所致。

眼窝凹陷:眼窝微陷者,多因吐泻伤津或气血亏虚所致;眼窝深陷,视不见人,则为脏腑精气衰竭,属危候。

眼球突出:眼球突出兼气喘胸满者,属肺胀,多因痰浊阻滞,肺失宣发所致。若眼球突出兼颈前喉结旁漫肿,随吞咽动作而上下移动者,属瘿病,多因肝郁气滞痰凝所致(图1-10)。

针眼、眼丹:胞睑边缘肿起如麦粒,红肿较轻者,称为"针眼";胞睑焮红如丹,硬结漫肿,称为"眼丹"。皆为风热邪毒或脾胃蕴热上攻于目所致。

图 1-10 眼球突出

3. **目态** 正常人瞳孔呈圆形,双侧等大,在自然光线下直径为3~4mm,对光反射灵敏,眼球运动灵活。其异常改变主要有:

瞳孔缩小:多属中毒所致,如川乌、草乌、毒蕈、有机磷类农药等中毒或吗啡等药物反应。亦可见于眼部疾病,急性期因肝经风热或肝胆火邪上攻,慢性期因肝肾阴虚,虚火上炎所致。

瞳孔散大:常见于绿风内障、目系暴盲等眼科疾病,外伤和某些药物影响。双侧瞳孔散大并伴有对光反射消失为肾精耗竭,乃濒死危象。

瞪目直视:双目固定前视,若伴神昏,为脏腑精气衰竭。

目睛上视:指患者两目上视,眼球不能转动,也称"戴眼",多因肝风内动或脏腑精气衰竭所致,属病重(图1-11A)。

斜视:目睛偏向一侧者,多由风中经络所致,常见于外伤、先天等原因所致。

闭目障碍:双目闭合障碍,多为瘿病;单侧闭合障碍,多为风中面络;若小儿睡眠露睛,多由脾虚胞睑失养所致,常见于吐泻伤津和"慢脾风"患儿。

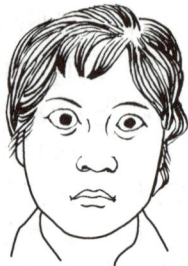

上胞下垂：又称睑废。双睑下垂者，多为先天不足、脾肾亏虚；单睑下垂者，多因脾气虚弱，或外伤所致（图1-11B）。

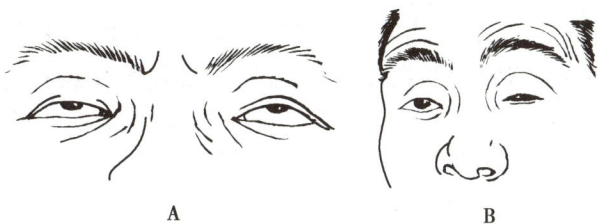

图 1-11 望目态
A. 戴眼；B. 睑废

（二）望耳

耳为肾之窍，少阳经环绕耳周入耳中，耳郭上有脏腑和身体各部位的反应点，所以，望耳对于诊察肾、肝胆及全身的病变具有一定意义。

望耳主要观察耳的色泽、形态及耳道变化。

1. 色泽　正常人耳郭色泽红润，是气血充足的表现。耳轮淡白，多属气血亏虚；耳轮红肿，多为肝胆湿热或热毒上攻；耳轮青黑，多见于阴寒内盛或剧痛的患者；耳轮干枯焦黑，多属肾精亏耗，为病重；若耳背有红络，耳根发凉，多是麻疹先兆。

2. 形态　正常人耳郭厚大，外形对称，是肾气充足的表现。若耳郭瘦薄，是先天亏虚，肾气不足；耳轮干枯萎缩，多为肾精耗竭；耳轮肌肤甲错，为血瘀日久。

3. 耳道变化　耳道局部红肿疼痛者，为耳道疖肿，多因邪热搏结所致；耳道有脓液流出，为脓耳，急性期脓液黄稠、耳痛剧烈，多为肝胆火盛所致；慢性期流脓日久，脓液清稀，多为脾肾亏虚、邪毒停聚所致。

（三）望鼻

鼻为肺窍，又为脾之所应，与足阳明胃经亦有联系，因此，望鼻可以诊察肺、脾胃的病变。

望鼻主要观察鼻的色泽、形态及鼻道变化。

1. 色泽　健康人鼻色红黄隐隐，明润含蓄，是胃气充足的表现。鼻头色白，为气血亏虚、亡血；鼻头色赤，为肺脾蕴热；鼻头色淡黄，为脾胃气虚；鼻头色青，多见于阴寒腹痛患者；鼻头色微黑，常为肾虚水停之象；鼻头晦暗枯槁，为胃气已衰，属病重。小儿山根色青，多为脾肺气虚。

2. 形态　鼻头红肿生疖，多属胃热或血热；鼻头及鼻翼部色红生粉刺者，为"酒齄鼻"，多因脾胃湿热，上蒸于肺所致；鼻柱溃陷，多见于梅毒病、麻风病；鼻翼扇动，是肺失宣降、呼吸困难的表现，多因痰热阻肺，见于哮病、喘病等。

3. 鼻道　鼻流清涕，新病者多属外感风寒，久病者多属肺脾气虚或阳气虚弱；鼻流浊涕，多属外感风热或肺胃蕴热；鼻流腥臭脓涕，量多不止，日久不愈者，为"鼻渊"，多为肺经风热或胆腑郁热或脾胃湿热上蒸所致；鼻腔出血，为"鼻衄"，多因肺胃蕴热，或阴虚肺燥，伤及鼻络所致；鼻孔内生赘生物，为"鼻息肉"，多因湿热蕴结鼻窍所致。

（四）望口唇

脾开窍于口，其华在唇，手足阳明经环绕口唇。故望口与唇的异常变化，主要诊察脾与胃的病变。

望口与唇主要是观察口唇色泽与形态的变化。

1. 色泽　正常人唇色红润，是胃气充足、气血调匀的表现。唇色淡白，多为血虚或失血；唇色红赤，多为热盛；唇色青紫，多为血瘀，常见于心阳虚衰和严重呼吸困难的患者；唇色青黑，多因寒凝血脉或痛极、血络瘀阻所致；口唇呈樱桃红色，多见于煤气中毒。

2. 外形　唇裂如兔唇者，多为先天发育畸形所致；口唇干燥，为津液已伤；口角流涎，小儿多属脾气虚弱，成人多为风中络脉或中风后遗症；口唇糜烂，多为脾胃积热上蒸所致；口内唇边生白色小疱，溃烂后红肿疼痛，为"口疮"，多由心脾积热或阴虚火旺所致；小儿口腔、舌上满布白屑，状如鹅口，为"鹅口疮"，多因正气亏虚，湿热秽浊之邪上蒸于口所致；若小儿口腔颊黏膜近白齿处出现微小灰白色斑点，周围绕以红晕，为麻疹黏膜斑，为麻疹将出之兆。

3. 动态　《望诊遵经》将口唇的异常动态归纳为"口形六态"。口张：口开而不闭，属虚证；若状如鱼口，张口气直，但出不入，则为肺气将绝，属病危。口噤：口闭而难开，牙关紧急，属实证，多因肝风内动所致，可见于中风、痫病、惊风、破伤风等。口撮：上下口唇紧聚，可见于新生儿脐风、破伤风等患者。口㖞：又称口僻，即口角向一侧㖞斜，多为风邪中络或中风、风痰阻络所致。口振：战栗鼓颌，口唇振摇，多为阳虚寒盛或邪正剧争所致，可见于外感寒邪，温病、伤寒欲作战汗，或疟疾发作。口动：口频繁开合，不能自禁，是胃气虚弱之象；若口角掣动不止，则为动风之象。

(五) 望齿与龈

齿为骨之余，骨为肾所主；手足阳明经脉络于齿龈，故有"龈乃胃之络"之说，因此望齿与龈主要可以诊察肾、胃的病变以及津液的盈亏。

望齿龈应注意其色泽、润燥、动态等。

1. 齿　牙齿洁白润泽而坚固，是肾气旺盛、津液充足的表现。牙齿干燥，为胃津已伤；牙齿光燥如石，为阳明热盛，津液大伤；牙齿燥如枯骨，为肾阴枯竭，见于温热病的晚期，属病重；牙关紧闭，多属肝风内动；入睡中咬牙啮齿，多为胃热、虫积。

2. 龈　齿龈淡红而润泽，是胃气充足、气血调匀的表现。齿龈淡白，多属血虚或气血两虚；齿龈红肿疼痛，多为胃火亢盛；齿龈萎缩，牙根暴露，牙齿松动，称为"牙宣"，多属肾虚。齿龈出血，为"齿衄"，兼齿龈红肿疼痛者，为胃火炽盛；兼齿龈微肿者，属脾虚血失统摄，或肾阴虚，虚火上炎所致。

(六) 望咽喉

咽喉为肺胃之门户，呼吸、饮食之要冲，足少阴肾经循喉咙，与咽喉关系密切。因此，望咽喉主要可以诊察肺、胃、肾的病变。

检查咽喉时，让患者坐于椅上，头略后仰，口张大并发"啊"声，医生用压舌板在舌体前2/3与后1/3交界处迅速下压，此时软腭上抬，即可进行观察。观察时应注意其色泽、形态变化和有无脓点、假膜等。

1. 色泽　正常人咽喉淡红润泽，不痛不肿，呼吸通畅，发音正常，食物下咽顺利无阻。若新病初起，咽部红肿疼痛，多属风热上袭所致；病情发展，咽喉肿胀明显，色深红，疼痛较剧，多属肺胃热毒壅盛所致；病久咽部微红微肿，多属肺肾阴虚；咽部淡红漫肿、疼痛轻微者，多为痰湿凝聚。

2. 形态　喉核红肿灼痛，甚则溃烂或有黄白脓点者，称为"乳蛾"，多因肺胃热毒壅盛所致。咽部溃烂，周围红肿，多为实证。初期溃烂分散、浅表者，为肺胃之热尚轻；病情发展，溃烂成片或凹陷者，为肺胃热毒壅盛；病久，咽部溃腐日久，周围淡红或苍白者，多属虚证。咽喉间起灰白色假膜，不易剥离，剥则出血，很快复生者，称为"白喉"，多见于儿童，因外感瘟疫时邪、燥热伤阴所致，属烈性传染病。

三、望躯体

望躯体的内容包括望颈项、胸胁、腹部和腰背部。

(一) 望颈项

颈项是头和躯干的连接部分,内有气管、食管、脊髓和经脉通过。其前部称颈,后部为项。正常人颈项直立,两侧对称,活动自如,男性喉结突出,颈侧动脉搏动在安静时不易见到。望颈项应注意观察其外形、动态等。

1. 瘿瘤　指颈前喉结处有肿块,可随吞咽上下移动,多因肝郁气滞痰凝,或与地方水土有关。

2. 瘰疬　指颈侧颌下有肿块如豆,累累如串珠,多由肺肾阴虚,虚火炼液为痰,或外感风火时毒夹痰所致。

3. 项强　指项部拘急或强硬,活动受限。若兼头痛恶寒者,多是外感风寒,太阳经气运行受阻;若兼头痛壮热,甚则神昏抽搐者,多为温病火邪上攻或脑髓有病;若睡醒后突感项部拘急疼痛,头部转动时尤甚,为"落枕",是睡姿不当、经络气血不畅所致。

4. 项软　指颈项软弱,抬头无力。常见于小儿,为"五软"之一,多属肾精亏损或脾胃虚弱,发育不良;久病、重病颈项软弱,头部下垂,眼窝深陷,多为脏腑精气衰竭之象,属危候。

5. 颈脉异常　安静状态时颈动脉搏动明显可见,为肝阳上亢或严重血虚所致。半卧位时颈静脉明显充盈,为"颈静脉怒张",为气血郁滞所致,可见于水肿或鼓胀等病。

(二) 望胸胁

胸部内藏心肺,属上焦,为宗气所聚;胸廓前有乳房,属胃经,乳头属肝经;胸侧自腋下至第十二肋骨的区域为胁,是肝胆经循行之处。

望胸胁主要可以诊察心、肺、肝胆、乳房的病变和宗气的盛衰。

1. 胸廓的外形　正常人胸廓两侧对称,呈椭圆形。成人胸廓前后径小于左右径,两者之比约为1∶1.5,婴幼儿和老年人前后径与左右径几乎相等。两侧锁骨上下窝对称。

常见的异常胸廓外形有:

(1) 扁平胸:表现为胸廓呈扁平状,其前后径明显小于左右径(图1-12A),可见于肺肾阴虚、气阴两虚之人。

(2) 桶状胸:表现为胸廓前后径与左右径几乎相等,呈桶状(图1-12B),可见于肺胀病,多因久病肺虚,痰瘀阻滞所致。

(3) 鸡胸、漏斗胸、肋如串珠:胸骨下端前突,前侧壁肋骨凹陷,形似鸡胸者,为鸡胸;胸骨下部剑突处明显凹陷,形似漏斗状,为漏斗胸;胸骨两侧的肋骨与肋软骨连接处明显隆起,状如串珠者,为肋如串珠。此三者多因先天不足或后天失养,肾气不充,骨骼发育异常所致,常见于佝偻病患儿。

(4) 胸廓不对称:一侧胸廓塌陷,多见于肺痿、肺部手术后等;一侧胸廓膨隆,肋间变宽,多见于悬饮、气胸等。

2. 呼吸　正常人呼吸均匀,节律整齐,每分钟约16~18次,胸廓起伏左右对称。女性以胸式呼吸为主,男性和儿童以腹式呼吸为主。

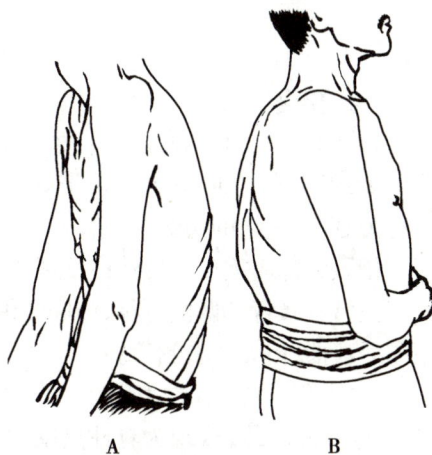

图1-12　望胸胁
A. 扁平胸;B. 桶状胸

若胸式呼吸增强,腹式呼吸减弱,为腹部有病,可见于鼓胀、腹腔积液或肿块;胸式呼吸减弱,腹式呼吸增强,为胸部有病,可见于肺痨、悬饮、胸部外伤等。两侧胸部呼吸不对称,可见于悬饮、肺痿、肿瘤等。

吸气时间延长,多因吸气困难所致,常见于痰饮停肺、急喉风、白喉重型等;呼气时间延长,多因呼气困难所致,可见于哮喘、肺胀等。

(三)望腹部

腹部指躯干正面剑突以下至耻骨以上的部位,内藏肝、脾、肾、胆、胃、大肠、小肠、膀胱、胞宫等脏器,属中、下焦。望腹部可以诊察脏腑的病变和气血的盛衰。

望腹部应注意观察其外形、色泽变化。

正常人腹部平坦对称,直立时腹部可稍隆起,约与胸平齐,仰卧时则稍凹陷。

1. 腹部膨隆　表现为仰卧时前腹壁显著高于胸骨至耻骨中点连线。若兼腹壁青筋暴露,四肢消瘦者,见于鼓胀病(图 1-13A),多为肝脾肾受损,气滞血瘀水停所致;若兼周身浮肿者,属水肿病,为肺脾肾功能失调,水邪停聚所致。

2. 腹部凹陷　表现为仰卧时前腹壁明显低于胸骨至耻骨中点连线。若兼形体消瘦,常见于久病脾胃虚弱、气血不足,或新病吐泻太过、津液大伤;若前腹壁凹陷几乎贴近脊柱,而肋弓、髂嵴、耻骨联合显露者,为舟状腹,为脏腑精血耗竭,属危候(图 1-13B)。

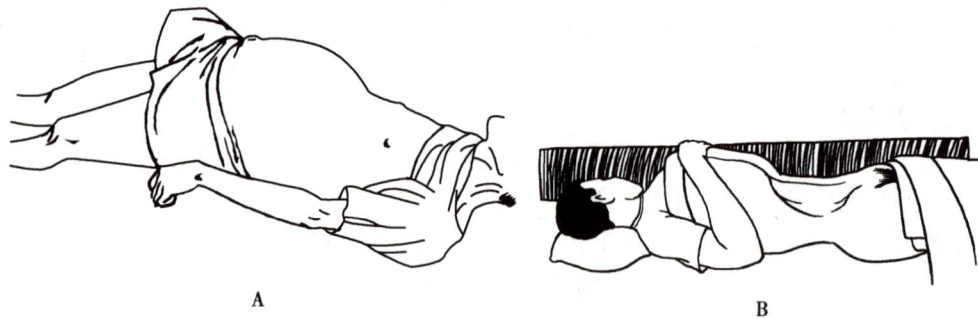

图 1-13　望腹部
A. 鼓胀;B. 舟状腹

(四)望腰背部

背为胸中之府,内藏心肺;腰为肾之府。督脉贯脊行于正中,足太阳膀胱经分行夹于腰背两侧,经上有五脏六腑俞穴,带脉横行环绕腰腹,皆与腰背密切相关。故望腰背部可以诊察有关脏腑、经络的病变。

望腰背部应重点观察脊柱及腰背部有无形态异常及活动受限。

正常人腰背部两侧对称,俯仰转侧自如,直立时脊柱居中,颈、腰段稍向前弯曲,胸、骶段稍向后弯曲,但无左右侧弯。

1. 外形　常见异常表现有:

(1)脊柱后凸:表现为脊柱过度向后突出,称为"龟背""驼背",由肾气亏虚、发育不良,或脊椎疾患所致。若久病患者后背弯曲,两肩下垂,为"背曲肩随",为脏腑精气虚衰之象。

(2)脊柱侧凸:表现为脊柱偏离正中线,或左或右弯曲,常见于小儿发育期坐、立姿势不良所致,亦可见于先天不足、发育不良的患儿和一侧胸部有病的患者。

(3)脊疳:指患者极度消瘦,以致脊骨突出似锯,为脏腑精气严重亏损之象,见于慢性重病患者。

2. 动态　常见异常表现有：

(1) 角弓反张：指项背强急，腰背反折如弓，为肝风内动、筋脉拘急之象，可见于惊风、破伤风。

(2) 腰部拘急：腰部拘急疼痛，活动受限，多因寒湿内侵，脉络拘急，或跌仆闪挫，气滞血瘀所致。

🔍 知识链接

中医望诊现代研究

借助声、光、电、磁等现代科学仪器和技术，利用测色仪、色差计、热像仪、超声波、胃肠镜、CT 等现代影像诊断方法，为中医望诊提供了定量、定性依据；生物全息律原理，催生出如耳诊、甲诊、掌诊、指纹诊、脉络诊、虹膜诊、皮纹诊、腧穴诊等新诊法，使中医望诊的范围不断拓展和深入细致。各种望诊仪器研制方面所取得的成绩，司内揣外与司外揣内相得益彰，提高了中医微观辨证的水平，对于促进中医诊断的现代化具有积极的意义。

四、望四肢

五脏均与四肢有关，而脾与四肢的关系尤为密切，全身主要经脉均分布于四肢。望四肢可以诊察五脏六腑病变和循行于四肢的经脉病变。

望四肢主要观察四肢的外形和动态变化。

(一) 外形

1. 四肢肿胀　若双侧下肢呈凹陷性水肿，多见于水肿病；单侧肢体肿胀，多因经脉阻滞不通所致。

2. 四肢萎缩　指四肢或某一肢体肌肉消瘦，松软无力。多因脾胃亏虚，肝肾不足所致。

3. 膝部肿大　若膝部红肿热痛，屈伸不利，多为"热痹"，由风湿热邪蕴结所致；若膝部肿大，股胫消瘦，形如鹤膝，为"鹤膝风"(图 1-14A)，多因寒湿久留，气血亏虚所致。

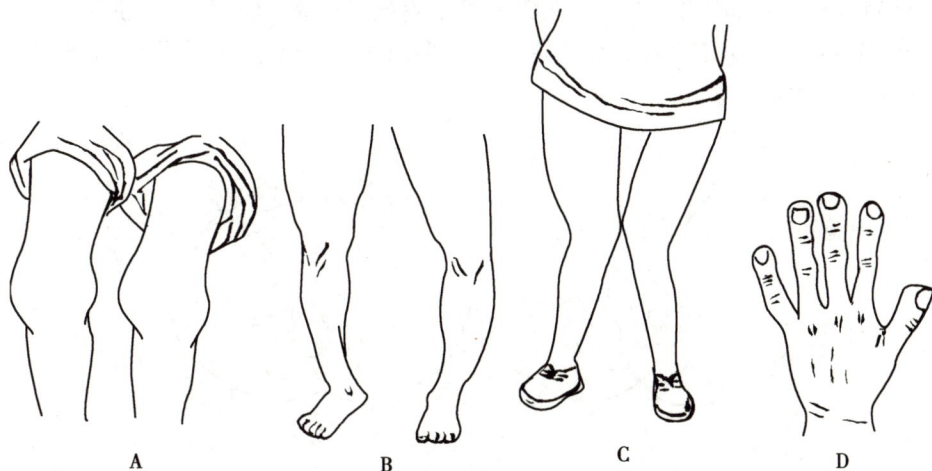

图 1-14　望四肢外形

A. 鹤膝风；B. "O"形腿；C. "X"形腿；D. 杵状指

4. **下肢畸形** 直立时两踝并拢而两膝分离,为膝内翻,又称"O"形腿(图 1-14B);两膝并拢而两踝分离,为膝外翻,又称"X"形腿(图 1-14C)。当膝关节固定时,足掌部活动受限,呈固定性内翻、内收畸形,为足内翻;足掌部呈固定性外翻、外展,为足外翻。皆属先天亏虚,肾气不充,发育不良所致。

5. **小腿青筋暴露** 表现为小腿脉络如蚯蚓状怒张、弯曲,久立后更明显。多因寒湿内侵,瘀血阻络所致。

6. **手指变形** 手指关节呈梭状畸形,活动受限者,为梭状指,多由风湿久蕴,痰瘀阻络所致;手指末端增生肥厚,膨大如杵者,为"杵状指"(图 1-14D),常伴气喘唇暗,多由心肺虚损,痰瘀互结所致。

(二)动态

1. **手足颤动** 指手或足震颤或动摇,不能自主,为肝风内动之征。

2. **四肢抽搐** 指四肢不随意抽动。凡四肢不能自主控制的抽动、牵动,或屈伸不已,均属于抽搐的范畴,为肝风内动之征。

3. **手足蠕动** 指幅度较小、力量较弱的手足时时掣动,类似虫之蠕行。多因阴血亏虚,筋脉失养,肝风内动所致。

4. **肢体痿废** 指四肢痿软无力,缓纵不收,甚或肌肉萎缩,出现功能障碍或功能丧失。多因脾胃不足,肝肾亏损,四肢筋肉失养所致。

5. **四肢拘急** 指手足拘紧挛急,屈伸不利。多因寒邪凝滞,或气血亏虚,筋脉失养所致。

五、望二阴

二阴指前阴和后阴。前阴包括外生殖器和尿道,后阴即肛门。

观察前阴时,应注意局部有无硬结、红肿、湿疮、溃疡等。观察后阴时应注意有无红肿、痔疮、瘘管及其他病变等。

(一)望前阴

1. **阴囊肿大、囊缩** 阴囊肿大,无红肿痒痛者,多为水肿所致;阴囊肿大,坠胀疼痛,可见于疝气,多因肝郁、寒湿、湿热、气虚或久立远行所致(图 1-15A)。

囊缩,指阴囊上缩,常因肝经受邪所致,或寒邪直中;若与舌卷并见,则病属危重。

2. **阴部湿疮** 阴部瘙痒,甚者红肿渗液,灼热疼痛。多为肝经湿热下注所致。

3. **阴挺** 指妇女阴中有物突出阴道口外。多因脾虚中气下陷,或肾虚不固,胞络无力维系所致(图 1-15B)。

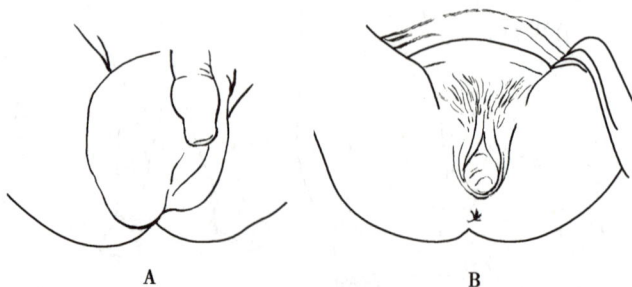

图 1-15 望前阴
A.疝气;B.阴挺

(二) 望后阴

1. 肛痈 指肛周红肿高突,疼痛明显,甚则破溃流脓。多由湿热下注或外感热毒而致。
2. 痔疮 指肛门内外生有紫红色柔软肿块或团块,突起如峙。多由肠中湿热蕴结或血热肠燥所致。
3. 肛裂 指肛管皮肤层裂伤或形成溃疡。多因热结肠燥或阴津不足,大便干燥坚硬难出所致。
4. 肛瘘 指直肠或肛管与周围皮肤相通而形成的瘘管。多因肛痈或痔疮,溃破后久不收口而成。
5. 脱肛 指直肠或直肠黏膜组织自肛门脱出。多由脾虚中气下陷所致。

六、望皮肤

皮肤为一身之表,人体之藩篱,卫气循行其间,内合于肺。感受外邪或内脏有病,皆可引起皮肤发生相应改变而反映于外。望皮肤,除了可以诊察皮肤局部的病证,亦可测知内脏的病变和气血津液的盛衰。

正常人皮肤润泽、柔韧光滑,是脏腑精气充足,气血津液充沛的表现。望皮肤应注意其色泽、形态的变化。

(一) 皮肤色泽变化及意义

1. 皮肤发赤 皮肤突然色红成片,如染脂涂丹,焮热肿胀,边界清楚,迅速扩大,数日即愈,多反复发作者,为"丹毒"。多因血分火毒所致。因其发病部位不同而有不同名称:发于头面者,为"抱头火丹";发于小腿足部者,为"流火";发于全身,游走不定者,为"赤游丹"。
2. 皮肤白斑 局部皮肤明显变白,斑片大小不等,形态各异,边界清楚,缓慢进展,称为"白癜风"。多因风湿侵袭,气血失和所致。
3. 皮肤发黑 皮肤色黑而晦暗,干枯不荣,多属劳伤肾精所致;若周身皮肤色黑,亦可由肾阳虚衰,失于温运所致。
4. 皮肤干枯 皮肤干涩不荣,甚则皲裂。多为津液已伤,或营血亏虚,肌肤失养所致。
5. 肌肤甲错 指皮肤干枯粗糙,状若鱼鳞。多属瘀血日久,肌肤失养所致。

(二) 皮肤形态变化及意义

1. 肿胀 周身肌肤浮肿,按之凹陷者,为"水肿"。其中,发病较急,头面先肿,继及全身,腰以上肿甚,属阳水;若下肢先肿,渐及全身,腰以下肿甚,属阴水。
2. 斑疹 斑和疹均为全身性疾病表现于皮肤的症状,两者虽可互见并称,但实质有别。

(1)斑:色深红或青紫,多点大成片,平铺于皮肤,抚之不碍手,压之不退色。斑有阳斑和阴斑之分。

阳斑:色深红或紫红,兼身热、面赤、脉数等。多由外感温热邪毒,内迫营血所致。

阴斑:色淡青或淡紫,隐隐稀少,兼神疲、脉虚等。多由脾气虚衰,血失统摄所致。

(2)疹:色红,点小如粟,高出皮肤,抚之碍手,压之退色。有麻疹、风疹、瘾疹等不同。

麻疹:疹色桃红,形似麻粒,先见于耳后发际,渐延及颜面、躯干和四肢,疹发透彻后按出疹顺序依次消退。因外感时邪所致,属儿科常见传染病。

风疹:疹色淡红,细小稀疏,瘙痒不已,时发时止。为外感风热时邪所致。

瘾疹:皮肤上出现淡红色或苍白色风团,大小形态各异,瘙痒,搔之融合成片,高出皮肤,发无定处,出没迅速,时隐时现。为外感风邪或过敏所致。

3. 水疱 即皮肤上出现成簇或散在性小水疱,有白痦、水痘、热气疮、湿疮、缠腰火丹等。

(1)白痦:皮肤出现白色小疱疹,晶莹如粟,高出皮肤,擦破流水,多发于颈胸部,四肢偶见,面部不发,常兼身热不扬、胸闷脘痞等症。因外感湿热,郁于肌表,汗出不彻而致,多见于湿温病。

(2)水痘:皮肤出现粉红色斑丘疹,迅即为椭圆形小水疱,晶莹明亮,顶满无脐,浆液稀薄,皮薄易破,分批出现,大小不等。多因外感时邪,内蕴湿热所致,属儿科常见传染病。

(3)热气疮:口角、唇边等处出现成簇粟米大小水疱,灼热痒痛。多因外感风热或肺胃蕴热上熏所致。

(4)湿疮:皮肤初起红斑,瘙痒,迅速肿胀,形成丘疹、水疱,破后渗液,形成红色湿润之糜烂面。多因风、湿、热邪蕴结,郁于肌肤。

(5)缠腰火丹:腰部皮肤焮红,可见成簇水疱性皮疹,簇生成群,带状分布,缠腰而生。多因外感火毒,或肝经湿热,浸淫肌肤。

4. 疮疡 指发于皮肉筋骨之间的化脓性外科疾患。常见类型有痈、疽、疔、疖等。

(1)痈:红肿高大,根盘紧束,焮热疼痛,易于成脓,属阳证。多为湿热火毒蕴结,气血瘀滞。

(2)疽:漫肿无头,皮色不变或晦暗,疼痛彻骨,病位较深,属阴证。多为气血亏虚,阴寒凝滞。

(3)疔:形小如粟,顶白根深,坚硬如钉,麻木痒痛,多发于颜面和手足。多因外感风热或内生火毒。

(4)疖:形小而圆,突起根浅,红肿热痛不甚,易于成脓,脓出即愈。多因外感热毒或湿热内蕴,气血壅滞。

第三节 望 排 出 物

望排出物是指通过观察患者排出物的形、色、质、量等的变化,以诊察病情的方法。

排出物是排泄物、分泌物及某些排出体外的病理产物的总称。排泄物是人体排出的代谢产物,如大便、小便等;分泌物主要是指人体官窍所分泌的液体,它具有濡润官窍等作用,如汗、泪、涕、唾、涎等;此外,还有某些病变时所产生的其他病理产物,如痰、呕吐物、脓血等,亦属排出物的范畴。排出物为脏腑生理、病理活动的产物,通过观察其变化,可了解有关脏腑的功能状况、邪气的性质和病变部位。

望排出物变化的总体规律是:凡色白、清稀者,多属虚证、寒证;色黄、稠浊者,多属实证、热证。所以《素问·至真要大论》曰"诸病水液,澄澈清冷,皆属于寒""诸转反戾,水液浑浊,皆属于热",即是以排出物判断病证的寒热属性。

一、望痰涎

(一)望痰

痰为津液代谢障碍所形成的一种病理产物,是由肺和气道排出的黏液。脾为生痰之源,肺为贮痰之器。所以,望痰有助于诊察肺、脾二脏的功能状态及病邪的性质。

痰白,质稀量多者,多属寒痰,因寒邪客肺,津凝成痰,或脾阳不足,湿聚为痰。

痰白,质稠量多者,滑而易咯出者,多属湿痰,因脾失健运,水湿内停,聚而成痰。

痰黄,质稠者,多属热痰,因邪热内盛,炼液为痰。

痰少而黏,难于咯出者,多属燥痰,因燥邪伤肺,或肺阴亏虚。

痰中带血,或咯血者,多因热伤肺络所致,以阴虚火旺多见。

咯吐脓血痰,味腥臭者,为肺痈。因痰热壅肺,气血郁滞,血败肉腐。

(二)望涎

涎为脾液,具有濡润口腔、协助进食和促进消化的作用。望涎主要诊察脾与胃的病变。

口中清涎量多者,多属脾胃虚寒,气不摄津。

口中黏涎者,多属脾胃湿热,湿浊上泛。

小儿口角流涎,涎渍颐下,为滞颐。多由脾虚不能摄津所致,亦可见于胃热、虫积或消化不良。

睡中流涎者,多属脾虚、胃热、食积。

口角流涎,伴口眼㖞斜者,多见于中风后遗症,或风中经络。

二、望呕吐物

呕吐由胃气上逆所致,吐出物为清水,或痰涎,或不消化食物等,通过观察呕吐物形、色、质、量的变化,有助于辨别病因和病性。

呕吐物清稀无臭,或清水者,多为寒呕。因胃阳不足,或寒邪犯胃所致。

呕吐物酸腐,夹杂不消化食物者,多属伤食。因暴饮暴食,损伤脾胃,食滞胃脘,胃气上逆所致。

呕吐黄绿色苦水者,多属肝胆湿热或郁热,胃失和降。

呕吐物暗红有血块,或吐血鲜红,夹有食物残渣者,多属胃有积热,或肝火犯胃,或胃腑瘀血。

呕吐清水痰涎,伴胃脘振水声者,为痰饮。因饮停胃脘,胃失和降所致。

三、望大便

大便的形成和排泄与脾、胃、大肠密切相关,同时受肝、肾、肺功能的影响。通过观察大便的形、色、质、量、次数等变化,可以诊察相关脏腑的功能状况,和判断病性的寒热虚实。

大便清稀如水样者,多属寒湿泄泻。为外感寒湿,或饮食生冷,脾失健运,清浊不分所致。

大便黄褐如糜,味臭者,多属湿热泄泻。为暑湿或湿热之邪,伤及胃肠,大肠传导失职所致。

大便稀溏,完谷不化,或如鸭溏者,多属脾虚或脾肾亏虚。因脾胃气虚或阳虚,运化失职,或肾阳虚衰,火不暖土所致。

大便如黏冻,夹有脓血者,多属痢疾。因湿热邪毒蕴结大肠,肠络受损所致。

大便色灰白呈陶土色,多见于黄疸。因肝胆疏泄失常,胆汁外溢所致。

大便干燥硬结,排出困难,甚者燥结如羊屎者。多因热盛伤津,或阴血亏虚,肠道失润所致。

大便出血,简称"便血"。多因肠络受损所致。

四、望小便

小便的形成和排泄与津液代谢密切相关,受肺、脾、肾和膀胱功能的直接影响。通过观察小便色、质、量、次数的变化,可以了解体内津液的盈亏和相关脏腑的功能状态。

小便清长者,多属虚寒证。因阳虚气化无力,气不化津所致。

小便短黄者,多属实热证。因热盛伤津,或汗、吐、下而津亏所致。

尿中带血者,多因下焦热盛或阴虚火旺,热伤血络,或脾肾不固,统血无力所致。

尿有砂石者,多因湿热蕴结膀胱,煎熬津液,日久结为砂石所致。

小便浑浊如米泔者,多因肾气亏虚,固摄无力,或下焦湿热,气化不行,清浊不分并趋于下所致。

第四节 望小儿食指络脉

食指络脉,是指虎口至食指内侧(掌侧)桡侧的浅表静脉,也称指纹。望小儿食指络脉,是观察食指络脉的形色变化以了解病情的方法。适用于3岁以内小儿。

小儿食指络脉诊法始见于唐代王超《水镜图诀》,是由《灵枢·经脉》"诊鱼际络脉法"发展而来。后世医家如宋代钱乙的《小儿药证直诀》、清代陈复正的《幼幼集成》、林之翰的《四诊抉微》、汪宏的《望诊遵经》等,对此法都有详细的论述和发挥,使之广泛应用于儿科临床,对诊断儿科疾病具有重要的作用。

一、望小儿食指络脉的原理及意义

小儿食指络脉与成人寸口脉同属手太阴肺经,在一定程度上可以反映寸口脉的变化,故望小儿食指络脉诊病与诊成人寸口脉的原理和意义基本相同。3岁以内小儿寸口脉部短小,诊脉时常易哭闹,不易配合,影响切脉效果;而小儿皮肤薄嫩,络脉易于暴露,便于观察,故常以望食指络脉代替诊小儿寸口脉。

二、望小儿食指络脉的方法和注意事项

诊察小儿食指络脉时,应抱小儿向光,医生用左手拇指和食指固定小儿食指,以右手拇指从小儿食指指尖向指根部以轻柔适中的力度轻推几次,观察络脉的形色变化。

三、正常小儿食指络脉

小儿食指按指节分为三关:食指第一节(掌指横纹至第二节横纹之间)为风关,第二节(第二节横纹至第三节横纹之间)为气关,第三节(第三节横纹至指端)为命关(图1-16)。正常络脉在食指内侧(掌侧)桡侧,隐现于风关之内,淡紫色,其形态多为斜形、单支、粗细适中。

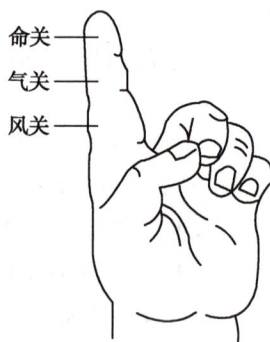

图1-16 小儿食指三关图

四、病理小儿食指络脉

望小儿食指络脉,应重点观察其浮沉、色泽、形态、长短等,其辨证要领可概括为:浮沉分表里,红紫辨寒热,淡滞定虚实,三关测轻重。

(一) 浮沉

络脉的浮沉变化,可反映病位的深浅。一般络脉浮露者,为病位较浅,多见于外感表证。络脉沉隐者,为病邪入里,多见于内伤里证。

(二) 色泽

络脉颜色的变化,主要反映病邪的性质。若络脉色淡,多属脾虚、气血不足等虚证;络脉鲜红,多属外感表证;络脉紫红,多属里热证;络脉色青,多属疼痛、惊风;络脉紫黑,为血

络郁闭,病属重危。

一般而言,络色深浓而暗滞者多属实证,是邪气亢盛;络色浅淡而枯槁不泽者多属虚证,是正气虚衰。

(三) 形态

络脉增粗,分支显见者,多属实证;络脉变细,分支不显者,多属虚证。

(四) 长短

络脉仅显于风关,为邪气初入,病情轻浅;络脉达于气关,为病情发展,病位较深;络脉达于命关,为邪深病重;若络脉直达指端者,为透关射甲,病多凶险,预后不佳。

📖 知识链接

望小儿食指络脉研究进展

对健康儿童食指络脉的大量观察表明,虽然食指络脉大多在风关(占 40%)及风关以下(占 37.6%),但亦有部分达气关(占 20%)或命关(占 2.4%)。轻症疾病一部分食指络脉隐而不显,若食指络脉超过风关 1/2 以上,甚至达气关、命关者,其病情加重比例明显增加。虽然病儿及健康儿的指纹均可现于三关,但其分布比例则有显著差别,其发生率之比为 4.5:1。现代研究发现食指络脉延长的机理,主要与静脉压升高有关:风关时的静脉压平均为 98~1 471Pa,气关时为 686~1 961Pa,命关时为 1 569~3 432Pa。静脉压的升高,临床上表现为血液的瘀滞,如心功能不佳,则血流速度减慢,末梢循环衰退,血液在静脉内瘀滞,使远侧端不能看到的细小静脉扩张而显现出来。

第五节　舌　诊

舌诊,又称望舌,是指医生通过观察患者舌质、舌苔以了解病情的诊察方法。舌诊主要是望舌,是中医望诊的重点内容,也是中医特色诊法之一。

ER-1-2

舌诊图片

一、舌的形态结构

舌为横纹肌组成的肌性器官,由黏膜和舌肌组成,它附着于口腔底部、下颌骨、舌骨,呈扁平而长形,其主要功能是辨别滋味、辅助发音、搅拌食物,协助吞咽。《灵枢·忧恚无言》云:"舌者,音声之机也。……横骨者,神气所使,主发舌者也。"《中藏经·论小肠虚实寒热生死逆顺脉证之法》云:"舌之官也,和则能言而机关利健,善别其味也。"

舌的上面称舌背,也称舌面,下面为舌底。舌体的前端称为舌尖;舌体的中部称为舌中;舌体的后部、人字形界沟之前,称为舌根;舌体两侧称为舌边(图 1-17A)。舌底正中线上有一条连于口腔底的皱襞,称舌系带;系带终点两侧各有一个小圆形突起,称为舌下肉阜,皆有腺管开口,中医称其左侧的为金津,右侧的为玉液,是胃津、肾液上潮的孔道(图 1-17B)。舌面上覆盖着一层薄而透明的黏膜,黏膜皱褶形成许多突起,称为舌乳头。根据形状不同,舌乳头分为丝状乳头、蕈状乳头、轮廓乳头和叶状乳头四种。其中,丝状乳头与蕈状乳头与舌象的形成有着密切联系,轮廓乳头、叶状乳头与味觉有关。

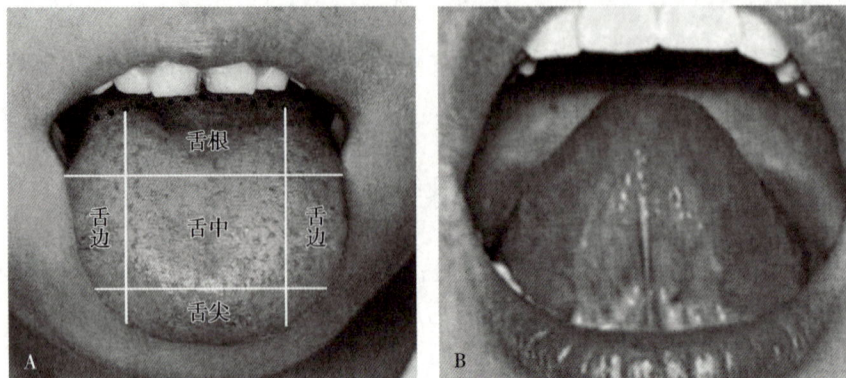

图 1-17 舌的形态
A. 舌背部；B. 舌底部

丝状乳头数目最多，遍布于舌背的前 2/3，形如圆锥状乳白色的软刺。丝状乳头复层扁平上皮细胞常有角化和脱落，混以食物残渣、唾液等，使舌黏膜表面形成一层白色薄薄的苔状物，称为"舌苔"。

蕈状乳头数目较少，多见于舌尖及舌边，散在于丝状乳头之间，呈蕈状，上部圆钝如球，根部细小。肉眼观察蕈状乳头呈红色，因此它的形态及色泽改变，是舌质变化的主要因素。

二、舌诊的原理

（一）脏腑、经络、气血津液与舌象

舌象是指舌质、舌苔的综合表现。舌质，即舌体，是舌的肌肉脉络组织，为脏腑气血之所荣。舌苔是指舌面上附着的一层苔状物，是胃气上蒸所生。

舌象与脏腑、经络、气血津液存在着密切的联系。五脏六腑都直接或间接地通过经络、经筋与舌相联系，例如：手少阴心经之别系舌本，足太阴脾经连舌本、散舌下，足少阴肾经夹舌本，足厥阴肝经络舌本等。脏腑如果发生病变，舌象也会出现相应的变化。所以，通过舌诊可以观察脏腑气血盛衰的变化。

在脏腑中，心、脾、胃与舌的关系最为密切。

舌为心之苗窍。《灵枢·脉度》云："心气通于舌，心和则舌能知五味矣。"心主血脉，心血上荣于舌，人体气血盈亏与运行情况，可反映在舌质的颜色上；心主神明，舌体的运动又受心神的支配，因而舌体运动是否灵活自如，语言是否清晰，与神志密切相关。因此，舌象可以反映心、神的病变。

舌为脾之外候。舌居口中司味觉。《灵枢·脉度》云："脾气通于口，脾和则口能知五谷矣。"中医学认为，舌苔是由胃气熏蒸谷气上潮于舌面而成，与脾胃运化功能相关。所以有"舌为脾胃外候"之说，舌象能反映气血的盛衰，而与脾主运化、化生气血的功能直接相关。

舌体需要气血的营养、津液的滋润，舌体的形质和舌色与气血的盛衰及运行状态有关，舌苔和舌体的润燥与津液的盈亏有关。舌下肉阜部有金津、玉液，中医认为唾为肾液、涎为脾液，皆为津液的组成部分，其生成、输布与肾、脾胃等脏腑密切相关。所以，观察舌质、舌苔的颜色、形态、润燥等，可以判断气血的盛衰、津液的盈亏。

（二）舌面的脏腑分候

据历代医籍记载，脏腑病变反映于舌面，有一定的分布规律，即舌尖属心肺，舌边属肝胆，舌中属脾胃，舌根属肾。

以胃经划分,舌尖属上脘,舌中属中脘,舌根属下脘,此法适用于胃病的诊断。还有以三焦来划分的,如以舌尖诊察上焦(心肺),舌中诊察中焦(脾胃),舌根诊察下焦(肝肾),此法适用于温热病的诊断。

三、舌诊方法和注意事项

(一)舌诊的方法

1. 望舌的体位和伸舌姿势 患者可采取坐位或仰卧位。伸舌时,应面向光源,尽量张口,自然将舌伸出口外,舌体放松,舌尖略向下,舌面平展,使舌体充分暴露。

2. 望舌顺序 先望舌质,再望舌苔,最后观察舌下络脉;按照舌尖、舌中、舌边、舌根的顺序依次观察。如果一次望舌判断不清,令患者休息3~5分钟后,重复望舌一次。

3. 刮舌法和揩舌法 用消毒压舌板的边缘,以适中的力量,在舌面上由后向前刮3~5次,为刮舌。用消毒棉签蘸少许生理盐水在舌面上揩抹数次,为揩舌。

此外,还可以通过询问,了解舌上味觉的情况,舌体的冷热、麻木、疼痛等异常感觉,舌体运动是否灵活等,有助于诊断。

(二)舌诊的注意事项

为保障舌诊的真实性和可靠性,必须尽量减少、避免各种非疾病因素对舌象造成影响。

1. 光线 望舌以白天充足、柔和的自然光线为佳。光照的强弱与色调,常常会影响对舌象正确的判断。例如:光线过暗,可使舌色暗滞;有色光线,会使舌色发生相应的改变。

2. 饮食或药物 摄入饮食和某些药物可以使舌象发生改变。例如:刚进食后,由于口腔咀嚼的摩擦、自洁作用,舌苔由厚变薄;饮水后,可使舌苔由燥变润;刚进辛热食物,舌色偏红;长期服用某些抗生素,可产生黑腻苔或霉腐苔。

口服某些饮食或药物,可以使舌苔着色,称为"染苔"。如饮用牛奶、豆浆、钡剂、椰汁等可使舌苔变白、变厚;食用花生、瓜子、豆类、核桃、杏仁等富含脂肪的食品,往往在短时间可使舌面附着黄白色渣滓,易与腐腻苔相混;食用蛋黄、橘子、柿子、核黄素等,可将舌苔染成黄色;各种黑褐色食品、药品,或吃橄榄、酸梅,长期吸烟等,可使舌苔染成灰色、黑色。

染苔多附着不均匀,可在短时间内自然退去,或经揩舌除去。临床诊察过程中,若遇疑似染苔者,可询问患者的饮食、服药情况,或用揩舌的方法予以鉴别。

3. 口腔因素 牙齿残缺,可造成同侧舌苔偏厚;镶牙,可以使舌边留下齿印;张口呼吸,可以使舌苔变干等。这些因素引起的舌象异常,都不作为病理征象。

四、舌诊内容和正常舌象

(一)舌诊内容

舌诊主要是观察舌质和舌苔两个方面的变化。望舌质包括舌神、舌色、舌形、舌态和舌下络脉五个方面,以察脏腑的虚实,气血的盛衰。望舌苔包括苔质和苔色两个方面,以察病邪的性质、病位的浅深,邪正的消长。舌诊时,必须综合分析舌质与舌苔的变化,才能全面了解病情并作出正确诊断。

(二)正常舌象及其生理变异

正常舌象的特征是:舌质淡红、鲜明、滋润;舌体大小适中,柔软灵活;舌苔均匀、薄白而润。简称为"淡红舌,薄白苔"。正常舌象提示脏腑功能正常,气血津液充盈,胃气旺盛。正如《舌胎统志》云:"舌色淡红,平人之常候……红者心之气,淡者胃之气";《伤寒论本旨·辨舌苔》云:"舌苔由胃中生气所现,而胃气由心脾发生,故无病之人常有薄苔,是胃中之生气,如地上之微草也。"

正常舌象受内外环境影响,存在生理性变异,如年龄、性别、体质、气候环境等因素。

1. 年龄因素 儿童阴阳稚嫩,脾胃功能尚弱,而生长发育很快,往往处于代谢旺盛而营养相对不足的状态,因而舌质多淡嫩而舌苔少;老年人精气渐衰,脏腑功能减退,气血运行迟缓,其舌色较暗红或带紫暗,若无明显的病变,亦属生理性变异。

2. 性别因素 舌象一般与性别无明显关系,但女性受月经周期的生理影响,经期可以出现蕈状乳头充血而舌质偏红,或舌尖边部有明显的点刺,月经过后恢复正常。

3. 体质因素 因体质禀赋的差异,可以出现一些不同舌象。例如:先天性裂纹舌、齿痕舌、地图舌等。

4. 气候环境因素 季节与地域的差别会产生气候环境的变化,引起舌象相应改变。在季节方面,夏季暑湿盛时,舌苔多厚,多见淡黄色;秋季燥气当令,苔多偏薄偏干;冬季严寒,舌常湿润。在地域方面,我国东南地区偏湿偏热,西北及东北地区偏寒冷干燥,均会使舌象发生一定的差异。

一般而言,如果异常舌象长期不变,有符合舌象变异的因素存在,而无任何不适症状者,多属于生理性变异;否则应考虑是疾病的前期征象,可以结合问诊加以区别,必要时进行随访观察。

五、常见舌象

(一)望舌质

望舌质,主要观察舌的神、色、形、态,以及舌下络脉等方面的内容。

1. 舌神 察舌神是整体望神的一部分,舌之有神与否,主要表现在舌质的荣枯与灵动方面。

(1)荣舌

【舌象特征】舌质滋润、红活鲜明,舌体运动自如,故谓舌之有神。

【临床意义】主气血充盈,常见于健康人;虽病亦属善候,主病吉。

【机理分析】舌之颜色反映气血盛衰,舌之润泽反映津液盈亏,舌体运动反映脏腑虚实。因此,荣舌说明气血津精皆足,生机旺盛,虽病亦善,预后较好。

(2)枯舌

【舌象特征】舌质干枯死板、色泽晦暗无光,毫无生气,运动失灵,故谓舌之无神。

【临床意义】主气血衰败,属恶候,主病凶。

【机理分析】脏腑气血衰败,不能荣润舌体,故而晦暗干枯死板。因此,枯舌说明生机已微,预后不良。

舌贵有神,正如《辨舌指南》说:"荣润则津足,干枯则津乏。荣者谓有神,凡舌质有光有体,不论黄、白、灰、黑,刮之里面红润,神气荣华者,诸病皆吉。若舌质无光无体,不拘有苔无苔,视之里面枯晦,神气全无者,诸病皆凶。"

2. 舌色 即舌质的颜色,主要有淡红、淡白、红、绛、青紫等。

(1)淡红舌

【舌象特征】舌色淡红润泽。

【临床意义】主气血调和,常见于健康人;或病情轻浅,气血未伤者。

【机理分析】淡红舌主要反映心血充足,胃气旺盛的生理状态。红为血之色,明润光泽为胃气之华。《舌鉴辨正·红舌总论》曰:"全舌淡红,不浅不深者,平人也。"

在外感病轻浅阶段,尚未伤及脏腑气血时,舌色仍可保持正常而呈现淡红;内伤杂病中,若舌色淡红明润,提示阴阳平和,气血未亏,病情尚轻,或为疾病转愈之佳兆。

（2）淡白舌

【舌象特征】比正常舌色浅淡，白色偏多红色偏少，称为"淡白舌"；若舌色淡白，毫无血色，少津者，称为"枯白舌"。

【临床意义】主气血两虚、阳虚。枯白舌主脱血夺气。

【机理分析】气血亏虚，血不荣舌；或阳气虚衰，运血无力，不能温运血液上荣于舌，则舌色浅淡。若舌色淡白，舌体瘦薄，属气血两虚；若舌色淡白，舌体胖嫩，舌面湿润，多属阳虚水湿内停；若脱血夺气，病情危重，舌无血气充养，则舌枯白无华。

（3）红舌

【舌象特征】较正常舌色红，甚至呈鲜红色。

【临床意义】主热证。

【机理分析】由于血得热则运行加速，舌体脉络充盈；或因阴液亏乏，虚火上炎，故舌色鲜红。

舌色稍红，或仅舌边尖略红，多属外感风热，表证初起；舌鲜红起芒刺，或兼黄厚苔，多属实热证；舌鲜红而少苔，或有裂纹，或红光无苔，为虚热证；舌尖红，多为心火上炎；舌边红赤，多为肝经有热。

（4）绛舌

【舌象特征】较红舌颜色更深，或略带暗红色。

【临床意义】主里热亢盛，阴虚火旺。

【机理分析】绛舌多由红舌进一步发展而成。其形成的原因是热入营血，气血沸涌，耗伤营阴，或虚火上炎，舌体脉络充盈，血液浓缩，故舌呈绛色。

舌绛有苔，多属温热病热入营血，或脏腑内热炽盛。绛色愈深，热邪愈甚。《辨舌指南》说："绛，深红色也。心主营、主血，舌苔绛燥，邪已入营中。"

舌绛少苔或无苔，或有裂纹，多属久病阴虚火旺，或热病后期阴液耗损。《辨舌指南》说："若舌绛而光亮者，胃阴涸也。""舌虽绛而不鲜，干枯而萎者，肾阴涸也"。

（5）青紫舌

【舌象特征】全舌淡紫而无红色，称为"青舌"，有古籍谓之"水牛舌"；舌深绛而色暗，或局部出现斑点，称为"紫舌"。其中，舌淡而泛现青紫者，为淡紫舌；舌红而泛现紫色者，为红紫舌；舌绛而泛现紫色者，为绛紫舌；舌体局部出现青紫色斑点，大小不等，不高于舌面者，为瘀斑舌或瘀点舌。

【临床意义】主气血运行不畅。

【机理分析】由于气血运行不畅，故舌见青紫。青紫舌多由淡白舌或红绛舌发展而成，其主病是在淡白舌或红绛舌的基础上，出现气血运行不畅的变化。

全舌青紫者，提示瘀血程度较重，多是全身性血行瘀滞；舌有紫色斑点者，提示瘀血程度较轻，多是瘀血阻滞于某局部，或局部血络损伤所致。

舌色淡红中泛现青紫者，多因肺气壅滞，或肝郁血瘀，或气虚无力推动血行，血流缓慢所致；亦可见于先天性心脏病，或某些药物、食物中毒等。

淡紫舌多由淡白舌转变而成，其舌淡紫而湿润，可由阴寒内盛，阳气被遏，血行凝滞，或阳气虚衰，气血运行不畅，血脉瘀滞所致。

红紫舌、绛紫舌多为红绛舌发展而成，其舌紫红、紫绛而干枯少津；为热毒炽盛，内入营血，营阴受灼，津液耗损，气血壅滞所致。

3. 舌形　是指舌质的形状，包括老嫩、胖瘦、齿痕、点刺、裂纹等方面特征。

（1）老、嫩舌

【舌象特征】舌质纹理粗糙或皱缩，坚敛苍老，舌色晦暗者，称为"老舌"；舌质纹理细腻,浮胖娇嫩,舌色浅淡者,称为"嫩舌"。

【临床意义】老舌主实证;嫩舌主虚证。

【机理分析】舌质老、嫩是辨别疾病虚实的重要标志之一。《辨舌指南》说:"凡舌质坚敛苍老,不论苔色黄、白、灰、黑,病多属实;舌质浮胖娇嫩,不拘苔色灰、黑、黄、白,病多属虚。"

实邪亢盛,充斥体内,而正气未衰,邪正交争,邪气壅滞于上,故舌质苍老。气血不足,舌体脉络不充,或阳气亏虚,运血无力,寒湿内生,故舌质娇嫩而舌色淡白。

(2)胖、瘦舌

【舌象特征】胖舌有胖大、肿胀之分:舌体比正常舌大而厚,伸舌满口,称为"胖大舌";舌体肿大满嘴,甚至不能闭口缩回,称为"肿胀舌"。舌体比正常舌瘦小而薄,称为"瘦薄舌"。

【临床意义】胖大舌多主水湿内停,肿胀舌主酒毒或热毒上泛;瘦薄舌主气血两虚,阴虚火旺。

【机理分析】胖大舌,多因脾肾阳虚,气化失常,津液输布障碍,水湿内停所致。舌肿胀色红绛,其成因主要有:心脾热盛,热毒上壅;或素嗜饮酒,又病温热,邪热夹酒毒上壅;或因中毒导致血液瘀滞。

瘦薄舌,多由气血阴液不足,不能充盈舌体,舌失濡养所致。舌体瘦薄而色淡者,多是气血两虚;舌体瘦薄色红绛,少苔或干燥无苔者,多见于阴虚火旺。

(3)齿痕舌

【舌象特征】舌体边缘有牙齿压迫的痕迹。

【临床意义】主脾虚、水湿内盛。

【机理分析】舌边有齿痕,多因舌体胖大而受牙齿挤压所致,故多与胖大舌同见。亦有舌体不大而呈现齿痕者,是舌质较嫩的齿痕舌。

舌淡胖大而润,舌边有齿痕者,多属阳虚水湿内盛,或寒湿壅盛;舌淡红而边有齿痕者,多为脾虚或气虚;舌红而肿胀满口,兼有齿痕者,为内有湿热痰浊壅滞。

舌淡红而嫩,舌体不大而边有轻微齿痕者,无其他特殊临床症状,多为先天性齿痕舌。

(4)点、刺舌

【舌象特征】点,指突起于舌面的红色或紫红色星点;大者为星,小者为点,分别称为"红星舌""红点舌"。刺,指舌乳头增大,肿胀高突,形如尖锋,状如芒刺,抚之棘手,称为"芒刺舌"。

【临床意义】主脏腑热极,或血分实热。

【机理分析】点刺是由蕈状乳头增生,数目增多,充血肿大而形成。点刺舌,是邪热内蕴,充斥舌络所致。一般点刺愈多,颜色愈深,则邪热愈甚。

舌尖点刺,多为心火亢盛;舌边点刺,多为肝胆火盛;舌中点刺,多为胃肠热盛。若点刺兼黄燥苔,多为气分热盛;点刺兼红绛无苔,为热入营血。

(5)裂纹舌

【舌象特征】舌面上出现多少不等、深浅不一、形状各异的裂纹或裂沟,称为"裂纹舌"。

【临床意义】主热盛伤津,阴虚火旺,血虚不润,脾虚湿侵。

【机理分析】舌红绛而有裂纹,多属热盛伤津。因邪热内盛,阴液大伤,或阴虚液损,舌体失于濡润,舌面萎缩所致。

舌色淡白而有裂纹,多为血虚不润;舌色红赤苔黄燥而有裂纹,为热盛伤津;舌绛无苔而有裂纹,为阴虚火旺;舌淡白胖嫩,边有齿痕而见裂纹者,多为脾虚湿侵。

若生来舌面上就有较浅的裂沟、裂纹,裂纹中一般有苔覆盖,且无不适感觉者,称先天性裂纹舌,应与病理性裂纹舌加以鉴别。

4. 舌态　指舌体的动态,常见有痿软、强硬、歪斜、颤动、吐弄、短缩等异常表现。

(1)痿软舌

【舌象特征】舌体软弱无力,不能随意伸缩回旋,痿废不用。

【临床意义】主气血两虚,热灼津伤,阴亏已极。

【机理分析】痿软舌多因气血亏虚,阴液亏损,舌肌筋脉失养而废弛所致。

舌痿软而淡白无华者,多属于气血两虚;舌痿软而红绛,少苔或无苔者,多见于外感病后期,热灼津伤,或内伤杂病,阴虚火旺所致;舌痿软而红绛干枯者,为肝肾阴亏,舌肌筋脉失养所致。

(2)强硬舌

【舌象特征】舌失柔和,板硬强直,屈伸不利,不能转动。

【临床意义】主热入心包,高热伤津,风痰阻络。

【机理分析】强硬舌多因外感热病,邪入心包,扰乱心神,舌无主宰;或热盛伤津,筋脉失养而风动;或中风入脏,肝风夹痰,风痰阻滞等所致。

舌强硬而色红绛少津者,多因邪热炽盛所致;舌体强硬、胖大,兼厚腻苔者,多因风痰阻络所致;舌强语言謇涩,伴肢体麻木、眩晕者,多为中风先兆。

(3)歪斜舌

【舌象特征】伸舌时舌体偏向一侧。

【临床意义】主中风或中风先兆。

【机理分析】多因肝风内动,夹痰或夹瘀,痰瘀阻滞一侧经络,受阻侧舌肌弛缓,伸缩无力,故伸舌时向弛缓侧偏斜。《辨舌指南》说:"若色紫红势急者,由肝风发痉,宜熄风镇痉,色淡红势缓者,由中风偏枯;若舌偏歪语塞,口眼㖞斜,半身不遂者,偏风也。"

(4)颤动舌

【舌象特征】舌体震颤抖动,不能自主。

【临床意义】主肝风内动。

【机理分析】气血亏虚,阴液亏损,舌失于濡养,无力平稳伸展舌体;或因热极生风,或因肝阳化风,皆可出现舌颤动。

久病舌淡白而颤动者,多属血虚动风;新病舌绛而颤动者,多属热极生风;舌红少津而颤动者,多属阴虚动风,或肝阳化风。另外,酒毒内蕴,亦可见舌体颤动。

(5)吐弄舌

【舌象特征】舌伸于口外,不即回缩者,称为"吐舌";反复伸舌即回,或反复舐弄口唇四周者,称为"弄舌"。

【临床意义】主心脾有热。

【机理分析】心开窍于舌,脾开窍于口,心脾有热,故舌常吐弄不宁。吐舌可见于疫毒攻心;病情危急时见吐舌,多为正气已绝;弄舌多见于热甚动风先兆。吐弄舌亦可见于小儿智力发育不全。

(6)短缩舌

【舌象特征】舌体卷短、紧缩,不能伸长,甚至舌不抵齿。

【临床意义】主寒凝筋脉,热极动风,气血亏虚,肝风夹痰。

【机理分析】短缩舌,是病情危重的征象。舌短缩,色淡白或青紫而湿润者,多属寒凝筋脉,舌脉挛缩;或气血俱虚,舌失充养,筋脉痿弱而显短缩;舌短缩而胖,苔滑腻者,多属脾

笔记栏

虚不运,痰浊内蕴,肝风夹痰,风痰阻络所致;舌短缩而红绛干燥者,多属热盛伤津,筋脉挛急所致。

此外,先天性舌系带过短,亦可见舌短缩,称为"绊舌",但无辨证意义。

5. 舌下络脉　位于舌下系带两侧各有一条纵行的大络脉,称为"舌下络脉"。

(1)观察方法:让患者张口,将舌体向上腭方向翘起,舌尖轻抵上腭,勿用力太过,使舌体自然放松,舌下络脉充分显露。首先观察舌络的长短、粗细、形态、颜色,有无怒张、弯曲等异常改变,然后观察周围细小络脉的颜色、形态有无异常。

(2)正常舌络:隐现于舌下,其管径不超过2.7mm,长度不超过舌尖至舌下肉阜连线的3/5,颜色暗红。脉络无怒张、紧束、弯曲、增生,多数为单支。

(3)异常舌络:舌下络脉粗胀,或呈青紫、绛、绛紫、紫黑色,或舌下细小络脉呈暗红色或紫色网络,或其络脉曲张如紫色珠子状大小不等的变化,多为血瘀的征象;若舌下络脉短而细,周围小络脉不明显,舌色偏淡者,多属气血不足,脉络不充。

(二) 望舌苔

望舌苔包括苔质和苔色两方面的变化。

1. 苔质　指舌苔的质地、形态,常见有厚薄、润燥、腻腐、剥落、偏全、真假等变化。

(1)薄、厚苔

【舌象特征】舌苔的薄、厚以是否能"见底"或"不见底"作为标准。透过舌苔能隐隐见到舌质者,称为"薄苔";不能透过舌苔见到舌质者,称为"厚苔"。

【临床意义】舌苔厚薄可反映邪正的盛衰和邪气的深浅。薄苔主表证,亦主平人;厚苔主里证,痰湿,食积。

【机理分析】薄苔是正常舌苔的表现之一,舌苔薄而均匀,或中部稍厚,干湿适中,此为正常舌苔,提示胃有生发之气;若在病中,提示病情轻浅,未伤胃气。厚苔是由胃气夹湿浊、痰浊、食浊、热邪等,熏蒸于舌面所致。《辨舌指南》曰:"苔垢薄者,形气不足;苔垢厚者,病气有余。"

外感病新起在表,病情轻浅,或内伤病初期,胃气未伤,均可见薄苔。舌苔厚或舌中根部尤甚者,多提示外感病邪盛入里,或胃肠内积有宿食,或痰湿停滞,病位在里,病情较重。

舌苔由薄转厚,提示邪气渐盛,或表邪入里,为病进;舌苔由厚转薄,或舌上复生薄白新苔,提示正气胜邪,或内邪消散外达,为病退的征象。

舌苔的厚薄转化,一般是渐变的过程,如薄苔突然增厚,提示邪气极盛,迅速入里;苔骤然消退,舌上无新生舌苔,为正不胜邪,或胃气暴绝。

(2)润、燥苔

【舌象特征】舌苔润泽有津,干湿适中,不滑不燥,称为"润苔"。舌面水分过多,伸舌欲滴,扪之湿滑,称为"滑苔"。舌苔干燥,扪之无津,甚则舌苔干裂,称为"燥苔"。苔质干燥而粗糙,扪之碍手,称为"糙苔"。

【临床意义】舌苔润燥可反映津液的盈亏和输布情况。润苔主津液未伤,亦主平人;燥苔主热盛津伤,阴液亏耗,或阳虚气不化津。滑苔为水湿之邪内停之征,主痰饮、水湿。糙苔主热盛伤津之重证。

【机理分析】润苔是正常舌苔的表现之一,是津液上承于舌的征象。若在病中,提示体内津液未伤,如风寒表证、湿证、食滞、瘀血,均可见润苔。

滑苔多为感受寒湿之邪,或阳气虚衰,不能运化水液,痰饮、水湿内生,聚于舌面而成。

燥苔提示体内津液已伤。如高热、大汗、吐泻后,或过服温燥药物等,导致津液不足,舌苔失于濡润而干燥。因高热伤津者,多舌红苍老;因阴液亏耗者,多舌体瘦小;因阳虚气不化津者,舌多淡白,渴而不多饮。

糙苔可由燥苔进一步发展而成,多见于热盛伤津之重证。

舌苔由润变燥,表示热重津伤,或津失输布;舌苔由燥转润,主热退津复,或饮邪始化。

(3)腻、腐苔

【舌象特征】苔质颗粒细腻致密,融合成片,如涂油腻之状,中厚边薄,紧贴舌面,揩之不去,刮之不脱,称为"腻苔"。苔质颗粒粗大疏松,形如豆腐渣堆积舌面,边中皆厚,揩之易去,根底松浮,称为"腐苔"。

【临床意义】腻苔主湿浊,痰饮,食积。腐苔主食积胃肠,或痰湿蕴热。

【机理分析】腻苔多由湿浊内蕴,阳气被遏,湿浊痰饮停聚舌面所致;主湿浊,痰饮,食积。舌苔白腻而滑者,为痰浊、寒湿内阻,阳气被遏,阳不化阴;舌苔黏腻而厚,口中发甜,是脾胃湿热,邪聚上泛;舌苔黄腻而厚,为痰热、湿热、暑湿等邪内蕴,腑气不畅。

腐苔多因阳热有余,蒸腾胃中秽浊之邪上泛所致;主食积胃肠,或痰湿蕴热。病中腐苔渐退,续生薄白新苔,为正气胜邪之象,是病邪消散;若腐苔脱落,不能续生新苔者,为病久胃气衰败,属于无根苔。

(4)剥落苔

【舌象特征】舌苔全部或部分脱落,脱落处可见舌底光滑无苔,称为"剥落苔"。舌苔多处剥脱,舌面仅斑驳残存少量舌苔者,称为"花剥苔";舌苔全部剥脱,舌面光滑如镜者,称为"镜面舌"。舌苔不规则剥脱,边缘凸起,界限清楚,形似地图,部位时有转移者,称为"地图舌"。舌苔剥脱处,舌面不光滑,仍有新生苔质颗粒,或舌乳头可见者,称为"类剥苔"。

【临床意义】主胃气不足,胃阴亏损,或气血两虚。

【机理分析】剥脱苔的形成,多因胃气匮乏,不得上熏于舌,或胃阴亏损,不能上潮于舌所致。

舌红苔剥多为阴虚;舌淡苔剥或类剥苔,多为血虚或气血两虚;镜面舌,色红绛者,为胃阴枯竭,胃乏生气之兆,属阴虚重证。舌苔部分脱落,未剥脱处仍有腻苔者,多为正气亏虚,痰浊未化,病情较为复杂。舌苔剥脱范围大小,多与气阴或气血不足程度有关;剥脱部位,多与舌面脏腑分候相应。

观察舌苔的有无、消长及剥脱变化,能测知胃气、胃阴的存亡,亦可反映邪正盛衰,判断疾病的预后。舌苔从全到剥,是胃的气阴不足,正气渐衰的表现;舌苔剥脱后,复生薄白之苔,为邪去正胜,胃气渐复之佳兆。

辨舌苔的剥落还应与先天性剥苔加以区别。先天性剥苔是生来就有的剥苔,其部位常在舌面中央人字沟之前,呈菱形,多因先天发育不良所致。

(5)偏、全苔

【舌象特征】舌苔遍布舌面,称为"全苔"。舌苔仅布于前、后、左、右之某一局部,称为"偏苔"。

【临床意义】病中见全苔,主邪气弥漫,多为湿痰阻滞之征。舌苔偏于某处,提示邪气停聚舌所分候的脏腑。

【机理分析】舌苔偏于舌尖部,多为邪气入里未深,而胃气却已先伤,是邪气客于上脘以上;舌苔仅见于舌中部,是邪气停聚于中脘附近,多为痰饮、食浊停滞中焦;舌苔偏于舌根部,多为外邪虽退,但胃滞依然,是邪气滞留于下脘部以下;舌苔偏于左或右,提示可能是肝胆湿热之类疾患。

(6)真、假苔

【舌象特征】舌苔紧贴于舌面,刮之难去,刮后仍留有苔迹,不露舌质,舌苔像从舌体上长出者,称为"有根苔",此属真苔。若舌苔不紧贴舌面,刮之易去,刮后无垢而舌质光洁,不像舌所自生而似涂于舌面,苔易刮脱,刮后无垢而舌质光洁者,称为"无根苔",即是假苔。

【临床意义】舌苔真假对辨别疾病的轻重、预后有重要意义。真苔是有胃气的征象,气血充足,预后良好;假苔提示胃气衰败,气血乏源,预后不良。

【机理分析】判断舌苔真假,以有根无根为标准。真苔是脾胃之气熏蒸食浊等邪气上潮于舌面而成,苔有根蒂,故舌苔与舌体不可分离。假苔是因胃气匮乏,不能续生新苔,而已生之旧苔逐渐脱离舌体,浮于舌面,故苔无根蒂,刮后无垢。

平人见薄苔有根,乃胃有生气。病之初期、中期,舌见真苔且厚,为邪气深重,正气亦盛,病属实证;久病见真苔,说明正气虽有亏损,但胃气尚存,预后较佳。无根之苔,无论厚薄,由于没有续生新苔的迹象,说明胃气不能上潮于舌,提示气血乏源,正气已衰,预后不良。

2. 苔色　主要有白苔、黄苔、灰黑苔三类,临床既可单独出现,亦可相兼出现。

(1)白苔

【舌象特征】舌面上所附着的苔呈现白色。白苔有厚薄之分。

【临床意义】主平人,主表证、寒证、湿证。

【机理分析】苔薄白而润,可为正常舌象,或为表证初起,或是里证病轻,或是阳虚内寒。苔薄白而滑,多为外感寒湿,或脾肾阳虚,水湿内停。苔薄白而干,多由外感风热所致。

苔白厚腻,多为湿浊内停,或为痰饮、食积。苔白厚而干,主痰浊湿热内蕴,或温热病初期,或湿温病;苔白如积粉,扪之不燥者,称为"积粉苔",常见于外感湿热病,系秽浊湿邪与热毒相结而成。苔白而燥裂,粗糙如砂石,提示燥热伤津,阴液亏损。

(2)黄苔

【舌象特征】舌苔呈现黄色。根据苔黄的程度,有淡黄、深黄和焦黄之分。

【临床意义】主热证、里证。

【机理分析】邪热熏灼于舌,故苔呈黄色。苔色愈黄,说明热邪愈甚,淡黄苔为热轻,深黄苔为热甚,焦黄苔为热极。

舌苔由白转黄,或呈黄白相兼,为外感表证处于入里化热,表里相兼阶段。薄黄苔提示热势轻浅,多见于风热表证,或风寒入里化热。

苔淡黄而润滑多津者,为黄滑苔,多因阳虚寒湿之体,痰饮聚久化热;或为气血亏虚,复感湿热之邪所致。

苔黄而干燥,甚至苔干而硬,颗粒粗大,扪之糙手者,称黄糙苔;苔黄而干涩,中有裂纹如花瓣状,称黄瓣苔;黄黑相兼,为焦黄苔。均主邪热伤津,燥结腑实之证。

黄苔而质腻者,称黄腻苔,主湿热或痰热内蕴,或为食积化腐。

(3)灰黑苔

【舌象特征】苔色浅黑,称为"灰苔";灰苔与黑苔只是颜色浅深之差别,故常并称为"灰黑苔"。

【临床意义】主热极或寒盛。

【机理分析】灰黑苔多由白苔或黄苔转化而成。灰黑苔可见于寒湿病里寒之重证,亦可见于热性病里热之重证,黑色越深,病情越重。

苔质的润燥是辨别灰黑苔寒热属性的重要指征。苔灰黑湿润,多为阳虚寒湿内盛,或痰饮内停。苔焦黑干燥,舌质干裂起刺者,无论是外感内伤,均为热极津枯之证。

六、舌象分析要点及舌诊的临床意义

(一) 舌象分析要点

1. 察舌的神气和胃气　舌象有神气、有胃气者,说明病情较轻,正气未衰,或疾病虽重,但预后较好;舌象无神气、无胃气者,说明病情较重,或不易恢复,预后较差。

(1) 舌之神气:舌神的基本特征主要表现在舌体的色泽和舌体运动两方面。舌之颜色反映气血的盛衰,舌之润泽可反映津液的盈亏,而舌体运动可反映脏腑的虚实。若舌色红活明润,舌体活动自如者,为有神之舌,说明阴阳气血精神皆足,生机乃旺,虽病也是善候,预后较好。若舌色晦暗枯涩,活动不灵者,为无神之舌,说明阴阳气血精神皆衰,生机已微,预后较差。

舌神以"红活润泽"为辨别要点,是神气的重要表现之一,无论舌象如何变化,通过观察舌神的荣枯,可以把握脏腑精气之盛衰、疾病轻重与转归之吉凶。

(2) 舌之胃气:胃气的盛衰,可从舌苔是否有根表现出来。一般来说,舌苔中厚边薄,紧贴舌面,苔底牢着,或苔虽松厚,刮之舌面仍有苔迹,或厚苔脱落,舌面仍有黏膜颗粒,有苔能逐生之象,均属有根,是有胃气之征象。舌苔似有似无,甚至光剥如镜,或苔厚松腐,刮之即去,舌面光滑,苔垢不易复生者,均为无根,是胃气衰败之恶候。

2. 舌质和舌苔的综合判断　舌苔和舌质的变化,所反映的生理病理意义各有侧重。一般认为,舌质颜色、形态主要反映脏腑气血津液的情况;舌苔的变化,主要与感受病邪和病证的性质有关。所以,察舌质可以了解脏腑虚实、气血津液的盛衰;察舌苔重在辨别病邪的性质、邪正的消长及胃气的存亡。《辨舌指南》云:"辨舌质可辨五脏之虚实,视舌苔可观察六淫之浅深。"

临床诊病时,不仅要分别掌握舌质、舌苔的基本变化及其主病,还应注意舌质和舌苔之间的相互关系,将舌质和舌苔综合起来进行分析。

(1) 舌苔或舌质单方面异常:苔色侧重反映寒热燥湿的变化,即苔白为寒为湿,苔黄为热为燥;苔质侧重反映痰食水湿变化,即苔厚为有形浊邪内盛,苔少为有形津液不足,苔厚兼腻主痰湿、食积;苔之分布侧重反映病位变化,舌苔满布主邪气散漫,苔有偏布则邪有偏着,显于舌尖为邪在上焦,显于舌中为邪在中焦,显于舌根为邪在下焦。

舌神侧重反映生机有无,舌有神则生机在,舌无神则生机灭;舌色侧重反映气血之寒热变化,即色淡为寒,色深为热,色紫或青为血瘀;舌形侧重反映阴阳之虚实变化,即形质胖嫩为阳气不足,形质瘦薄为阴血不充,苍老起刺为邪气暴实,齿痕裂纹为正气久虚;舌态侧重深重危症,舌痿软为脏虚至极,舌强硬为邪闭厥阴,歪斜舌、颤动舌、短缩舌为病邪直中而深入肝肾之征。

若淡红舌而伴有干、厚、腻、滑、剥等苔质变化,或苔色出现黄、灰、黑等异常时,提示病邪性质、病程长短、病位深浅、病邪盛衰和消长等方面情况,正气尚未明显损伤,故临床治疗时应以祛邪为主。舌苔薄白而出现舌质老嫩、舌体胖瘦或舌色红绛、淡白、青紫等变化时,主要反映脏腑功能强弱,或气血、津液的盈亏及运行的畅滞,病邪损及营血的程度等,临床治疗应着重于调整阴阳,调和气血,扶正祛邪。

(2) 舌苔和舌质均出现异常:舌质与舌苔变化一致时,提示病机相同,所主病证一致,说明病变比较单纯。例如:舌质红,舌苔黄而干燥,主实热证;舌质红绛而有裂纹,舌苔焦黄干燥,多主热极津伤;舌质红瘦,苔少或无苔,主阴虚内热;舌质淡嫩,舌苔白润,主虚寒证;青紫舌,舌苔白腻,多为气血瘀阻,痰湿内停;舌质红绛干裂、舌苔焦黄起刺,为火热极盛而气血两燔;舌质苍老青紫、舌苔粗厚紧敛,为邪实内阻而气滞血瘀;舌质瘦小、舌苔薄少,为脏腑

虚弱而气血两虚等。

舌苔和舌质变化不一致,甚至相反的变化,提示病因病机比较复杂,应进行综合分析。一般外感病初期,先见舌苔变化而舌质变化不显,随着病情由轻而重、由表及里,则舌质亦变;内伤病早期,往往舌质先变而舌苔变化未必显著,随着病情由内而外、由隐而现的发展,则舌苔亦变。例如:淡白舌黄腻苔,舌色淡白主虚寒,而苔黄腻又主湿热,舌色与舌苔反映的病性相反,但舌质主要反映正气,舌苔主要反映病邪,所以,若平素脾胃虚寒者,再复感湿热之邪便可见上述舌象,此为寒热夹杂,本虚标实。又如舌质红绛,舌苔白滑腻,舌质红绛,本属内热,而苔白腻,又常见于寒湿内郁,苔与舌反映出寒、热两种病性,其成因可由外感热病,营分有热,故舌质红绛,但气分有湿,则苔白滑腻;或平素为阴虚火旺之体,复感寒湿之邪,痰食停积,故舌苔白而滑腻;或外感湿温病,因体内有热可见舌红绛,但又因为内有湿邪困阻,阳不化阴,亦可见苔白腻。因此,当舌质舌苔所反映的病性不一致时,往往提示体内存在两种或两种以上的病理变化,舌象的辨证意义亦是两者的结合,临床应注意分析病变的标本缓急。

还有以下几种情况比较多见:淡白舌白燥苔,即舌质淡白,舌中根部苔白而干燥,见于脾肺气虚证,或燥邪伤肺证;淡白舌黄燥苔,即舌质淡白,苔黄厚而燥,属气血两虚而气分热盛;舌红苔黄滑腻,即舌质红,苔色黄而滑腻,多属胃肠湿热;绛舌白厚积粉苔,即舌质绛,苔白厚干如积粉,见于瘟疫邪陷营分;青紫舌黄滑苔,即舌色淡紫带青,苔黄稍厚而润滑,属寒凝血脉,兼痰食浊邪内伏。

3. 舌象的动态分析　无论外感或内伤,疾病都有发生、发展及转归的动态过程,舌象作为反映疾病的重要体征,通过对舌象的动态观察,可以了解疾病的进退、顺逆等变化。

外感病中舌苔由薄变厚,表明邪气由表入里;舌苔由白转黄,由黄转焦,由焦转黑,苔质由润转燥,由燥转裂,为病邪化热,热势增长,津液更伤,皆属病进。舌色由淡红转红,由红转绛,由绛变紫,提示热邪不断深入,由气入营,由营及血,气营两燔。舌色由淡红转淡白,由淡白而淡青,或兼舌质胖嫩水滑,说明阳气益衰,阴寒益深,或水湿渐盛,病进而势重。

内伤杂病的发展过程中,舌象亦会产生一定的变化规律。若中风患者见舌色淡红,舌苔薄白,表示病情较轻,预后良好;若舌色由淡红转红、暗红、红绛、紫暗,舌苔黄腻或焦黑,或舌下络脉怒张,表明风痰化热,瘀血阻滞,提示病情加重;反之,舌色由暗红、紫暗转为淡红,舌苔渐化,提示病情趋向稳定好转。

(二) 舌诊的临床意义

舌象变化能较客观地反映病情,因此,诊察舌象对于临床辨证具有重要意义(表1-2)。

1. 判断邪正的盛衰　正气之盛衰,可在舌象方面反映出来,舌有神者正气旺,舌无神者正气衰;舌色淡白,是气血两虚;舌干苔燥,是津液已伤;舌体胖嫩者阳气虚;舌体枯痿者阴精竭;舌苔有根,是胃气充足;舌苔无根或光剥无苔,是胃气衰败。

2. 辨别病位的浅深　病邪轻浅者,多见舌苔变化,其苔质偏薄,提示病邪多在表;病情深重者,多见舌苔、舌质均可发生明显的改变。

在外感病中,苔薄白是疾病初起,邪在卫分,病情轻浅;舌红苔黄厚,为病邪入里,病情较深重,主气分热盛;舌绛为邪入营分;舌质深绛或紫暗、苔少或无苔,为邪深入血分,邪热伤阴。在内伤病中,若脏腑功能失常,亦可反映于舌。例如:舌尖红起芒刺,属心火亢盛;舌苔白而厚腻,多因脾虚湿困等。

3. 区别病邪的性质　不同的病邪致病,舌象特征亦有差异。寒邪可见舌淡苔白,热邪多见舌红苔黄;寒湿为病,多见舌淡苔白滑;湿浊、痰饮、食积或外感秽浊之气,均可见舌苔厚腻;燥邪为患,则舌红少津;瘀血内停,则舌紫暗或有斑点,或舌下络脉怒张。

4. 推断病势的进退　通过对舌象的动态观察,可测知疾病发展的进退趋势。从舌苔上看,若苔色由白转黄,由黄转为灰黑,苔质由薄转厚,由润转燥,多为病邪由表入里,由轻变重,由寒化热,邪热内盛,津液耗伤,为病进。反之,若舌苔由厚变薄,由黄转白,由燥转润,为病邪渐退,津液复生,病情向好的方向转变。若舌苔骤增骤退,多为病情暴变所致。若薄苔突然增厚,是邪气急骤入里的表现;若满舌厚苔突然消退,是邪盛正衰,胃气暴绝的表现,两者皆为恶候。从舌质上看,舌色由淡红转为红、绛或绛紫,或舌面有芒刺、裂纹,是邪热内入营血,有伤阴、血瘀之势;若淡红舌转淡白、淡紫湿润,舌体胖嫩有齿痕,为阳气受伤,阴寒内盛,病邪由表入里,由轻转重,病情由单纯变为复杂,为病进。

表1-2　常见舌象与临床意义简表

舌象		简称	临床意义
舌质	舌苔		
淡红	薄白	淡红舌,薄白苔	健康人;风寒表证;病势轻浅
	白苔	舌尖红,白苔	风热表证;心火亢盛
	白似积粉	淡红舌,积粉苔	瘟疫初起;或有内痈
	白腐	淡红舌,白腐苔	痰食内停;胃浊蕴热
	黄白相兼	淡红舌,黄白苔	外感表证将要入里化热
	白腻而厚	淡红舌,白厚腻苔	湿浊痰饮内停;食积胃肠;寒湿痹证
	薄黄	淡红舌,薄黄苔	里热轻证;风热表证
	黄干少津	淡红舌,黄干苔	里热伤津化燥
	黄腻	淡红舌,黄腻苔	里有湿热;痰热内蕴;食积化热
	灰黑湿润	淡红舌,灰黑腻苔	痰饮内停
淡白	无苔	淡白舌,无苔	久病阳衰;气血俱虚
	透明	淡白舌,无苔	脾胃虚寒
	边薄白中无	淡白舌,中剥苔	气血两虚;胃阴不足
	白	淡白舌,白苔	阳气不足;气血虚弱
	白腻	淡白舌,白腻苔	脾胃虚寒,痰湿停聚
	灰黑润滑	淡白舌,黑滑苔	阳虚寒湿内盛
红舌	白而干燥	红舌,白干苔	邪热入里伤津
	白而浮垢	红舌,白垢苔	正气亏虚;湿热未净
	白黏	红舌,白黏苔	里热夹痰湿;阴虚兼痰湿
	薄黄少津	红舌,薄黄干苔	里热证,津液已伤
	厚黄少津	红舌,厚黄干苔	气分热盛,阴液耗损
	黄腻	红舌,黄腻苔	湿热内蕴;痰热互结
	黑而干燥	红瘦舌,黑干苔	津枯血燥
绛舌	焦黄干苔	绛舌,焦黄苔	邪热深重;胃肠热结
	黑而干燥	绛舌,黑干苔	热极伤阴
	无苔	绛舌,无苔	热入血分;阴虚火旺
青紫舌	黄燥	紫舌,黄燥苔	热极津枯血瘀
	焦黑而干	紫舌,苔黑干焦	热毒深重,津液大伤
	白润	青舌,白润苔	阳衰寒盛;气血凝滞

附：常见危重舌象

1. 猪腰舌 舌面无苔,如去膜的猪腰。多见于热病伤阴,胃气将绝,主病危。

2. 镜面舌 舌深绛无苔而光亮如镜,主胃气、胃阴枯涸;舌色㿠白如镜,毫无血色,也称㿠白舌,主营血大亏,阳气将脱,均属病危难治。

3. 砂皮舌 舌粗糙有刺,如砂皮,或干枯燥裂。主津液枯竭,病危。

4. 干荔舌 舌敛束而无津,形如干荔肉。主热极津枯,病危。

5. 火柿舌 舌如火柿色,或紫色而干晦如猪肝色。主内脏败坏,病危。

6. 赭黑舌 舌质色赭带黑。主肾阴将绝,病危。

7. 瘦薄无苔舌 舌体瘦小薄嫩,光而无苔。属胃气将绝,难治。

8. 囊缩卷舌 舌体卷缩,兼阴囊缩入。属厥阴气绝,难治。

9. 舌强语謇 舌体强直,转动不灵,且语言謇涩。多属中风痰瘀阻络,难治。

10. 蓝舌而苔黑或白 舌质由淡紫转蓝,舌苔由淡灰转黑,或苔白如霉点、糜点。主病危重,难治。

以上危重舌象,是在《感症宝筏·验舌诀死症法》中记载,是前人望舌的经验总结。临证参考这些舌象,对推断病情轻重,预测病情吉凶,具有一定意义,但也不能拘泥。同时病至危期,不仅影响舌象,也必然会有全身证候表现,故临床仍应四诊合参,综合判断,并进行积极治疗。

知识链接

舌诊研究进展

对舌诊的研究已从临床的肉眼观察进入到细胞、亚细胞水平,并且运用血液流变学、血流动力学、微循环、组织学、组织化学、生物化学、免疫学、微量元素分析等技术和方法对舌诊进行研究,使中医舌诊在客观化、规范化方面取得进展。开展了正常舌象与异常舌象的形成机理研究,探讨了临床常见疾病的舌象变化及演变规律,通过舌活体显微镜检查、舌血流量测定、电镜观察、舌印片脱落细胞学检查等,有助于阐明各类病理舌象形成的机制。从光源、暗箱、暗室等硬件技术标准方面研制舌象采集和分析仪,建立了常见和异常舌象图谱库等;在共享舌象数据库的基础上,对舌象进行标准分类。

（成词松 师建平 刘文兰 王少贤 胡志希）

复习思考题

1. 简述常色的分类及其特点。

2. 望形体胖瘦强弱的临床意义是什么?

3. 瘿瘤和瘰疬的表现和临床意义有何不同?

4. 红舌、绛舌临床各主哪些病证? 其各自形成的机理是什么?

5. 舌苔厚薄变化的临床意义如何?

扫一扫 测一测

01章 微课视频

02章PPT

PPT 课件

第二章

闻 诊

闻诊是通过听声音和嗅气味以了解健康状况,诊察疾病的方法。听声音包括听辨患者在疾病过程中的语声、语言、呼吸、咳嗽、呕吐、呃逆、嗳气、太息、喷嚏、鼻鼾、肠鸣等各种声响。嗅气味包括嗅辨病体发出的异常气味、排出物的气味以及病室的气味。

人体的各种声音和气味,都是在脏腑生理活动和病理变化过程中产生的。所以通过辨别各种声音和气味的异常变化,可以判断相应脏腑的生理功能和病理变化,为临床诊病和辨证提供依据。

闻诊是历代医家在长期的医疗实践中逐渐形成和发展起来的。早在两千多年前的《黄帝内经》中已有记载,如《素问·阴阳应象大论》提出了以五声、五音应五脏的理论;《素问·脉要精微论》则根据患者发出的声音、语言、呼吸等来判断疾病过程中正邪盛衰的状态。《难经·六十一难》曰:"闻而知之谓之圣",突出了闻诊的重要性。东汉张仲景在《伤寒论》和《金匮要略》中也以患者的语言、咳嗽、喘息、呻吟、呕吐、呃逆、肠鸣等作为闻诊的主要内容。后世医家又将病体气味及病室气味等列入闻诊范围,从而使闻诊从耳听扩展到鼻嗅,内容不断丰富和完善,成为中医诊断疾病中具有重要临床意义和价值的一种诊察方法。

第一节 听 声 音

听声音是听辨患者言语气息的高低、强弱、清浊、缓急等变化,以及脏腑功能失调所发出的咳嗽、呕吐、肠鸣等异常声响,以判断病变寒热虚实等性质的诊察方法。

声音的发出,是肺、喉、会厌、舌、齿、唇、口、鼻等器官协调活动,共同发挥作用的结果。肺主气,司呼吸,气动则有声,故肺为发声的动力。发声必由喉出,故喉为声音之通路;必因会厌之开合,故会厌为声音之门户;必借舌的宛转,故舌为声音之枢机;必借助于唇、齿、口、鼻,故唇、齿、口、鼻等器官对声音起协调辅助作用。此外,肾主纳气,为气之根,肾间动气上出于舌而后能发出声音;肝主疏泄,调畅气机;脾主运化,为气血生化之源;心主神志,言语发声受心神支配等。因此,五脏均与发声有关。另外,肠鸣之声也是所听之声,它与胃的和降及肠的传导相关。故而听辨声音不仅可以诊察发音器官的病变,更重要的是可以根据声音的变化,进一步推断脏腑和整体的病理变化。《四诊抉微》指出:"听声审音,可察盛衰存亡",即是强调了听声音在诊断疾病中的重要性。

一、正常声音

正常声音是人在正常生理状态下发出的声音,亦称为"常声"。具有发声自然,音调和畅,柔和圆润,言语清楚,应答自如,言与意符等特点,此为气血充盛,发音器官和脏腑功能正常的表现。

由于年龄、性别、禀赋等存在个体差异,故正常声音亦有高低、强弱、清浊等不同。一般男性多声低而浊,女性多声高而清,儿童则声音尖利而清脆,老人则声音多浑厚而低沉。此外,语声的变化亦与情志变化相关,如喜时发声多欢悦而舒畅,怒时发声多忿厉而急疾,悲哀时发声多悲惨而断续,敬则发声多正直而严肃,爱则发声多温柔而和悦。这些因一时情感触动而发的声音,均属正常声音的范围。

二、病变声音

病变声音是疾病反映于语声、语言及人体其他部位声响方面的变化。除正常生理状态下和个体差异之外的声音,均属病变声音。

(一) 语声

语声主要指患者在疾病过程中说话的声音,以及呻吟、惊呼等异常声响。通过听辨语声的变化来判断正气的盛衰、邪气的性质和病情的轻重。

一般而言,凡患者语声高亢,洪亮有力,声音连续而多言者,多属阳证、实证、热证,多为阳盛气实、功能亢奋所致;语声低微,细弱无力,声音断续而懒言者,多属阴证、虚证、寒证,多为禀赋不足、气血虚损所致。

语声的听辨应注意语声的有无、音调的高低、强弱、清浊、缓急,以及有无呻吟、惊呼等异常声响。

1. 语声重浊 指发出的声音沉闷而不清晰或似有鼻音,又称声重。多为外感风寒,或痰湿阻滞,以致肺气失宣,鼻窍不利。

2. 音哑与失音 语声嘶哑者,为音哑;语而无声者,为失音,古称"喑"。两者病因病机基本相同,但有轻重之别,音哑病轻,失音病重。新病音哑或失音,多属实证,多因外感风寒或风热袭肺,或痰浊壅滞,以致肺气不宣,清肃失职,声音难出,即所谓"金实不鸣"。久病音哑或失音,多属虚证,多因精气内伤,肺肾阴虚,虚火灼肺,以致肺损津亏,咽喉失养,声音难出,即所谓"金破不鸣"。若久病或重病过程中,突现语声嘶哑,多是脏气将绝之危象。暴怒喊叫或持续高声宣讲,耗气伤阴,咽喉失养,亦可导致音哑或失音。妇女妊娠后期出现音哑或失音者,称为妊娠失音,古称"子喑",多为胞胎阻碍肾之络脉,肾精不能上荣于咽喉所致,一般分娩后即愈。

失音应与失语相鉴别。失音是神志清楚而不能发出声音,即"语而无声";失语为神志清晰,虽能发出声音,但语言表达障碍,言语难成或语不成句,即"有声而无语",多见于中风或脑外伤之后遗症。

3. 呻吟 指病痛难忍所发出的哼哼声,多因身有痛楚或胀满不舒所致。新病呻吟,声音高亢有力者,多属实证;久病呻吟,声音低微无力者,多属虚证。临床常结合望姿态的变化,判断病痛部位。如攒眉呻吟,多苦头痛;扪齿呻吟,多是齿痛;呻吟而扪心或护腹,多是心痛或脘腹痛;呻吟而抚摸腰腿者,多为腰腿痛。

4. 惊呼 指患者突然发出的惊叫声。其声尖锐,表情惊恐者,多为剧痛或惊恐所致。

小儿阵发惊呼,多属高热惊风或受惊;成人惊呼,除惊恐外,多为剧痛或精神失常。

(二) 语言

听语言主要是听辨患者的语言表达与应答能力有无异常、吐字是否清晰流利等。心主神明,言为心声,故语言异常主要反映心神的病变。

1. 谵语　指神识不清,语无伦次,声高有力。多为邪热亢盛,内扰心神所致,属实证。

2. 郑声　指神识不清,语言重复,时断时续,语声低弱模糊。多为脏气衰竭,心神散乱所致,属虚证。

谵语、郑声皆属神志昏乱的失神危候,故明辨虚实尤为重要。谵语多在急性热病的极期出现,多见于热入心包、痰热扰心、阳明腑实、热入血室以及痈疽毒邪内陷、疔毒走黄等证,多因热扰神明所致。郑声多在久病、重病的后期危重阶段出现,多因脏气衰竭,心神散乱所致。故《伤寒论》明确指出:"实则谵语,虚则郑声。"

3. 独语　指自言自语,喃喃不休,见人则止,首尾不续。多因心气不足,神失所养,或气郁生痰,痰蒙心窍所致。多见于癫病、郁病。

4. 错语　指神志清楚,语言时有错乱,语后自知。证有虚实之分,虚证多见于久病体虚或年老脏气衰微,多由心之气血两虚,心神失养所致;实证多为痰浊、瘀血、气郁等阻遏心神所致。

5. 狂言　指精神错乱,狂躁妄言,语无伦次。《素问·脉要精微论》曰:"衣被不敛,言语善恶,不避亲疏者,此神明之乱也"。多因情志不遂,气郁化火,痰火互结,内扰神明所致,多属阳热实证。多见于狂病、伤寒蓄血证等。

6. 语謇　指神志清楚,思维正常,但因舌体运动不灵活而致语言不流利,或吐字不清。因习惯而成者,称为"口吃",不属病态。病中语謇,每与舌强并见,多因风痰阻络所致,常见于中风先兆或中风后遗症。

(三) 呼吸

闻呼吸是诊察患者呼吸频率的快慢、气息的强弱粗细、呼吸音的清浊、呼吸是否均匀通畅等情况。肺为气之主,肾为气之根,宗气积于胸中,走息道而司呼吸。因此,呼吸与肺肾两脏以及宗气关系最为密切。故闻呼吸能判断肺肾两脏以及宗气的虚实盛衰。

人体正常状态下呼吸均匀通畅,不快不慢,运动或情绪激动时呼吸加粗加快,睡眠时呼吸变慢变深,属生理性变化。若有病而呼吸如常,是形病而气未病;呼吸异常,是形气俱病。呼吸气粗,疾出疾入者,多属实证;呼吸气微,徐出徐入者,多属虚证。

1. 喘　指呼吸困难,短促急迫,甚则张口抬肩,鼻翼扇动,不能平卧。其发病与肺肾关系密切,临床有虚实之分。

凡发病急骤,呼吸深长,以呼出为快,声高息粗,形体壮实,脉实有力者,为实喘;多因风寒袭肺、痰热壅肺或痰饮停肺,肺失肃降,肺气上逆所致。凡发病徐缓,气怯声低,息短难续,动则喘甚,惟以深吸为快,形体虚弱,脉虚无力者,为虚喘;多因肺气不足,或肺肾亏损,气失摄纳所致。

2. 哮　指呼吸急促似喘,喉间有哮鸣音,常反复发作,缠绵难愈。多因宿痰内伏,复感外邪,外邪引动伏痰而诱发。如寒冷空气、刺激性气体、过食酸咸生腥等,皆可诱发。

哮与喘的区别,明代虞抟在《医学正传》中明确指出:"大抵哮以声响名,喘以气息言。夫喘促喉中如水鸡声者,谓之哮;气促而连续不能以息者,谓之喘"。故喘以呼吸困难,气息急促为特征,哮以喉间哮鸣音为特征,喘不兼哮,但哮必兼喘。临床上两者常同时出现,故并称为哮喘。

3. 短气　指呼吸气急短促,气短不足以息,数而不能接续,似喘而不抬肩,喉中无痰鸣音。短气有虚实之分,虚证短气,兼见声低息微、神疲乏力等,多因体质虚弱,或肺气不足,或元气亏虚所致;实证短气,兼见呼吸息粗,或胸部窒闷,或胸腹胀满等,多因痰饮、气滞、胃肠积滞或瘀血内阻所致。

4. 少气　指呼吸微弱而声低,气少不足以息,言语无力。主诸虚劳损,多因久病体虚或肺肾气虚所致。

少气、短气与喘的区别:少气的呼吸比较自然,表现为静而无声,以气少不足以息,声低不足以听为特点;短气的呼吸轻度困难,气机有所窒闷,临床以气息短促,不相接续为特点;喘则呼吸困难、急促,甚则张口抬肩,鼻翼扇动,不能平卧。少气纯属虚证,短气与喘则虚实皆有。

(四) 咳嗽

咳嗽是肺气向上冲击喉间,气道受到刺激而发出的一种声响。多因外感或内伤因素,而肺失宣降,肺气上逆所致。古人认为有声无痰谓之咳,有痰无声谓之嗽,有痰有声谓之咳嗽。咳嗽多见于肺系疾病,然亦可因其他脏腑病变累及于肺而引起,故《素问·咳论》有"五脏六腑皆令人咳,非独肺也"的论述。

临床上除听辨咳声外,必须结合痰的量、色、质的变化,以及发病的时间、病史及兼症等,以辨别病证的寒热虚实。

咳声重浊,痰白清稀,鼻塞不通,多属外感风寒,因风寒束肺,肺失宣降所致。

咳声不扬,痰稠色黄,不易咳出,多属热证,因热邪犯肺,灼伤肺津所致。

咳声重浊紧闷,痰多易咳,多属实证,因寒痰、湿痰停聚于肺,肺失肃降所致。

咳声低微无力,气短而喘,多属虚证,因久病肺气虚损,失于宣降所致。

干咳无痰,或痰少而黏,不易咳出,多属燥邪犯肺或肺阴亏虚所致。

咳嗽阵发,发则连声不绝,咳止时有鸡鸣样回声,为"顿咳"。因其病程较长,缠绵难愈,又称为"百日咳"。多见于小儿,多因风痰搏结,郁而化热,阻遏气道所致。

咳声如犬吠,伴声音嘶哑,吸气困难,喉中有白膜生长,擦破流血,随之复生,多见于白喉,多因疫毒攻喉所致。

(五) 呕吐

呕吐是胃内容物上逆,由口中吐出的症状,由胃失和降,胃气上逆所致。前人将其分为呕、吐、干呕三种,以有声有物为呕,有物无声为吐,有声无物为干呕。临床上难以截然分开,一般统称为"呕吐"。引起呕吐的原因很多,临床根据呕吐声音的强弱、吐势的缓急、呕吐物的性状、气味及兼症等,判断病证的寒热虚实。一般暴病多实,久病多虚。

呕声低弱,吐势徐缓,呕吐物清稀,无酸臭味,多属虚寒证。多因脾胃阳虚,运化失司,胃失和降,胃气上逆所致。

呕声壮厉,吐势较猛,呕吐物黄稠,或酸或苦,多属实热证。常因邪热犯胃,胃失和降,胃气上逆所致。

呕吐呈喷射状,多为热扰神明,或头颅外伤,或颅脑出血,或肿瘤等所致。

呕吐酸腐食物,多属伤食。多因暴饮暴食,或过食肥甘厚味,损伤脾胃,食滞胃脘,胃失和降,胃气上逆所致。

对于某些比较特殊的呕吐,须四诊合参,才能作出正确诊断。如饮食不洁,共同进餐后多人发生呕吐和腹泻,可能为食物中毒;朝食暮吐,或暮食朝吐者,为"胃反",多属脾胃阳虚证;口干欲饮,饮后则吐者,为"水逆",多属水饮停胃,胃气上逆所致。

(六) 呃逆

呃逆是胃气上逆,从咽喉部发出一种不由自主的冲击声,声短而频,呃呃作响。俗称

"打呃",唐代以前称"哕"。临床须根据呃声之长短、高低、强弱和间歇时间,结合其他兼症来判断病证的虚实寒热。

呃声频作,声高而短,其声有力者,多属实证;呃声低沉,声弱无力者,多属虚证。

新病呃逆,其声响亮有力者,多属寒邪或热邪客于胃;久病、重病呃逆不止,声低气怯无力者,多属胃气衰败之危候。故《形色外诊简摩》曰:"新病闻呃,非火即寒;久病闻呃,胃气欲绝也"。

偶尔呃逆,呃声不高不低,持续时间短暂且无其他病史及兼症者,多因咽食匆促,或饮酒刺激,或寒气入胃,为一时胃气上逆动膈所致,一般为时短暂,不治自愈。

(七) 嗳气

嗳气是胃中气体上出咽喉而发出的一种长而缓的声音。俗称"打饱嗝",古称"噫",是胃气上逆的表现。临床根据嗳气声音的强弱和气味以及兼症的不同,可判断病证的虚实寒热。

嗳气酸腐,兼脘腹胀满而厌食者,多为食滞胃脘,胃气上逆所致,属实证。

嗳气频作而响亮,嗳气后脘腹胀减,嗳气发作随情志变化而增减者,多为肝气犯胃,属实证。

嗳气低沉,时断时续,无酸腐气味,兼见纳呆食少者,多为脾胃虚弱,胃失和降,气逆于上,属虚证,多见老年人或久病体弱者。

嗳气频作,兼脘腹冷痛,得温症减者,多为寒邪客胃,或为胃阳亏虚。

日常饱食,或饮碳酸饮料后,偶见嗳气,无其他兼症者,是饮食入胃,排挤胃中气体上出所致,不属病态。

(八) 太息

太息是患者情绪抑郁时,胸胁胀闷不畅,不自觉地发出长吁或短叹声,叹后自觉舒适,又称"叹息",多为情志不遂,肝气郁结所致。

(九) 喷嚏

喷嚏是肺气上冲于鼻,突然由鼻孔喷出而爆发的声响。应注意喷嚏的频次以及有无兼症。若新病而喷嚏频作,兼恶寒发热,鼻流清涕者,多因外感风寒,鼻窍不利所致。若在季节交替之际,反复出现喷嚏、鼻痒、流涕,多属气虚或阳虚之体感受风邪,风邪上扰所致。若久病阳虚之人,忽发喷嚏,多为阳气回复,病趋好转之兆。常人偶发喷嚏,不属病态。

(十) 鼻鼾

鼻鼾是熟睡或昏迷时,喉鼻随呼吸发出的一种声响,是气道不畅的表现。熟睡时鼾声大,多因慢性鼻病,或睡姿不当所致。若昏迷不醒而鼾声不绝者,多见于热入心包,或中风入脏之危候。正常人入睡后有鼻鼾而无其他症状,不属病态,中老年人、体胖多痰者多见。

(十一) 肠鸣

肠鸣是腹中胃肠蠕动所产生的声响,又称"腹鸣"。正常情况下,肠鸣音低弱而和缓,一般难以闻及。当胃肠中水气相激,导致腹中气机不利,肠鸣而辘辘作响,此时则可直接闻及。临床可根据肠鸣发生的部位、频率、强度、音调以及兼症等,辨别病位与病性。

1. 肠鸣增多 鸣响发自胃脘,如囊裹水,振动有声,起立行走或以手推抚胃脘部,其声辘辘下移者,称为振水声。若是饮水过后出现多属正常;若非饮水而常闻此声者,多为水饮停聚于胃,阻滞中焦气机所致。

鸣响发自脘腹,如饥肠辘辘,得温得食则减,受寒、饥饿时加重者,多为中气不足,胃肠虚寒所致。

肠鸣高亢而频急,脘腹痞满,大便溏泄者,多为外感风寒湿邪,客于胃肠,胃肠气机紊乱所致。若伴有腹痛,便急难忍,腹泻,或水样便,或伴见呕吐者,属饮食不洁。若肠鸣阵作,腹痛欲泻,泻后痛减,胸胁满闷不舒者,为肝脾不调。

2. 肠鸣稀少　肠鸣稀少多因肠道传导功能障碍所致,有虚实之分。实证者,可因实热蕴结肠胃,肠道气机受阻;或肝脾不调,气机郁滞,肠道腑气不通;或阴寒凝滞,闭阻气机,肠道不通所致。虚证者,多因脾肺气虚,肠道虚弱,传导无力。

肠鸣音完全消失,脘腹部胀满疼痛拒按者,多属肠道气滞不通之重证,可见于肠痹或肠结等病。

第二节　嗅 气 味

嗅气味是嗅辨患者身体气味与病室气味以诊察疾病的方法。正常人脏腑和调,气血通畅,机体得水谷精微充养,气化代谢正常,故不产生异常气味。在疾病情况下,由于邪气侵扰,脏腑功能失调,气血运行失常,秽浊排出不利,产生腐浊之气,故病体可出现口气、汗气、分泌物、排泄物之气味异常,严重者弥漫病室,引起病室气味异常。

一般气味酸腐臭秽者,多属实热;气味不重,或微有腥臭者,多属虚寒。因此,嗅气味可以辨别疾病的寒热虚实。

一、病体气味

病体气味是患者身体散发的各种异常气味。包括口气、汗气以及痰涕、呕吐物、二便、经带、恶露等排出物的异常气味。临床上医生除直接闻诊了解外,还可以通过询问患者或陪诊者而获知。

(一) 口气

口气是从口中散发出的异常气味。正常人呼吸或说话时,口中无异常气味散出。

口中散发出臭气,为口臭。多与口腔不洁、龋齿、便秘及消化不良等因素有关。

口气酸臭,兼见食欲不振,脘腹胀满者,多属食积胃肠。

口气臭秽,或兼见牙龈红肿者,多属胃热。

口气腐臭,或兼咳吐脓血者,多属内有溃腐脓疡。

口气臭秽难闻,牙龈腐烂者,多为牙疳病。

(二) 汗气

汗气是患者随汗出而散发出的气味。

汗气腥膻,多见于风湿、湿温、热病等。多因风湿热久蕴皮肤,津液受蒸所致;也可因汗后衣物不洁所致。

汗气臭秽者,多见于瘟疫,或暑热火毒内盛所致。

腋下汗气膻臊者,多因湿热内蕴所致,可见于狐臭病。

(三) 痰涕之气

正常状态下,人体排出少量痰或涕,一般无异常气味。

咳吐痰涎清稀量多,无异常气味者,多为寒饮停肺所致,属寒证。

咳痰黄稠味腥者,多为肺热壅盛所致,属热证。

咳吐浊痰脓血,腥臭异常者,多属肺痈,为热毒炽盛,血腐化脓所致。

鼻流清涕,无异常气味者,多为外感风寒表证。

鼻流浊涕,气味腥秽,状如鱼脑者,为"鼻渊",多因湿热上蒸所致。

(四) 呕吐物之气

呕吐物清稀,无臭味者,多属胃寒;气味酸腐臭秽者,多属胃热。

呕吐未消化食物,气味酸腐者,多为食滞胃脘。

呕吐脓血而腥臭者,多为内有痈疡。

(五) 排出物之气

排出物之气,包括二便及妇人月经、带下等的异常气味。临床应结合望诊、问诊进行综合分析判断。

大便臭秽难闻者,多为肠中郁热;大便溏泄而腥者,多为脾胃虚寒;大便泄泻,臭如败卵,或夹未消化食物,矢气酸臭者,多为伤食。

小便臊臭,黄赤混浊者,多属膀胱湿热;尿液散发出烂苹果样气味者,多属消渴。

妇女月经臭秽者,多为热证;经血气腥者,多为寒证。

妇女带下臭秽而黄稠者,多属湿热;带下腥而清稀者,多属寒湿;崩漏或带下奇臭而兼见颜色异常者,应进一步检查,以判断是否为癌症所致。

二、病室气味

病室气味是由患者身体或其排出物、分泌物的气味散发于室内而成。气味从病体发出以至充斥病室,说明病情重笃。临床通过嗅辨病室气味,可推断病势及作为诊断特殊疾病的参考。

病室臭气触人,轻则盈于床帐,重则充满一室,多为瘟疫类疾病。

病室有尸臭气味者,多为脏腑败坏,病属危重。

病室散发腐臭气味,多为溃腐疮疡之疾。

病室有血腥气味,多为失血证。

病室有尿臊气味,多见于水肿病晚期。

病室有烂苹果样气味,多见于重症消渴。

病室有蒜臭气味,多见于有机磷农药中毒。

●──── (于志峰)

复习思考题

1. 如何通过语声辨别证候的性质?

2. 如何鉴别少气和短气?

3. 如何鉴别哮和喘?

扫一扫
测一测

02章
微课视频

第三章

问　诊

学习目标

1. 掌握问诊的内容。
2. 掌握问现在症的内容及其临床意义。
3. 熟悉问诊的方法及注意事项。
4. 了解问诊的意义。

问诊是医生通过对患者或陪诊者进行有目的地询问,以了解、诊查病情的一种方法。

第一节　问诊的意义及方法

一、问诊的意义

问诊是通过医生和患者进行语言交流,直接收集患者的临床资料,获取疾病诊断线索的重要途径。明代医家张介宾将问诊视为"诊病之要领,临证之首务"。

在临床过程中,疾病的发生、发展、变化过程及诊治经过,患者的自觉症状、既往病史、个人生活史、家族史等情况,只有通过问诊才能获得。此外,由于某些条件的限制,部分望诊和闻诊的内容,如患者发病时的神、色、形、态变化,患者的分泌物、排泄物的形、色、质、量情况,患者发病时的声音变化等,也多通过问诊获得。

问诊有利于疾病的早期诊断。在某些疾病早期,患者仅有自觉症状,尚未出现客观体征。通过系统翔实的问诊,可以了解疾病的发生、发展、诊疗经过、现在症状及其他相关信息,从而获得疾病诊断的重要线索,为早期诊治提供重要依据。

通过问诊,可以直接了解患者的发病原因或诱因,精神情志、思想动态、家庭、工作、社会环境等影响因素,有利于对因精神心理因素所致疾病的正确诊断、心理疏导与健康教育。

问诊有助于医患之间沟通交流。问诊过程是临床建立良好医患关系的重要时机,正确的问诊方法和良好的问诊技巧,能使患者感受到医生的亲切、可信,使其有信心与医生合作,这对诊治疾病也十分重要。

二、问诊的方法和注意事项

问诊的过程,是医生问诊和思辨相结合的过程。问诊的内容繁多,患者的个体差异较大,医生在临床时要问得恰当、问出关键所在,就必须掌握问诊的方法、沟通技巧以及问诊的内容,要具有坚实的理论知识,还要加强临床实践,以提高问诊的效率。

(一)问诊的方法

1. 抓住重点,全面询问 医生问诊既要重点突出,又要详尽全面。主诉和现病史(包括现在症状)是问诊的核心内容,是中医辨证诊断的重要依据。首先医生要认真、耐心倾听患者对病情的叙述,要善于抓住主症,确定主诉,并围绕主诉有目的地进行深入细致地询问。既要重视主症,还要了解一般兼症,避免遗漏病情,导致误诊漏诊。切忌主次轻重不分,泛泛而问。

2. 边问边辨,问辨结合 问诊的过程,实际也是医生辨证思维的过程。因此,问诊时医生要做到边问边辨,边辨边问,问辨结合,减少问诊的盲目性,提高诊断的正确性。问诊过程中,医生必须注重并善于对患者的主诉从病、证两个角度进行思考分析,问清主症特征及其相关的伴随症状,并根据中医辨证理论,结合望、闻、切三诊的信息,追踪新的线索,进一步有重点的询问,以便深入了解病情。

(二)问诊的注意事项

1. 诊室安静,避免干扰 问诊应该在安静适宜的环境下进行,避免受到各种因素的干扰,这对医生静心凝神、准确全面获取病情资料具有重要意义。尤其对于有隐私的患者,或对某些病情不便当众表述的患者,更应单独询问。

2. 态度和蔼,严肃认真 医生要视患者为亲人,关心体贴患者的疾苦。问诊时态度要和蔼可亲,严肃认真,细心询问,耐心听取患者的陈述,以取得患者的信任与合作。

3. 语言亲切,通俗易懂 问诊时避免使用难以理解的医学术语,如便溏、纳呆、里急后重等;避免出现悲观、惊讶的语言或表情,增加患者的思想负担。

4. 适当提示,避免诱导 问诊过程中,若遇到患者叙述病情不清楚、不全面时,医生可进行必要的提示或启发式提问,但不可凭自己主观意愿去暗示、诱导患者;若遇到患者有难言之隐,不便说出或当众表达时,应消除患者的思想负担,使其主动配合医生,以避免所获病情资料片面或失真。

5. 危重患者,急救为先 问诊时应分清标本缓急,对急诊危重患者,应扼要询问患者或陪诊者,重点进行检查,以便争取时机,迅速抢救患者。待病情缓解后,再详细询问补充,不可机械地苛求完整记录而延误抢救时机,给患者造成不良后果。

思政元素

人文关怀,德术统一

问诊是医患之间直接进行语言交流的临床信息采集方法,在疾病诊察过程中具有十分重要的作用。在问诊过程中,强调医患沟通技巧的同时,应融入人文关怀细节。如充分尊重患者,对某些不便当众表述的病情,应单独询问;重视患者不适,询问时耐心细致,严肃认真;贴近患者认知水平,采用适当通俗的语言表达描述等。以"大医之心"行"大医之道",促进医患沟通和谐,体现医者的"仁德、仁术、仁人"。

第二节 问诊的内容

问诊的内容主要包括一般情况、主诉、现病史、既往史、个人生活史、家族史等。询问时,

笔记栏

应根据就诊对象的具体情况,如初诊或复诊、门诊或住院等,采取针对性地询问。

一、一般情况

一般情况包括患者姓名、性别、年龄、婚否、民族、职业、籍贯、工作单位、现住址、电话号码等。

询问一般情况,一是便于联系和随访患者,对患者的诊断和治疗负责;二是获得与疾病有关的资料,为疾病诊断提供一定的依据。不同年龄、性别、职业、籍贯的人群,各有不同的多发病。如水痘、麻疹、顿咳等病多见于小儿;肺胀、胸痹、中风病等,多见于中老年;妇女有月经、带下、妊娠及产育等方面的疾病;男子有遗精、早泄、阳痿等病变。青壮年气血充盛,抗病力强,患病多属实证;老年人气血已衰,抗病力弱,患病虚证居多。长期从事水中作业者,易患寒湿痹证;尘肺、汞中毒、铅中毒等疾病,常与所从事的职业有关。某些地区因水土因素而使人易患瘿瘤病,疟疾在岭南等地发病率较高,蛊虫病见于长江中下游一带等。

二、主诉

主诉是指患者就诊时最感痛苦的症状、体征及其持续时间。如"四肢关节游走性疼痛 1 个月""咳喘反复发作 20 年,加重伴心悸 1 周"等。

主诉是患者就诊的主要原因,也是疾病的主要矛盾所在,是调查、认识、分析及处理疾病的重要线索。主诉中一般只有 1~3 个症状,多为患者现阶段的主症。问诊时,医生要善于抓住主诉,并围绕主诉进行深入、细致的询问,问清可能的发病原因或诱因,具体部位、性质、程度、时间、加重缓解的因素以及伴随症状等。

患者确切的主诉常可作为某系统疾病的诊断向导,可初步估计疾病的范畴和类别、病势的轻重缓急等情况。如患者叙述有头晕、汗出、心悸、胸痛、乏力等症状,若其中心悸、胸痛较突出,医生便可初步考虑为心病;若患者腹胀、便溏、纳少,可初步考虑为脾病。因此,主诉具有重要的诊断价值。

记录主诉时,要求用具体的症状和体征描述,文字简洁精练,一般为 1~3 个症状、1~2 句话,一般不超过 25 个字,不使用诊断性术语描述,如"消渴""肝风内动"等。如果患者就诊时无自觉症状,且望、闻、切诊均未见异常体征,仅仅是通过现代医学体检、化验或仪器检查发现异常时可以例外。

三、现病史

现病史是指围绕主诉从起病到此次就诊时,疾病的发生、发展、变化和诊治的经过。是整个疾病史的主要组成部分,可帮助医生分析病情,摸索疾病规律,为确定诊断提供依据。现病史主要包括起病情况、病变过程、诊治经过及现在症状四部分内容。

(一)起病情况

起病情况是指首次发病时的具体情况,包括发病的具体时间,可能的发病原因或诱因,最初的症状及其性质、部位,当时曾做过何种处理等。询问患者的发病情况,对辨别疾病的病因、病位及病性有重要作用。一般起病急、病程短者,多为外感病,属实证;患病已久,反复发作者,多为内伤病,属虚证或虚实夹杂证。如因情志不舒而致胁肋胀痛,急躁易怒者,多属肝气郁结;因暴饮暴食而致胃脘胀满、嗳气者,多属食滞胃脘等。

(二)病变过程

病变过程是指患者从起病到此次就诊时的病情发展变化情况。按时间顺序询问,如发病后症状的性质、程度有何变化,何时好转或加重,何时出现新的症状、体征,病情变化有无规律等。通过询问病变过程,可以了解病机演变情况及疾病发展趋势等。

(三)诊治经过

诊治经过是指患者患病后至此次就诊前所接受过的诊断及治疗情况。对初诊患者,应详细询问此前曾就诊医院、检查结果、诊断结果、治疗情况、服用药物情况及治疗效果等。问清既往诊治情况,对疾病当前的诊断与治疗有重要的参考和借鉴作用。

(四)现在症状

现在症状是指患者就诊时所感到的所有痛苦和不适,以及与病情相关的全身情况。现在症状既是问诊的主要内容,也是辨证与辨病的基本依据。因其包含内容较多,将在本章第三节中专门讨论。

四、既往史

既往史是指患者平素健康状况和既往患病情况。

(一)平素健康状况

患者平素健康状况,与其现患疾病可能有一定关系,故可作为分析判断病情的参考依据。如素体健壮,现患疾病属实证的可能性较大;素体衰弱,现患疾病属虚证的可能性较大。

(二)既往患病情况

既往患病是指患者过去曾患过的其他疾病情况(不包括主诉中所陈述的疾病)。过去的患病情况,可能与现在所患的疾病有密切关系,故询问既往病史对诊断现患疾病有一定价值。如哮病、痫病等,虽经治疗后症状消失,但尚未根除,某些诱因可导致其旧病复发;如患儿在麻疹流行季节出现某些类似麻疹的表现,若询问知其已患过此病,便可排除此病。

询问既往史,还应了解患者有无药物或其他物品的过敏史、手术治疗史、小儿预防接种情况等。

五、个人生活史

个人生活史包括患者的生活经历、饮食起居、精神情志、婚姻生育等情况。

(一)生活经历

了解生活经历,主要询问患者的出生地、居住地及经历地,尤其要注意某些地方病、传染病的流行区域,将有助于排除相关疾病的诊断。

(二)饮食起居

饮食起居包括患者平素的饮食嗜好与生活起居习惯等。饮食不当及生活起居失调,可导致一些疾病发生。如嗜食肥甘者,易病痰湿;偏食辛辣者,易患热证;过食生冷者,易致寒证;饮食不节,嗜酒过度者,易患胃病、肝病等。好逸懒动者,气血多滞,易生痰湿、瘀血;劳累过度者,耗伤精气,易损筋骨,常患诸虚劳损;起居失常,作息紊乱者,易患失眠、健忘、头昏诸疾。

(三)精神情志

中医历来重视情志因素的致病作用,不良的情志刺激,可导致脏腑功能紊乱及气血阴阳失调,进而导致某些疾病的发生或发展变化,故有"百病生于气也"之说。因此,询问了解患者的精神情志变化,平素的性格特征、当前的精神状况、情感经历及其与疾病的关系等,将有助于相关疾病的诊断与心理治疗。

如患者平素性格内向,处事谨小慎微,多气恼忧思者,易患抑郁、焦虑等精神疾病;若病起于情志刺激,易出现肝气郁结、肝郁化火等证候,若进一步发展,可导致痰火互结、内扰心神之狂躁不安等。

（四）婚育状况

对成年患者应询问是否结婚、结婚年龄、配偶健康状况以及有无传染病等。对女性患者要询问并记录其经、带、胎、产情况,如月经初潮年龄或绝经年龄、月经周期、行经天数以及带下的量、色、质等。对已婚妇女还应询问妊娠次数、生产胎数以及有无流产、早产、难产等。

六、家族史

家族史是指询问与患者有血缘关系的直系亲属(父母、子女、兄弟姐妹)以及与本人生活关系密切者(如配偶等)的健康和患病情况,必要时应询问直系亲属的死亡原因。

询问家族史,对诊断某些遗传病及传染病有重要意义。

课堂互动

主诉对于病证的诊断非常重要,临床上应如何归纳主诉?

第三节 问 现 在 症

问现在症是询问患者就诊时所感到的一切痛苦和不适,以及与病情相关的全身情况。

现在症涉及范围广泛,明代医家张介宾在总结前人经验的基础上,将问诊内容归纳为"十问篇",后经清代医家陈修园略做修改编成《十问歌》:即"一问寒热二问汗,三问头身四问便,五问饮食六胸腹,七聋八渴俱当辨,九问旧病十问因,再兼服药参机变,妇女尤必问经期,迟速闭崩皆可见,再添片语告儿科,天花麻疹全占验。"《十问歌》内容言简意赅,目前仍有一定指导意义,但在临床实际运用时,必须根据患者的具体情况,灵活而有主次地询问,不能机械套问。

一、问寒热

问寒热是指询问患者有无怕冷或发热的感觉。寒与热是临床常见症状,是辨别病邪性质、阴阳盛衰的重要依据。

"寒"指患者自觉怕冷的感觉。按其临床特点又有恶风、恶寒、寒战、畏寒之别。

恶风是指患者遇风觉冷,避之可缓的症状。恶寒是指患者自觉怕冷,虽加衣被或近火取暖仍不能缓解的症状。寒战是指恶寒严重并伴有全身发抖者。畏寒是指患者自觉怕冷,但添加衣被或近火取暖可以缓解者。

"热"即发热,包括患者体温升高,或体温正常,但患者自觉全身或某一局部(如手足心)发热的感觉。患者自觉胸中烦热,伴手足心发热者,称为"五心烦热";患者自觉有热自骨髓向外蒸发之感者,称为"骨蒸发热"。

寒与热的产生,主要取决于病邪的性质和机体阴阳盛衰两个方面。寒为阴邪,易伤阳气,故寒邪致病多见恶寒;热为阳邪,其性炎热,故热邪致病多见发热。人体阴阳失调时,阳盛则热,阴盛则寒,阴虚则热,阳虚则寒。可见,寒热是机体阴阳盛衰的外在表现。

问寒热,首先应询问患者有无怕冷或发热的症状,若有寒热症状,则应进一步询问寒热出现的时间、寒热的轻重、寒热特点、持续时间及有关兼症等。

临床常见的寒热类型有恶寒发热、但寒不热、但热不寒、寒热往来四种。

(一) 恶寒发热

恶寒发热是指患者恶寒与发热同时并见的症状。多见于外感病初期,是诊断表证的重要依据。外邪侵袭肌表,卫阳被遏,肌腠失于温煦则恶寒;邪气外束,腠理闭塞,卫阳失宣则郁而发热。在外感病中,恶寒是主症,是发热的前奏。外邪袭表,无论是否发热,恶寒为必有之症,故古人谓"有一分恶寒,便有一分表证"。可见,恶寒是表证的特征症状。

由于感受外邪的性质不同,寒热症状可有轻重差别,一般分为以下三种类型。

1. 恶寒重发热轻 指怕冷感觉明显,并伴轻微发热。此为外感风寒的特征,主风寒表证。

2. 发热重恶寒轻 指发热较重,同时感觉轻微怕冷。此为外感风热的特征,主风热表证。

3. 发热轻而恶风 指轻微发热,并有恶风感。多因外感风邪所致,属伤风表证。

外感表证的寒热轻重,不仅与病邪的性质有关,还与邪正的盛衰密切相关。如邪正俱盛者,恶寒发热皆较重;邪轻正衰者,恶寒发热均较轻;邪盛正衰者,多为恶寒重而发热轻。

此外,个别里证也有寒热并见者,故当详辨。如疮疡在火毒内发的早期,或酿脓的中期,以及疮疡已溃而毒邪未去,正不胜邪的末期,均可出现寒热并见的症状,为邪正相搏的反映。

(二) 但寒不热

但寒不热是指患者只感怕冷而不觉发热的症状。多属阴盛或阳虚所致的里寒证。根据发病急缓,病程长短,可分为新病恶寒及久病畏寒两种类型。

1. 新病恶寒 指患者新病即感觉怕冷而无发热症状。可见于表寒证初起尚未发热之时,也见于寒邪直接侵袭脏腑的里寒证。如患者突然恶寒,四肢不温,或脘腹冷痛,或咳喘痰鸣,属里实寒证。若恶寒严重而伴有全身发抖的症状(寒战),多为邪正剧烈相争所致,可见于瘟疫、伤寒和疟疾等疾病。

2. 久病畏寒 指患者经常畏寒肢冷,得温可缓的症状,属里虚寒证。多因阳气亏虚,形体失于温煦所致,常伴四肢不温、神疲乏力、面白、舌淡等症。

(三) 但热不寒

但热不寒是指患者只觉发热而无怕冷的感觉。多属阳盛或阴虚所致的里热证。根据发热的轻重、时间、特点等不同,可分为壮热、潮热、微热三种类型。

1. 壮热 指患者高热(体温39℃以上)持续不退,不恶寒反恶热的症状。多因外邪入里,邪正相搏,阳热内盛,蒸达于外所致,常见于伤寒阳明热盛或温热病气分阶段,属里实热证。多兼面赤、汗多、烦渴饮冷、尿黄便结、舌红苔黄等热盛症状。

2. 潮热 指按时发热,或按时热甚,发热如潮汐之有定时。根据发热特征及病机不同,有日晡潮热、阴虚潮热、湿温潮热之分。

(1)阳明潮热:日晡(即申时,下午3~5时)发热明显,且热势较高,亦称日晡潮热。见于阳明腑实证,临床常兼腹满硬痛、大便秘结、口渴饮冷、苔黄厚燥等症,由胃肠燥热内结所致。

(2)阴虚潮热:午后及夜间低热,表现为五心烦热或骨蒸发热,伴颧红盗汗、口燥咽干、舌红少苔等症,见于阴虚内热证,由阴虚火旺所致。

(3)湿温潮热:午后热甚,身热不扬(肌肤初扪之不觉很热,但扪之稍久,即感到灼手),兼见脘痞身重、舌红苔黄腻等症,常见于湿温病,因湿热蕴结,湿遏热伏,热难透达所致。

3. 微热 指热势不高,体温多在37~38℃之间,或仅自觉发热,又称低热。微热一般发热时间较长,多见于温热病后期和某些内伤杂病。根据病机可分为气虚发热、阴虚发热、气郁发热、小儿夏季热四种。

(1)气虚发热：长期微热，劳累则甚，兼疲乏、少气、自汗等症。由于脾虚气陷，清阳不升，郁而发热。

(2)阴虚发热：长期低热，兼五心烦热，颧红盗汗等症。病机同阴虚潮热。

(3)气郁发热：每因情志不舒而时有微热，兼胸闷，急躁易怒等症。多因情志不畅，气郁化火所致。

(4)小儿夏季热：小儿于夏季气候炎热时长期发热，兼有烦渴、多尿、无汗等症，至秋凉自愈者，多属气阴两虚。

(四) 寒热往来

寒热往来是指恶寒与发热交替发作的症状，又称为"往来寒热"。此为邪正相争于半表半里，互为进退的病理表现，是半表半里证的特征，可见于伤寒少阳病和疟疾。临床常见以下两种类型。

1. 寒热往来，发无定时　指患者恶寒与发热交替而作，无时间规律。多为伤寒病邪入少阳，邪正相争于半表半里所致。

2. 寒热往来，发有定时　指患者寒战与高热交替发作，发有定时，每日发作一次，或二三日发作一次。常兼剧烈头痛、身痛、口渴、多汗等症，见于疟疾。因疟邪侵袭，潜伏于半表半里的膜原部位，入内与阴相争则寒战，外出与阳相争则发热，故寒战与高热交替出现，休作有时。

二、问汗

问汗是指询问患者有无汗出异常的情况。汗为阳气蒸化津液从玄府达于体表而成，《素问·阴阳别论》概括为："阳加于阴谓之汗"。正常汗出具有调和营卫、滋润皮肤等作用。

正常人在体力活动、进食辛辣、气候炎热、衣被过厚、情绪激动等情况下汗出，属生理现象。

若当汗出而无汗，不当汗出而汗多，或仅见身体的某一局部汗出，均属病理现象。通过询问患者汗出的异常情况，对判断病邪性质及机体阴阳盛衰具有重要意义。

询问时应注意了解患者有汗无汗，出汗的时间、多少、部位及主要兼症等，进行综合分析判断。

(一) 有汗无汗

在疾病过程中，特别是外感病，汗的有无，是判断病邪性质和卫阳盛衰的重要依据。

1. 无汗　病理性无汗有表证、里证之分。表证无汗，多属风寒表证，因寒性收引，腠理致密，玄府闭塞所致。里证无汗，多因津血亏虚，化汗乏源，或阳气亏虚，无力化汗所致。

2. 有汗　病理性有汗亦有表证、里证之分。表证有汗，多见于风邪犯表证和风热表证。风邪外袭，其性开泄，致肌肤腠理疏松而见汗出；又热性升散，迫津外泄，故有汗。里证有汗，多见于里热证，因里热炽盛，迫津外泄所致；亦见于里虚证，如阳气亏虚，肌表不固，或阴虚内热，蒸津外泄所致。

(二) 特殊汗出

指具有某些特征的病理性汗出，见于里证。主要有下列四种情况。

1. 自汗　指经常日间汗出，活动后尤甚的症状。多见于气虚证或阳虚证，常伴神疲乏力、少气懒言、畏寒、舌淡脉弱等症。由于阳气亏虚，不能固密肌表，腠理疏松，津液外泄所致；动则耗伤阳气，故汗出尤甚。

2. 盗汗　指睡时汗出，醒后汗止的症状。多见于阴虚证，常伴潮热、颧红、口燥咽干、舌红少苔等症。因阴虚阳亢、虚热内生，入睡后卫气由表入里，腠理不固，虚热迫津外泄，故睡时汗出;醒后卫气复归于表,腠理固密,虽阴虚内热,也不能蒸津外出,故醒后汗止。若气阴两虚,临床常自汗、盗汗并见。

3. 绝汗 指在病情危重的情况下,出现大汗不止的症状。又称"脱汗"。常是亡阳或亡阴的表现。若在病势危重时,出现冷汗淋漓如水,伴面色苍白、肢厥脉微者,属亡阳之汗,为阳气亡脱,津随气泄之象。若病势危重时,出现热汗质黏如油,伴高热烦渴、脉细数疾者,属亡阴之汗,为内热逼迫涸竭之阴津外泄所致。

4. 战汗 指患者先恶寒战栗而后汗出的症状。常见于温病或伤寒邪正剧烈斗争阶段,是病变发展的转折点。注意观察战汗后病情的变化,如汗出热退,脉静身凉,是邪去正复之佳象;若汗出而身热不减,仍烦躁不安,脉来疾急,为邪胜正衰之危候。

此外,里证汗出还有颜色方面的异常,如黄汗,即汗出沾衣,色如黄柏汁的症状,多因湿热交蒸所致。

(三) 局部辨汗

身体的某一局部汗出异常,也是体内病变的反映,其病证有寒热虚实之别,应注意辨别汗出的具体部位及伴随症状,以作出正确诊断。

1. 头部汗出 指仅见于头部或头项部汗出较多,又称但头汗出。多因上焦热盛,迫津外泄;或中焦湿热蕴结,湿郁热蒸;或元气将脱,虚阳上越,津随阳泄所致。若因进食辛辣、热汤或饮酒时出现头汗较多者,不属病态。

2. 半身汗出 指患者身体的一半出汗,另一半无汗,无汗的半身是病变的部位所在。多因风痰或瘀痰等邪气阻滞经络,营卫不得周流,半身肌肤缺乏气血充养所致,多见于中风病、痿证及截瘫等。

3. 手足汗出 指手足心出汗过多,其他部位则无汗或少汗。常因阳气内郁、阴虚阳亢,或中焦湿热郁蒸所致。

4. 心胸汗出 指心胸部易出汗或汗出过多。多属虚证,可见于心脾两虚或心肾不交证等。

5. 阴部汗出 指外阴部及其周围汗出过多。多因下焦湿热郁蒸所致。

三、问疼痛

疼痛是临床上最常见的症状,机体的各个部位均可发生。导致疼痛的病因病机甚多,可概括为虚实两类。实性疼痛,即"不通则痛",多因外邪侵入,或气滞血瘀,或痰浊阻滞,或食积、虫积或结石等实邪阻滞脏腑经络,使气血运行不畅而致;虚性疼痛,即"不荣则痛",多因气血不足或阴精亏损,脏腑经络失养所致。

问疼痛,应注意询问疼痛的具体部位、性质、程度、时间、喜恶及伴随症等。

(一) 问疼痛的性质

询问疼痛的性质特点,有助于分析疼痛的病因病机。常见的疼痛性质有以下十三种。

1. 胀痛 指疼痛伴有胀满的感觉。多因气滞所致,如胸胁脘腹等处胀痛,时发时止,多属肺、肝、胃肠气滞之证。若但头目胀痛,伴烦躁易怒等症,则多见于肝阳上亢或肝火上炎证。

2. 刺痛 指疼痛尖锐如针刺之感。多因瘀血阻滞所致,以头部及胸胁、脘腹等处较为常见,多伴痛处固定、拒按、夜间痛甚等。

3. 窜痛 指痛处游走不定,或走窜攻痛。若胸胁脘腹疼痛而走窜不定者,多因气滞所致;若肢体关节疼痛而游走不定者,又称为"游走痛",多见于痹证(行痹)。

4. 固定痛 指痛处固定不移。胸胁脘腹等处固定疼痛,多属瘀血内阻所致;肢体关节处的固定疼痛,多因寒湿或湿热阻滞所致,多见于痹证(痛痹、着痹等)。

5. 冷痛　指疼痛伴有冷感而喜暖。常见于腰脊、脘腹、四肢关节等处,属寒证。因寒邪侵袭所致者,属实寒证;因阳气不足,脏腑组织失于温煦所致者,属虚寒证。

6. 灼痛　指疼痛伴有灼热感而喜凉。常见于咽喉、口舌、胁肋、脘腹、关节等处,属热证。多因火热之邪窜扰经络,或阴虚火旺、组织被灼所致。

7. 绞痛　指疼痛剧烈如刀绞。多因有形实邪闭阻气机,或寒邪凝滞气机所致,如心脉痹阻所致的"真心痛",结石阻塞尿路所致的腰腹剧痛,寒邪犯胃所致的脘腹剧痛等。

8. 隐痛　指疼痛较轻微,但绵绵不休。常见于头部、脘腹、胁肋、腰背等部位,多属虚证。由于精血亏损或阳虚生寒,脏腑组织失养所致。

9. 重痛　指疼痛伴有沉重感。常见于头部、四肢、腰部以及全身,多因湿邪留滞筋肉,困阻气机所致。但头部重痛,亦可因肝阳上亢,气血上壅导致。

10. 闷痛　指疼痛带有满闷或憋闷的感觉。常见于胸部,多因痰浊阻肺,或痰瘀阻滞心脉,气机不畅所致。

11. 酸痛　指疼痛伴有酸楚不适感。常见于四肢关节、腰背的肌肉等处,多因湿邪侵袭,气血运行不畅所致,或因肾虚组织失养所致。

12. 掣痛　指疼痛而兼牵掣感,往往一处痛而连及他处,也称引痛。多因邪气阻滞,筋脉不通,或筋脉失养所致。如心脉痹阻不通所致之胸痛彻背。

13. 空痛　指疼痛且痛处伴有空虚感。常见于头部、胃脘或小腹部,多由气血精髓亏虚,相应组织器官失养所致。

疼痛之虚实寒热证辨别:凡新病疼痛,痛势较剧,持续不解,痛而拒按者,属实证;久病疼痛,痛势较缓,时作时止,痛而喜按者,属虚证;冷痛喜温,痛处不温,遇寒痛剧者,属寒证;灼痛喜凉,痛处发热,遇寒觉舒者,属热证。

(二) 问疼痛的部位

通过询问疼痛的部位,可以测知病变所在的脏腑经络等病位。

1. 头痛　指整个头部或头的某一部分疼痛。有外感头痛与内伤头痛之分。凡外感风、寒、暑、湿、火邪,或因痰浊、瘀血、郁火、阳亢等所致者,多属实证;因气血精髓亏虚,不能上荣于头,脑海空虚而引起者,多属虚证。

临床可根据头痛的具体部位,结合经络的循行部位,可确定头痛属于何经。如前额连眉棱骨痛者,属阳明经;后枕痛连项背者,属太阳经;侧头痛者,属少阳经;颠顶痛者,属厥阴经等。

此外,某些目、鼻的疾病亦可引起头痛。临床应根据病史、兼症及头痛的性质,辨别头痛的原因。

2. 胸痛　指胸部正中或偏于一侧疼痛。多属心肺病变所致。临床应根据胸痛的具体部位、性质和兼症进行综合分析判断。

胸前"虚里"部位作痛,或痛引肩背内臂,伴胸闷、心悸者,病位在心,常见于胸痹心痛、真心痛。如左胸心前区憋闷作痛,时痛时止者,多因痰、瘀等邪阻滞心脉所致,见于胸痹等病;胸痛剧烈,面色青灰,手足青冷者,多因心脉急骤闭塞所致,见于真(厥)心痛等病。但临床也有胸痹心痛、真心痛,其痛处不在虚里者,故不可一概以部位而论。

胸膺部位作痛,兼咳喘、咳痰者,病位在肺,常见于肺痨、肺痈、肺癌等疾病。如胸痛,干咳或痰少,颧红盗汗,午后潮热者,多因肺阴亏虚,虚火灼伤肺络所致;胸痛,咳喘气粗,壮热面赤者,多因热邪壅肺,肺络不利所致;胸痛,壮热,咳吐脓血腥臭痰者,为肺痈,多因痰热阻肺,热腐成脓所致。

3. 胁痛　指胁的一侧或两侧疼痛。多与肝胆病变有关。肝郁气滞、肝胆湿热、肝胆火盛、肝血瘀阻以及悬饮等证,皆可有胁痛,临床应根据胁痛的性质及兼症进行辨证。

胁肋胀痛或窜痛,情志抑郁,胸闷善太息者,属肝郁气滞;胁肋胀痛灼热,口苦口干,纳呆厌油腻,苔黄腻者,属肝胆湿热;胁肋灼痛,头晕胀痛,面红目赤,急躁易怒者,属肝火炽盛;胁肋刺痛,或胁下触及肿块,固定而拒按,夜间尤甚,舌紫暗者,属肝血瘀阻;胸胁饱满胀痛,咳唾痛剧者,多属饮停胸胁之悬饮。

4. 脘痛　指上腹部、剑突心下疼痛,又称为"胃脘痛"。脘部是胃腑所居之处,各种原因导致胃失和降,气机阻滞均可导致胃脘疼痛。临床应结合脘痛的性质、特点及兼症,辨别其证候的寒热虚实。

一般进食后痛势加剧者,多属实证;进食后疼痛缓解者,多属虚证;胃脘冷痛,得温痛减、遇寒加剧者,属寒证;胃脘灼痛,喜凉恶热者,属热证。

5. 腹痛　指胃脘以下至耻骨毛际以上的部位发生疼痛。腹部的范围较广,可分为大腹、小腹、少腹三部分。脐以上为大腹,属脾、胃、胰;脐以下至耻骨毛际以上为小腹,属膀胱、胞宫、小肠、大肠;小腹两侧为少腹,属足厥阴肝经所过。

诊察腹痛时,需要问诊与按诊相配合。首先查明疼痛的确切部位,判断病变所在脏腑;然后结合疼痛的性质及兼症,了解引起腹痛的具体病因,进行综合分析判断。

大腹隐痛,喜温喜按,食少便溏者,多属脾胃虚弱;小腹胀满而痛,小便频急涩痛者,多属膀胱湿热;小腹或少腹疼痛,痛而欲泻,泄后痛减者,多属肠道气滞;小腹胀痛或刺痛,与月经周期有关者,多属胞宫气滞血瘀;少腹冷痛拘急,可因寒凝肝脉而致。

腹痛涉及的脏腑较多,病因病机复杂,内、外、妇、儿科疾病均可出现,故临证时必须注意鉴别诊断。

6. 腰痛　指腰脊正中或腰部两侧疼痛。腰为肾之府,故腰痛多与肾脏及其周围组织的病变有关。肾虚失养、寒湿侵袭、瘀血或结石阻滞、带脉损伤等均可以导致腰痛。临床应根据病史和疼痛的性质,结合按诊检查,进行辨证求因。

腰部经常酸软而痛者,多属肾虚;腰部冷痛沉重,阴雨天加重者,多属寒湿腰痛;腰部刺痛,固定不移,多为瘀血阻络;腰脊疼痛连及下肢者,多属经络痹阻;腰部突然剧痛,牵掣少腹部疼痛,伴尿血者,多因结石阻滞所致。

7. 背痛　指自觉背部疼痛。背脊痛多与督脉、足太阳经、手三阳经病证有关。如脊背痛不可俯仰者,多因寒湿阻滞或督脉损伤所致;背痛连项者,常因风寒客于太阳经脉;肩背作痛,固定或走窜不定,遇风寒痛增者,多为风寒湿邪侵袭,局部经络阻滞不通所致。

8. 四肢痛　指四肢的肌肉、筋脉、关节等部位疼痛。常见于痹证,多因风寒湿邪侵袭,或因湿热蕴结,或痰瘀阻滞,气血运行不畅所致。问诊时,重点询问疼痛的部位、性质特点及兼症,以进行辨证。

四肢疼痛,游走不定者,为行痹,以感受风邪为主,因风邪善行数变;若疼痛剧烈,遇寒尤甚,得热痛缓者,为痛痹,以感受寒邪为主,因寒邪收引凝滞;四肢沉重而痛者,为着痹,以感受湿邪为主,因湿邪沉重黏腻,阻滞气机;关节红肿热痛者,为热痹,多因感受湿热之邪;关节痛剧,伴肿大变形,屈伸受限者,为尪痹,多因湿热久蕴,痰瘀阻络所致。独见足跟或胫膝酸痛者,多属肾虚,常见于年老体衰之人。

9. 周身疼痛　指全身上下均觉疼痛。应注意询问发病时间,病程长短,疼痛性质及兼症等情况。一般新病周身疼痛者,多属实证,常因感受风寒湿邪,经气不利所致;久病卧床不起而周身疼痛者,多属虚证,因气血亏虚,筋脉失养所致。

四、问头身胸腹不适

问头身胸腹不适是指询问头身胸腹部位除疼痛以外的其他异常感觉,主要包括头晕、胸闷、心悸、胁胀、脘痞、嘈杂、腹胀、身重、麻木、乏力等症状的有无及其程度、特点。

(一) 头晕

头晕是指患者自觉头脑晕眩,轻者闭目自止,重者感觉自身或景物旋转,如坐舟车,站立不稳。

头晕是临床的常见症状,多种原因均可导致,如气血亏虚、肾虚精亏、痰湿内阻、肝阳上亢、肝火上炎、瘀血阻络等。对头晕的询问,应注意了解诱发或加重头晕的可能原因及兼有症状。

头晕面白,神疲体倦,舌淡脉弱者,多为气血亏虚,脑失充养所致;头晕耳鸣,腰酸遗精者,多因肾虚精亏,髓海失养所致;头晕且重,如物裹缠,胸闷呕恶,舌苔白腻者,多为痰湿内阻,清阳不升所致;头晕胀痛,耳鸣,头重脚轻,腰膝酸软,舌红少津,脉弦细,多为肝阳上亢所致;头晕而胀,烦躁易怒,舌红苔黄,脉弦数者,多为肝火上炎所致;外伤后头晕而头部刺痛者,多属瘀血阻络所致。

(二) 胸闷

胸闷是指患者自觉胸部有痞塞满闷感。胸闷与心、肺、肝脏气机不畅关系密切。临症时应注意询问胸闷的特点及伴随症状,进行鉴别诊断。

胸闷,伴心悸、气短,多属心气不足,心阳不振;胸闷,心痛如刺,面唇青紫,多属心血瘀阻;胸闷,伴咳喘痰多,多属痰湿阻肺;胸闷,伴胁胀、善太息,抑郁,多因肝郁气结所致。

(三) 心悸

心悸是指患者经常自觉心慌、心跳不安的症状。心悸多是心神失藏或心脏病变的反映,包括怔忡与惊悸。

因惊恐而心悸,或心悸易惊者,称为"惊悸";常由外受异常刺激引起,多时发时止,全身情况较好。若心跳剧烈,上至心胸、下至脐腹者,称为"怔忡";多由惊悸发展而来,病情较惊悸为重,持续时间较长,全身情况较差。

心悸常因心之气血阴阳亏虚,心失所养所致;或因痰饮水湿、瘀血阻滞所致。临床上应根据心悸的轻重、特点及兼症的不同进行辨证。

若惊悸不安,情绪不宁者,为惊骇气乱,心神不安;若心悸怔忡,心胸憋闷疼痛,为心脉痹阻,血行不畅;若心悸怔忡,失眠多梦,面舌淡白者,为营血亏虚,心神失养;若心悸怔忡,心烦失眠,潮热盗汗者,为阴虚火旺,内扰心神;若心悸怔忡,乏力气短,畏寒肢冷者,为心阳亏虚,鼓动无力;若心悸怔忡,畏寒肢冷,面浮肢肿,腰膝酸冷者,为脾肾阳虚,水气凌心所致。

(四) 胁胀

胁胀是指患者自觉一侧或两侧胁部胀满不舒,多见于肝胆病变。胁胀,善太息,精神抑郁或易怒者,属肝气郁结;胁胀,口苦尿黄,舌红苔黄腻者,多属肝胆湿热所致。

(五) 脘痞

脘痞是指患者自觉胃脘胀闷不舒,是脾胃病变的表现,多因胃失和降,中焦气机不畅所致。其病机有虚实之分。

脘痞纳少,嗳气酸腐者,多为食积胃脘;脘痞食少,腹胀便溏,肢倦乏力者,多属脾胃气虚;脘痞,饥不欲食者,多为胃阴亏虚;脘痞腹胀,纳呆呕恶,苔腻者,多为湿邪中阻。

(六) 嘈杂

嘈杂是指患者胃脘烦热闷乱,似饥非饥,似痛非痛,似辣非辣,胸膈懊恼,莫可名状。常与嗳气、恶心、干呕、吞酸等症状同时出现,有虚实之分。

胃脘隐痛,饥不欲食,嘈杂不舒者,为胃阴虚;胃脘嘈杂,脐腹部疼痛,时发时止,反复发作,或腹部可触及条索状虫团者,为虫积肠道;胃脘、胁肋胀痛或窜痛,嗳气呃逆,吞酸嘈杂者,为肝胃不和。

(七) 腹胀

腹胀是指患者自觉腹部胀满不舒,如物支撑感。多因脾、胃肠、肝肾等病变,导致气机不畅所致。

腹胀有虚实之分。腹部时胀时减而喜按者,多属虚证,因脾胃虚弱,健运失司所致;持续胀满不减而拒按者,多属实证,因食积胃肠,或实热内结,气机阻塞所致。

若腹部胀大如鼓,皮色苍黄,腹壁青筋暴露者,称为"鼓胀"。多因酒食不节、情志内伤或房劳太过,致使肝脾肾功能失常,气血水等邪结聚于腹内而成。

(八) 身重

身重是指患者自觉身体有沉重酸困的感觉,主要与水湿泛溢及气虚不运有关。

身重,伴脘腹胀满、苔腻者,多因湿邪阻滞所致;伴浮肿尿少者,为水湿泛溢肌肤所致;伴嗜卧、倦怠乏力者,多因脾气亏虚,不能运化精微布达四肢所致。热病后期见身重乏力,多系邪热耗伤气阴,形体失养所致。

(九) 身痒

身痒是指患者自觉身体皮肤有瘙痒不适的感觉。多由风邪袭表、血虚风燥、湿热浸淫等所致。常见于瘾疹、风疹、疥疮、黄疸等疾病。

(十) 麻木

麻木是指患者肌肤感觉(对冷、热、痛等感觉)减退,甚至消失。多见于头面、四肢等部位。常因气血亏虚,肝风内动,或痰湿、瘀血痹阻经络,使经络、肌肤失养所致。临床应结合麻木部位、伴随症状及病程经过等加以鉴别。

(十一) 乏力

乏力是指患者自觉肢体倦怠,运动无力,是多种内科疾病的常见症状,常因气血亏虚,或阳气虚衰,或脾虚湿困等导致,与肝、脾、肾脏关系最为密切。临床常见于虚劳、肝病、消渴、肾病、痿证等。

此外,尚有恶心、心烦、胆怯、健忘、神疲等,均属于头身胸腹的自觉症状,临症时也应注意询问。

五、问耳目

耳目为人体的感觉器官,分别与内脏、经络有着密切联系。询问耳目之听视情况,不仅能了解耳目局部有无病变,还可了解肝、胆、肾、三焦和其他脏腑的病变情况。

(一) 问耳

问耳主要询问患者有无耳鸣、耳聋、重听等听觉的异常变化。耳鸣、耳聋可单独出现,也可同时并见。临床应注意询问其特点、新久、程度及兼症等。

1. 耳鸣 指患者自觉耳内鸣响的症状。耳鸣有虚实之分:凡突发耳鸣,声大如潮,按之鸣声不减或加重者,多属实证,多因肝胆火盛,上扰清窍所致。若渐觉耳鸣,声音细小,如闻蝉鸣,按之鸣声减轻或暂止者,多属虚证,常由肝肾阴虚,肝阳上扰所致;或因肾虚精亏,髓海不充,耳失所养而成。

2. 耳聋 指患者听力减退,甚至听觉丧失的症状。一般新病暴聋者,多属实证,常由肝胆火逆,或邪壅上焦,耳窍失灵,或药毒损伤耳窍等所致。久病或年老渐聋者,多属虚证,常因肝肾亏虚,精气不能上荣清窍所致。

3. 重听 指患者听力减退,听音不清的症状。重听若日久渐成者,以虚证居多,常因肾之精气亏虚,耳窍失荣所致,多见于年老体弱的患者;若骤发重听,以实证居多,常因痰浊上蒙,或风邪上袭耳窍所致。

(二)问目

目的病变繁多,现简要介绍几个临床常见症状及其临床意义。

1. 目涩　指患者自觉两目干涩不适的症状。多因肝阴不足或肝肾阴虚,目失滋养所致。

2. 目痒　指患者自觉眼睑、眦内或目珠瘙痒的症状。如两目奇痒,羞明流泪,有灼热感者,多为肝经风火上扰所致;若两目微痒而干涩者,多为血液亏虚,目失濡养。

3. 目痛　指患者自觉单目或双目疼痛的症状。可见于多种眼科疾病,原因复杂。一般痛剧者,多属实证;痛微者,多属虚证。若两目胀痛,兼面红目赤、急躁易怒者,为肝火上炎所致;若目赤肿痛,兼羞明多眵者,为风热之邪上扰所致,常见于暴发火眼或天行赤眼;若目微赤微痛,时痛时止,且干涩少眵者,多为阴虚火旺所致。

4. 目眩　指患者自觉视物旋转动荡,如坐舟车的症状,或眼前如有蚊蝇飞动感,亦称"眼花"。由肝阳上亢、肝阳化风及痰湿上蒙清窍所致者,多属实证或本虚标实证;由气虚、血亏、阴精不足,目失所养引起者,多属虚证。

5. 目昏、雀盲、歧视　目昏指患者自觉视物昏花,模糊不清的症状;雀盲指患者白昼视力正常,每至黄昏以后或居暗室之中,则视物不清的症状,亦称夜盲;歧视指视一物成二物,且模糊不清的症状。三者均为视力不同程度减退的病变,多由肝肾亏虚,精血不足,目失充养所致,常见于久病或年老体弱之人。

六、问睡眠

睡眠是人体适应自然界昼夜节律性变化,维持机体阴阳平衡的重要生理活动。睡眠的情况与人体卫气的循行、阴阳的盛衰、气血的盈亏及脏腑的功能密切相关。

正常情况下,卫气昼行于阳经,阳气盛则醒;夜行于阴经,阴气盛则眠。若机体气血充盈,阴平阳秘,心肾相交,则睡眠正常,精力充沛;若阴阳失调,气血亏虚,心肾不交,则可出现各种睡眠异常的症状。

问睡眠主要询问睡眠时间的长短、入睡的难易、是否易醒、有无多梦等情况,并结合其他兼症,以探求其病因病机。睡眠异常,可分为失眠和嗜睡两类。

(一)失眠

失眠是指患者经常不易入睡,或睡而易醒不能再睡,或睡而不酣、时易惊醒,甚至彻夜不眠的病症,常伴有多梦。又称"不寐"或"不得眠"。

正常人睡眠时间的长短有个体差异,且与年龄大小相关。不能单以睡眠时间的长短判断是否失眠。

失眠是阳不入阴,神不守舍的病理表现,多由阴虚或阳盛所致。其病机有虚实之分,虚者多因阴血亏虚、心神失养。实者多因痰、热内扰,或食滞内停所致。

患者不易入睡,兼见心烦多梦、潮热盗汗、腰膝酸软者,属心肾不交,虚火内扰心神所致;若睡后易醒,兼见心悸、纳少乏力、舌淡脉虚者,属心脾两虚,多因气血不足,心神失养所致;若睡后而时时惊醒,兼见眩晕胸闷、胆怯心烦、口苦恶心者,属胆郁痰扰,多因痰热内扰,胆气不宁,心神不安所致;若夜卧不安,兼见脘闷嗳气、腹胀不舒、舌苔厚腻者,属食滞内停,多因食滞内停,胃失和降,浊气上犯,扰动心神所致,此即"胃不和则卧不安"。

(二)嗜睡

嗜睡是指患者神疲思睡,经常不自主地入睡,也称"多寐""多睡眠"。多由阳虚或阴盛所致。

若困倦嗜睡,伴头目昏沉、胸闷脘痞、肢体困重者,乃痰湿困脾,清阳不升所致;饭后困倦嗜睡,兼神疲乏力、腹胀纳少者,多因中气不足,脾失健运,清阳不升所致;精神极度疲惫,困倦易睡,畏寒肢冷,倦卧喜温者,多因阳气虚衰,神失温养所致。

嗜睡与昏睡不同。嗜睡者,神疲困倦,时时入睡,但呼之即醒,神志清楚;昏睡者,日夜沉睡,神志不清,不能正确应答,甚则神志昏迷,属昏迷范畴,病情危重。如中风患者昏睡而伴有鼾声、痰鸣者,为痰瘀蒙蔽心神,属中风危象;温热患者出现高热神昏,是热入心包之象。

七、问饮食口味

饮食物的受纳、腐熟、运化过程,涉及脾胃、肝胆、大小肠、三焦等多个脏腑的功能活动。因此,询问饮食口味情况,可了解脾胃及有关脏腑功能的盛衰、体内津液的盈亏及输布是否正常,对临床诊断具有重要作用。

问饮食口味应注意了解有无口渴、饮水多少、喜冷喜热,有无食欲、食量多少、食物的喜恶,口中有无异常味觉和气味等。

(一) 问口渴与饮水

口渴是指患者口中干渴的感觉,饮水是指实际饮水的多少及喜恶。口渴与饮水,是体内津液的盈亏和输布情况的反映,两者密切相关。一般口渴者多喜饮,口不渴者不欲饮,但有时也不尽然。临床应注意询问口渴与否、是否欲饮、饮量多少、冷热喜恶及其兼症等。

1. 口不渴　指口中不渴而不欲饮水。提示津液未伤,多见于寒证、湿证,亦可见于无明显燥热变化的病证。由于寒邪或湿邪不伤津液,或虽病津液尚未伤,故口不渴而不欲饮。

2. 口渴多饮　指患者口渴明显,饮水量多。提示津液损伤,多见于燥证、热证。

口渴与饮水的多少直接反映体内津伤的程度。如口干微渴而饮水稍多,兼发热、微恶风寒、咽喉肿痛者,多见于外感温热病初期。如大渴喜冷饮,兼有面赤、壮热、汗出、脉洪数者,多因里热炽盛,津液大伤所致。如口渴多饮,小便量多,多食易饥,体渐消瘦者,为消渴病。另外,汗、吐、泻之后,体内津液大量丢失,也可见口渴多饮。

3. 渴不多饮　指患者虽有口干或口渴的感觉,但饮水不多或不欲饮水。提示阴液耗损或津液输布障碍。可见于阴虚、湿热、痰饮、血瘀等证。如口咽干燥而不多饮,夜间尤甚,兼见潮热、颧红、盗汗、消瘦、舌红瘦少津者,多属阴虚证。如渴喜热饮,饮水不多,为痰饮内停,或阳气虚弱,津不上承所致。先渴饮而作呕,或饮后即吐,多为饮停于胃的“水逆”证。如口渴而不多饮,兼身热不扬、头身困重、脘闷、苔黄腻者,属湿热证。如口干,但欲漱水而不欲咽,兼舌有瘀斑瘀点者,为内有瘀血。如身热夜甚,口干不甚渴饮,心烦失眠,时有神昏谵语,斑疹隐现,舌红绛,脉细数者,为温病热入营分,邪热蒸腾营阴上潮所致。

(二) 问食欲与食量

食欲是指进食的要求和对进食的欣快感觉,食量是实际进食量的多少。食欲和食量与脾胃功能直接相关。询问患者的食欲与食量,可判断脾胃及相关脏腑的功能盛衰以及疾病的预后。

1. 食欲减退　包括“不欲食”“纳少”“纳呆”。不欲食,是指不想进食,或食之无味,食量减少;纳少,是指实际进食量减少,常由不欲食引起;纳呆,是指无饥饿感和进食要求。

食欲减退是疾病过程中常见的现象。若新病食欲减退,一般是正气抗邪的保护性反应;久病食欲逐渐减退,食量渐减,是脾胃功能衰弱的表现。如食欲减退,兼有神疲倦怠、面色萎黄、舌淡、脉虚者,多属脾胃气虚;食少纳呆,伴有头身困重、脘痞腹胀、舌苔厚腻者,多属湿盛困脾。

在疾病的过程中,食欲与食量的变化也可测知病情的进退。若患者食欲恢复,食量渐增,是胃气渐复,疾病向愈之兆;若食欲逐渐下降,食量逐渐减少,是脾胃功能衰退的表现,提示病情加重。若久病或重病患者,本不欲食或不能食,而突然欲食或暴食者,称为"除中",是脾胃之气将绝的征象,属病危。

2. 厌食　是指厌恶食物,或恶闻食气,又称"恶食"。

若厌食,兼嗳气酸腐、脘腹胀满疼痛者,为食积胃脘;若厌油腻食物,兼脘痞腹胀、呕恶身重、便溏不爽者,多属脾胃湿热;若厌食油腻厚味,伴胁肋胀痛灼热、口苦尿黄、身目发黄者,为肝胆湿热。

妇女在妊娠早期,若有短暂择食或厌食反应,乃妊娠引起冲脉之气上逆,影响胃之和降所致,属生理现象;若长期或反复呕恶,厌食,甚至食入即吐,为妊娠恶阻。

3. 消谷善饥　是指食欲过于旺盛,食后不久即感饥饿,进食量多,亦称"多食易饥"。如多食易饥,伴口渴心烦、尿赤便秘者,乃胃火炽盛,腐熟太过所致;如消谷善饥,形体消瘦,伴多饮、多尿者,多属消渴病;兼颈前肿物、心悸、多汗者,多属瘿病;若多食易饥,兼大便溏泄者,多属胃强脾弱。

4. 饥不欲食　是指患者虽有饥饿感,但不欲食,或进食不多。多因胃阴不足,虚火内扰所致。虚火内扰则易饥饿,胃阴虚则胃腑失润,其受纳腐熟功能减退,故不欲食。

5. 偏嗜食物　是指患者偏嗜某种食物或异物。正常人由于地域与生活习惯的不同,常有饮食偏嗜,一般不会引起疾病。但若长期偏嗜太甚,则有可能导致病变,如偏嗜肥甘,易生痰湿;偏食生冷,易伤脾胃;过食辛辣,易病燥热等。若嗜食生米、泥土、纸张等异物,称为"嗜食异物",常见于小儿,多属虫积。

(三) 问口味

口味:指口中有无异常的味觉或气味。由于脾开窍于口,其他脏腑之气亦可循经脉上至于口,口中出现异常味觉或气味,常是脾胃功能失常或相应脏腑病变的反映。

1. 口淡　指自觉口中无味。属脾胃气虚,纳运失健,或属寒证。

2. 口苦　指自觉口中有苦味。属热证。如心火、胃热、肝胆火旺、胆气上逆等证。

3. 口甜　指自觉口中有甜味。口中甜而黏腻不爽,舌苔黄腻者,为湿热蕴脾;口甜而舌苔薄,口中涎沫稀薄者为脾气亏虚。

4. 口酸　指自觉口中有酸味,或闻之有酸腐气味。为食滞胃脘或肝气犯胃所致。

5. 口咸　指自觉口中有咸味。多与肾虚及寒水上泛有关。

6. 口涩　指口有涩味如食生柿子的感觉,每多与舌燥同时出现。为燥热伤津,或脏腑阳热偏盛,气火上逆所致。

7. 口黏腻　指自觉口中黏腻不爽,常伴舌苔厚腻。多由湿浊、痰饮、食积等引起。如黏腻而甜,多为脾胃湿热,黏腻而苦,多属肝胆湿热。

八、问二便

大便的排泄由大肠所司,并与脾胃的腐熟运化、肺气的肃降、肝的疏泄、肾的阴阳调节等密切相关。小便的排泄虽由膀胱所主,但需肾的气化、脾的运化、肺的肃降和三焦的通调等脏腑的协同作用。因此,询问大小便状况,不仅可直接了解消化功能、津液代谢的情况,而且亦是判断相关脏腑病变与疾病寒热虚实的重要依据。

问二便应注意询问患者大小便的性状、颜色、气味、排便次数、时间、量的多少、排便时的感觉以及兼有症状等。其中颜色、气味等内容,已在望诊、闻诊中讨论,这里着重介绍二便的性状、次数、便量、排便感等内容。

(一) 问大便

健康人一般每日大便一次或隔日一次,为黄色成形软便,排便通畅,便内无脓血、黏液及未消化的食物等。

1. **便次** 询问排便次数,临床需结合便质及排便时的感觉进行辨证分析。

(1)便秘:指大便秘结不通,排出困难,便次减少,或排便时间延长,欲便而艰涩不畅者,亦称"大便难"。便秘有虚实之分,实证多因邪滞胃肠,腑气不通而致;虚证常因气血阴阳不足,肠失濡润或推动乏力而成。

便秘伴腹胀痛拒按,壮热面赤,口干口渴,舌苔黄燥者,为热结便秘。因热邪伤津,肠失濡润所致;若大便秘结,排出困难,数日一行,兼口燥咽干,舌红少苔,脉象细数者,属阴虚,肠腑失润所致;大便秘结,难以排出,兼见面色无华,少气乏力,头晕目眩者,为气血亏虚。因气虚推动无力,血虚肠失濡养,而致大便秘结;患者大便艰涩,排出困难,面色苍白,手足不温,舌淡,脉沉迟者,属冷秘,为阳虚寒凝,阻滞大肠气机所致。

(2)泄泻:指便次增多,便质稀软不成形,甚至如水样者。多因内伤饮食、感受外邪、机体阳气不足、情志失调等原因,导致脾失健运,小肠清浊不分,水湿直趋于下,大肠传导失常而成。一般新病暴泻者,多属实证;久病缓泻者,多属虚证。

新病暴泻,泻下清稀如水,肠鸣腹痛,或伴恶寒发热者,属寒湿泄泻;泻下黄糜,腹痛伴肛门灼热者,多属大肠湿热;泻下秽臭,泻后痛减,呕恶酸腐,脘闷腹痛者,属伤食。若大便溏泄,兼神疲乏力,纳少腹胀,大腹隐痛喜按者,属脾虚;黎明前腹痛作泄,伴形寒肢冷,腰膝酸软者,称为"五更泻",多属脾肾阳虚,因命门火衰,脾寒失运所致。

2. **便质** 指大便的形状与质地。如便质干硬燥结或便质稀薄不成形等,常见的便质异常还有以下几种。

(1)完谷不化:指大便中有较多未消化的食物。多见于脾胃虚寒或肾阳虚衰所致的泄泻。

(2)溏结不调:指大便时干时稀,或先干后稀者。若大便时干时稀,多属肝脾不调,因肝失疏泄,影响脾脏运化所致;若大便先干后溏者,多属脾胃虚弱,因脾虚运化无力,大肠传导不畅则便结,脾虚水湿不化则便溏。

(3)黏液脓血便:指大便中夹有脓血黏液,多见于痢疾。常因湿热积滞蕴结肠道,气血瘀滞,脉络受损而致。

(4)便血:指便中带血,或便血混杂,或便后滴血,便下全血的表现。多因胃肠血络受损所致。应注意询问便血的颜色及质地。若先便后血,血色紫暗,则为远血,多属胃肠瘀血伤络或脾虚气不摄血;先血后便,血色鲜红,粪血不融合,则为近血,多属肠热内盛,灼伤血络或与肛门局部病变有关。

3. **排便感** 指询问排便时伴随出现的各种不适感觉。

(1)肛门灼热:指排便时肛门有灼热不适感。多因大肠湿热下注,或郁热下迫直肠所致,常见于热泻或湿热痢。

(2)里急后重:指腹痛窘迫,时时欲便,肛门重坠,便出不爽之感。多因湿热内阻,肠道气滞所致,为痢疾的主症之一。

(3)排便不爽:指排便不畅快,有滞涩难尽之感。若腹痛,泻下黄糜,黏滞不爽,为大肠湿热;腹痛腹泻而排出不爽,兼腹胀矢气者,为肝郁乘脾;腹泻不爽,夹有未消化食物,酸腐臭秽,泻后腹痛减轻者,为伤食;若腹胀食少,便溏不爽,常因脾虚气陷所致。

(4)滑泄失禁:指大便不能控制,从肛门流出不能自止,甚则便出而不知,又称"大便失禁"。多因脾肾虚衰,肛门失约所致。见于久病体虚,年老体衰,或久泻不愈的患者。若重病之人,神志不清而伴见大便失禁者,为气脱之候。

(5)肛门气坠:指自觉肛门有下坠感,重者可伴脱肛,常于劳累或排便后加重,多属脾虚气陷。因久泻久痢,致脾气亏虚,清气不能升提所致。

(二)问小便

一般情况下,健康成人白天排尿 3~5 次,夜间 0~1 次,一昼夜总尿量约 1 000~2 000ml。尿次和尿量常受饮水量、气温、出汗、年龄等多种因素的影响。

小便为津液所化,了解小便有无异常变化,可诊察体内津液的盈亏和有关脏腑的气化功能是否正常。临床应重点询问尿量的多少,排尿的次数及排尿时的感觉等情况。

1. 尿量　询问一昼夜排出总尿量的多少,临诊需排除饮水、温度、出汗、年龄等因素的影响来判断尿量增多和尿量减少等异常变化。

(1)尿量增多:指尿次、尿量明显超过正常量次。如小便清长量多,畏寒喜暖者,属虚寒证。若多尿伴口渴、多饮、多食、消瘦等,多属消渴病。

(2)尿量减少:指尿次、尿量皆明显少于正常量次。如尿赤量少,多因热盛津伤或汗吐下伤津所致。若患者尿少浮肿,多为肺、脾、肾功能失常,气化不利,水湿内停之故。

2. 尿次　询问排尿的频次,需分日间排尿次数或夜间排尿次数来判断小便次数增加和减少,甚至无尿等情况,以详辨虚实。

(1)小便次数增多:指排尿次数增多,时欲小便,又称"小便频数",简称尿频。若新病小便频数,短赤而急迫者,多属膀胱湿热,气化失职所致;若小便频数,量多色清,夜间尤甚者,多属肾阳不足,气化不及所致。

(2)小便次数减少:指排尿次数减少,或排尿困难,甚至小便不通。主要由肾与膀胱气化不利所致,也与肺、脾、肝、三焦等脏腑的功能失调密切相关。临床应四诊合参,详辨虚实。其中小便不畅,点滴而出为"癃",小便不通,点滴不出为"闭",合称"癃闭"。癃闭的病机有虚实之分,因肾阳不足,无力气化,津液内停;或脾气不升,浊阴失降所致者,多属虚证。若膀胱湿热,肺热气壅,或瘀血、结石阻塞下焦者,多属实证。

3. 排尿感　询问排尿时伴随出现的各种不适感觉。

(1)小便涩痛:指小便排出不畅,淋漓涩痛,或伴急迫、灼热等感觉。多因湿热蕴结,膀胱气化不利所致,常见于淋证。

(2)余沥不尽:指小便后仍有少许尿液点滴流出不尽,又称"尿后余沥"。多因肾气不固,膀胱开合失司所致,常见于老年或久病体衰患者。

(3)小便失禁:指小便不能随意控制而自遗。多属肾气不固,或下焦虚寒,膀胱失约所致。若神昏而小便自遗者,属危重证候。

(4)遗尿:指睡眠中小便自行排出。多属肾气不足,膀胱失约所致。

九、问女子

由于妇女有月经、带下、妊娠、产育等生理病理特点,所以对妇女的问诊,除上述内容外,还应注意了解月经、带下、妊娠、产育等情况。

妇女月经、带下的异常,不仅是妇科常见疾病,也是全身病理变化的反映。因而即使一般疾病也应询问月经、带下情况,作为诊断妇科或其他疾病的依据。

问妊娠、产育的意义,在于妊娠期、产育期患其他疾病,不仅要考虑其他疾病的病变特点及对妊娠、产育的影响,同时还要考虑到妊娠、产育对其他疾病变化的影响,以便指导正确的诊断治疗。妇女在非妊娠期、产育期患病,对于妊娠、产育的情况,一般作为个人生活史询问。妇女妊娠、产育的病变,将在《中医妇科学》中专门讨论。

(一)问月经

月经:是指周期性、规律性的子宫出血。健康而发育成熟的女子,一般到 14 岁左右月经第一次来潮,称为"初潮"。到49岁左右,月经便停止,称为"绝经"。正常月经周期约28天左右,行经期一般3~7天。经期排出的血量一般为50~100ml,月经的颜色正红。经质不稀不稠,不夹杂血块。由于月经的形成与肾、肝、脾、胞宫、冲任二脉及气血等关系十分密切,所以询问月经的有关情况,可以诊察相关脏腑的功能状况及气血的盛衰及运行。

问月经应注意了解月经的周期,行经的天数(经期),月经的量、色、质,以及有无闭经或行经腹痛等情况。必要时可询问末次月经日期,以及初潮或绝经年龄。

1. 经期异常 包括月经周期和行经天数不正常。

(1)月经先期:指月经周期提前7天以上,并连续提前2个周期以上者。多因气虚不能摄血,冲任不固;或热入冲任,迫血妄行所致。

(2)月经后期:指月经周期延后7天以上,并连续延后2个周期以上者。多因精血亏虚,血海失充;或宫寒、气滞、血瘀等导致冲任血行受阻而引起。

(3)月经先后不定期:指月经周期时或提前时或延后7天以上,连续发生3个月经周期以上者,亦称"月经愆期"。多因肝郁气滞、脾肾虚损、瘀血阻滞,导致血海蓄溢失常所致。

(4)经期延长:指月经周期基本正常,行经时间超过7天以上,甚或淋漓半月方净者。多因气虚不摄,冲任失固;或气滞血瘀,阻滞胞脉;或阴虚内热,血海不宁所致。

2. 经量异常

(1)月经过多:指周期基本正常,月经量较常量明显增多者。多因血热迫血妄行,或气虚冲任不固,或血瘀阻滞胞络所致。

(2)月经过少:指月经周期基本正常,但经量较常量明显减少,甚至点滴即净。虚证多因精血亏少,或气血两虚所致;实证常因寒凝胞宫或气滞血瘀,或痰湿阻滞所致。

3. 经色、经质异常 经色淡红质稀,多属气虚血少。经色深红质稠,多属血热内炽。经色紫暗,夹有血块,兼小腹冷痛者,多属寒凝血瘀。

4. 崩漏 是指非行经期间,阴道内大量出血,或持续下血,淋漓不止的病证。一般来势急,出血量多者,称为"崩",或称崩中;来势缓,出血量少,淋漓不尽者,称为"漏",或称漏下。崩与漏发病机理基本相同,又常互相转化,交替出现,故统称为"崩漏"。其形成多因热伤冲任,迫血妄行;或脾肾气虚,冲任不固;或瘀阻冲任,血不归经所致。

5. 闭经 闭经是指女子年逾18周岁,月经尚未来潮,或已行经后又停经达3个月以上又未受孕者。妊娠期、哺乳期或绝经期的月经停闭,或有些少女初潮后,一段时间内一时性停经,又无其他不适反应者,均属生理现象。也有一些女子由于生活环境等外界因素的突然变化,偶见一两次月经不潮,又无其他不适者,亦不作病论。

病理性闭经的病因病机较为复杂,主要因冲任气血失调所致。其病机有虚实两方面:虚证多因肝肾精血不足,或冲任气血亏损,或阴虚血燥,血海空虚所致;实证多因气滞或寒凝而血瘀,或痰湿阻滞胞宫,胞脉不通所致。

6. 痛经 痛经是指经期或行经前后,出现周期性小腹疼痛,或痛引腰骶,甚至剧痛难忍者,又称"经行腹痛"。临床主要根据疼痛的时间、性质、部位及程度,结合月经的期、量、色、质等进行辨证。若小腹胀痛或刺痛,多属气滞或血瘀;小腹冷痛,得温痛减者,多属寒凝或阳虚;小腹隐痛,劳则加剧者,多属气血两虚,胞脉失养。

(二)问带下

带下是指妇女阴道内的白色或无色透明无臭的黏性液体,具有润泽阴道、防御外邪入侵的作用。在月经前后、排卵期或妊娠早期,带下稍有增多,属生理现象。若带下过多,淋漓不断,或伴有颜色、质地、气味等异常改变者,均属病理性反应。

问带下,应注意询问带下量的多少、颜色、质地、气味及伴随症状等。

1. 白带　带下色白量多,质稀,淋漓不断,多属脾肾阳虚,寒湿下注所致。带下色白质稠,状如凝乳,或呈豆腐渣状,气味酸臭,伴阴部瘙痒者,多属湿浊下注。

2. 黄带　带下色黄质黏,气味臭秽者,多属湿热下注。

3. 赤白带　白带中混有血液,赤白杂见,质黏无臭者,多属肾阴不足,阴虚火旺所致;黏腻臭秽者,多因肝经湿热下注或热毒蕴蒸所致。

若绝经后又见杂色带下(古称五色带),伴气味臭秽者,应及时做专科检查,进一步明确诊断。

十、问男子

成年男子在生理上有阴茎勃起、排泄精液等特点,病理上易出现阳痿、早泄、遗精等异常变化。临诊应询问男子有无阴茎勃起及排精方面的异常情况,以作为男科或其他疾病的诊断依据。

1. 阳痿　指成年男子阴茎不能勃起,或勃起不坚,或坚而不久,影响房事。如阳痿精冷,兼腰膝酸软、神疲倦怠、畏寒肢冷、面白舌淡、脉沉细者,为肾阳不足,命门火衰;如伴心悸失眠、神疲乏力、纳呆食少、腹胀便溏、面色萎黄者,属心脾两虚,气血不足;如伴情志抑郁或烦躁易怒、胸胁胀痛者,属肝郁气滞,血行不畅;如伴心悸胆怯、多疑易惊、夜寐不安者,属惊恐伤肾;如伴阴囊潮湿瘙痒、下肢酸困、小便黄赤、苔黄腻、脉濡数者,属湿热下注,宗筋弛纵。如阳痿继发于外伤或手术之后,多属瘀血阻络所致。

2. 遗精　指不因性交而精液自行遗泄。有梦遗和滑精之分。有梦而遗者,为梦遗;无梦而遗,甚至清醒时精液自流者,为滑精。若成年未婚男子或已婚夫妻分居,长期无性生活者,一月遗精1~2次,次日并无不适感或其他症状,属正常生理现象,称溢精。

如心烦失眠,少寐多梦,梦则遗精,口干尿赤,舌红少苔,脉细数者,属心肾不交;如遗精频作,或尿时有少量精液外流,小便热涩浑浊,口苦而腻,舌红苔黄腻,脉濡数者,属湿热下注;如劳则遗精,心悸怔忡,失眠健忘,面色萎黄,四肢困倦,食少便溏,舌淡脉弱者,属心脾两虚;遗精频作,甚至滑精,精神萎靡,形寒肢冷,阳痿早泄,精冷尿多,或尿少浮肿,或余沥不尽,舌淡嫩浮胖,边有齿痕,苔白滑,脉沉迟无力者,属肾阳亏虚,肾气不固。

3. 早泄　指性交不能持久,甚至一触即泄,不能进行正常房事。如阳痿早泄,腰膝酸软,或冷痛,神疲乏力,面色㿠白,舌淡嫩胖,边有齿痕,苔白滑,脉沉迟无力者,属肾阳亏虚;若遗精早泄,心烦失眠,腰膝酸软,潮热盗汗,舌红少苔,脉细数者,属肾阴不足。

十一、问小儿

根据小儿脏腑娇嫩、发育迅速的生理特点和发病较快、变化迅速、易虚易实的病理特点,临床进行儿科问诊时,除询问一般内容外,还需结合小儿的特点,重点询问以下内容。

1. 问出生前后情况　应视小儿的年龄阶段不同,询问的内容应有所侧重。

新生儿(出生后至1个月)的疾病多与先天因素或分娩情况有关,应着重询问妊娠期及产育期母亲的营养健康状况,有何疾病,曾服何药,分娩时是否难产、早产等,以了解小儿的先天情况。

婴幼儿(1个月至3周岁),发育较快,应重点询问喂养方法及坐、爬、立、走、出牙、学语的迟早情况,从而了解小儿后天营养状况和生长发育是否正常,为这一年龄段常患的营养不良、呕吐、腹泻及"五迟""五软"等病的诊断提供依据。

2. 问预防接种、传染病史　小儿6个月至5周岁之间,从母体获得的先天免疫力逐渐消失,而后天免疫功能尚未形成,故易感染水痘、麻疹等急性传染病。如患过某些传染病,如麻疹,常可获得终身免疫力。而密切接触传染病患者,如水痘、痄腮等,常可引起小儿感染发病。预防接种,可帮助小儿建立免疫防御,以减少感染发病。

另外,如梅毒、艾滋病、病毒性肝炎等疾病可由母婴传播而使小儿染病。

因此,询问小儿的预防接种情况及传染病史可为以上传染性疾病的诊断提供重要依据。

3. 问发病原因　由于小儿脏腑娇嫩,抵抗力弱,调节功能低下,易受气候及环境影响,感受六淫之邪而导致外感病,出现发热恶寒、咳嗽、咽痛等症;小儿脾胃薄弱,消化力差,极易伤食,出现呕吐、泄泻等症;婴幼儿脑神经发育不完善,易受惊吓,而见哭闹、惊风等症。因此,临床应针对小儿发病的常见原因,如是否外感寒热、内伤饮食、受惊吓等进行询问了解。

此外,还应询问小儿家族遗传病史。

（魏 红　李琳荣）

复习思考题

1. 临床常见的四种寒热类型应如何辨别?
2. 里证特殊性汗出主要包括哪四种? 各有何临床意义?
3. 如何鉴别虚实、寒热导致的疼痛?
4. 问口渴的临床意义有哪些?

扫一扫 测一测

03章 微课视频

◇◇◇ **第四章** ◇◇◇

切 诊

📝 **学习目标**

> 1. 掌握寸口诊法的方法,正常脉象的表现及特点。
> 2. 掌握常见脉象的脉象特征与临床意义。
> 3. 掌握相兼脉概念与主病规律。
> 4. 熟悉脉诊的原理及意义,脉象的生理变异,诊妇人脉、诊小儿脉的内容。
> 5. 熟悉按诊的方法、意义和一般内容。
> 6. 了解遍诊法、三部诊法的概念、方法,真脏脉的概念及临床意义。

切诊分脉诊和按诊两部分,是医生用手对患者体表某些部位进行触、摸、按、压,从而获得病情资料的一种诊察方法。

第一节 脉 诊

脉诊即切脉,是医生用手指切按患者的脉搏,感知脉动应指的形象,以了解病情的诊察方法。脉诊是中医最具特色的诊法之一,在长期的中医临床实践过程中,脉诊得到了历代医家的重视。

传统脉诊是凭借医生手指的灵敏触觉来体会分辨。因此,学习脉诊既要掌握脉学的基本理论、基本知识,又要掌握切脉的基本技能,勤于实践,悉心体会,才能做到心中明了,指下易辨。

一、脉象形成的原理

脉象是脉动应指的形象。脉象的形成与心脏的搏动、脉道的通利和气血的盈亏直接相关。人体的血脉贯通全身,内连脏腑,外达肌表,运行气血,周流不休,故脉象能反映全身脏腑功能、气血阴阳的整体状况。

(一) 心脏搏动是形成脉象的动力

心主血脉,心脏搏动以推动血液在脉管内正常运行,从而形成脉搏。因此,心脏搏动是形成脉象的动力。心脏的搏动和血液在血管中的运行均由心气所主宰,并为宗气所推动。《灵枢·邪客》说:"宗气积于胸中,出于喉咙,以贯心脉而行呼吸焉。"指出心之搏动、血之运行虽由心所主宰,但亦为宗气之所司,故心气充沛,宗气贯行心脉,则心脏搏动如常、脉道通利无阻。

(二) 气血运行是形成脉象的基础

脉为血府,脉管是气血运行的通道。脉道必赖血液以充盈,因而血液的盈亏,直接关系到脉象的强弱；气为血帅，血液的运行全赖于气的推动与固摄，心搏的强弱和节律亦赖气的调节；血为气母，血载气行则周身得养。因此，气血运行是脉象形成的物质基础，脉象可在一定程度上反映气血的状况。若气血充足，则脉象和缓有力；气血不足，则脉象细弱无力；气滞血瘀，则脉象滞涩而不畅。

(三) 脏腑协同是脉象正常的前提

血液能在脉管中运行不息，流布全身，除了心脏的主宰、推动作用外，还必须其他四脏的协调、配合。肺主气，司呼吸，肺脏通过"肺朝百脉"的联系和参与宗气的生成而调节全身气血的运行，即具有助心行血的功能。脾胃受纳、运化水谷精微，为气血生化之源，决定着脉象"胃气"的有无；脾主统血，保障血液在脉管内循行而不溢于脉外。肝藏血，主疏泄，既能调节循环血量，又可促使气血运行畅通无阻。肾藏精，为元阴、元阳之根，也是脉象之根；而肾精可以化血，是血液生成的重要来源之一。可见，正常脉象的形成，有赖于脏腑功能的协同、配合。

二、脉诊的部位、方法和注意事项

(一) 脉诊的部位

切脉的部位可分为遍诊法、三部诊法和寸口诊法三种。自晋以来主要用寸口诊法，遍诊法和三部诊法已较少采用，只在危急的病证及两手寸口无脉时，才配合使用。

1. 遍诊法　遍诊法源自《黄帝内经》，在《素问·三部九候论》曰："人有三部，部有三候，以决死生，以处百病，以调虚实，而除邪疾。"即切脉的部位有头、手、足三部，每部又各分天、地、人三候，合而为九，故又称为"三部九候法"（表4-1、图4-1）。

表4-1　遍诊法诊脉部位及临床意义

三部	九候	相应经脉和穴位		诊断意义
上部(头)	天	足少阳经(两额动脉)	太阳穴	候头角之气
	地	足阳明经(两颊动脉)	巨髎穴	候口齿之气
	人	手少阳经(耳前动脉)	耳门穴	候耳目之气
中部(手)	天	手太阴经	寸口部的太渊穴、经渠穴	候肺
	地	手阳明经	合谷穴	候胸中之气
	人	手少阴经	神门穴	候心
下部(足)	天	足厥阴经	五里或太冲穴	候肝
	地	足少阴经	太溪穴	候肾
	人	足太阴经	箕门穴或足阳明冲阳穴	候脾胃

2. 三部诊法　首见于汉代张仲景《伤寒杂病论》，即诊人迎、寸口、跌阳三脉。其中，以寸口候十二经，以人迎、跌阳分候胃气；也有加太溪脉，以候肾气者。

3. 寸口诊法　寸口又称"气口"或"脉口"，位于腕后高骨(桡骨茎突)内侧桡动脉所在部位。寸口诊法，始见于《黄帝内经》，详于《难经》，推广于晋代王叔和的《脉经》。

寸口又分寸、关、尺三部，即以桡骨茎突为标记，其内侧部位即为关，关前(腕端)为寸，关后(肘端)为尺，两手合而为六部脉。寸、关、尺三部又可施行浮、中、沉三候。《难经·十八难》说："三部者，寸、关、尺也；九候者，浮、中、沉也。"由此可见，寸口诊法的三部九候，与遍诊法的三部九候名同而实异。

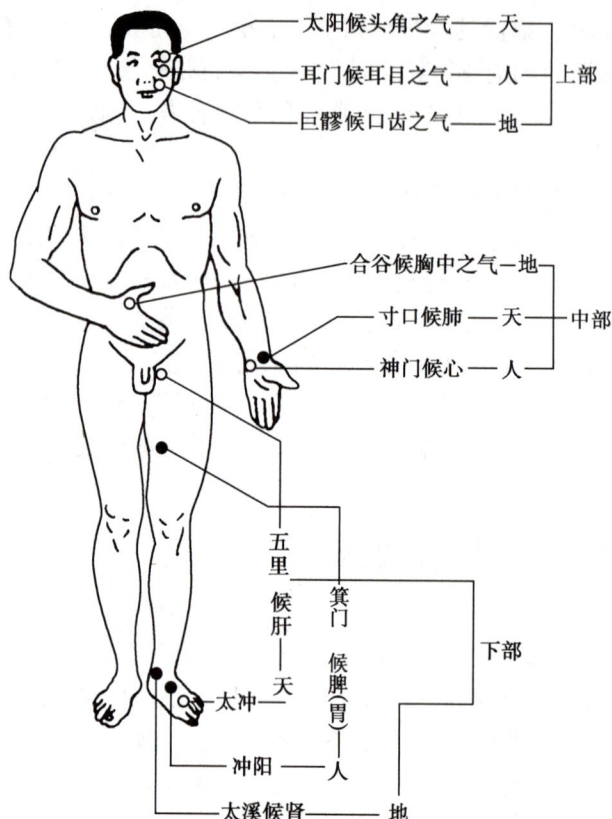

图 4-1　三部九候诊法示意图

诊脉独取寸口的原理,一是寸口脉为手太阴肺经原穴太渊所在之处,十二经脉之气汇聚于此,故称为"脉之大会";二是肺朝百脉,因而寸口脉气能够反映五脏六腑的气血状况;三是手太阴肺经起于中焦,与脾经同属太阴,肺与脾胃之气相通,而脾胃为后天之本,气血生化之源,因此寸口可以诊察脾胃之气,也可了解全身脏腑气血的情况;四是寸口在腕后,此处肌肤薄嫩,脉易暴露,切按方便。

寸、关、尺分候脏腑首见于《黄帝内经》,所叙述的内容为:

左寸外以候心,内以候膻中。右寸外以候肺,内以候胸中。

左关外以候肝,内以候膈。右关外以候胃,内以候脾。

左尺外以候肾,内以候腹中。右尺外以候肾,内以候腹中。

后世对寸、关、尺分候脏腑,多以《黄帝内经》为依据而略有变更(表 4-2)。

必须指出,寸口部寸、关、尺分配脏腑,其所候的是五脏六腑之气,而不是脏腑之脉出于何部。

(二) 脉诊的方法及注意事项

1. 时间　《黄帝内经》认为清晨是诊脉的最佳时间,因为清晨尚未饮食及活动等,体内外环境都比较安静,气血经脉受到的干扰因素最少,故容易诊得患者的真实脉象。虽然临床实际中不可能都在平旦切脉,但诊脉时使患者处于平静的内外环境之中,是可以达到的。即诊脉之前,先让患者休息片刻,使呼吸调匀,气血平静,同时诊室保持安静,以利于医生体会脉象。

切脉的操作时间,一般 1 分钟以上,以 3~5 分钟为宜。诊脉时,医生的呼吸要自然均匀,用自己一呼一吸的时间去计算患者脉搏的次数,此即平息。此外,医生必须思想集中,全神贯注,仔细体会,才能识别指下的脉象。

表4-2 寸口分脏腑的几种学说比较表

文献	寸		关		尺		说明
	左	右	左	右	左	右	
《难经》	心 小肠	肺 大肠	肝 胆	脾 胃	肾 膀胱	肾 命门	大小肠配心肺是表里相属。右肾属火,故命门亦候于右尺
《脉经》	心 小肠	肺 大肠	肝 胆	脾 胃	肾 膀胱	肾 三焦	
《景岳全书》	心 心包络	肺 膻中	肝 胆	脾 胃	肾 膀胱 大肠	肾 三焦 命门 小肠	大肠配左尺,是金水相从;小肠配右尺,是火归火位
《医宗金鉴》	心 膻中	肺 胸中	肝 膈胆	脾 胃	肾 膀胱 小肠	肾 大肠	小肠配左尺,大肠配右尺,是以部位相配,故又以三焦分配寸、关、尺三部

2. 体位 患者取正坐位或正卧位,手臂放平,和心脏近于同一水平,直腕,手心向上,并在腕关节背垫上脉枕,以便于切脉。不正确的体位,会影响局部气血的运行而影响脉象;只有采取正确的体位,才能获得比较准确的脉象。

3. 指法 医生面对患者,以左手切按患者的右手,以右手按其左手。

(1)手指定位与布指:诊脉下指时,首先用中指定关,即医生用中指按在患者掌后高骨内侧关脉部位,接着用食指按关前的寸脉部位,无名指按关后的尺脉部位。三指呈弓形,指头平齐,以指目(即指尖和指腹交界棱起之处,与指甲二角连线之间的部位)按触脉体,因指目感觉较灵敏。布指疏密合适,要和患者的身高相适应,身高臂长者,布指宜疏,身矮臂短者,布指宜密。小儿寸口部位甚短,一般多用一指定关法诊脉,即用拇指统按寸、关、尺三部脉。

(2)单按与总按:三指平布,同时用力按脉,称为"总按",目的是总体体会三部九候脉象;分别用一指单按其中一部脉象,重点体会某一部脉象,称为"单按"。临床上总按、单按常配合使用。

(3)指力:常用的指力有举、按、寻。举、按、寻是指医生诊脉时运用指力的轻重和挪移,以诊察、辨别脉象的指法。滑伯仁在《诊家枢要》说:"持脉之要有三,曰举、曰按、曰寻。轻手循之曰举,重手取之曰按,不轻不重,委曲求之曰寻"。

举法:用手指较轻地按在寸口脉搏跳动部位以体察脉象,又称"浮取"或"轻取"。按法:手指用力较重,甚至按到筋骨以体察脉象,又称"沉取"或"重取"。寻法:指力适中,不轻不重,按至肌肉而取脉的方法,又称"中取"。寻也有找寻之意,指力从轻到重,从重到轻,左右前后推寻,以寻找脉动最明显的特征。

4. 注意事项

(1)环境安宁:诊脉时应注意诊室环境安静,避免因环境嘈杂对医生和患者的干扰。

(2)静心凝神:医生诊脉时应安神定志,集中注意力认真体察脉象。患者须平心静气,如有运动、情绪激动等因素,应让其休息片刻,待其平静后方可诊脉,避免干扰脉诊结果。

(3)体位正确:诊脉时应尽量使寸口与心脏保持在同一水平,不宜将手臂过高抬起、双手握拳,不要压迫、扭转或低垂上臂等,以免影响局部气血运行,产生与疾病无关的脉象。

三、脉象要素及正常脉象

(一) 脉象要素

中医脉象名目繁多,而不同类型的兼脉更难以计数,因此,将脉象按其要素归类论述,可以达到执简驭繁的目的。

脉象要素通常以位、数、形、势四方面进行分析归纳,以四要素统括 28 脉。

位,指脉搏位置的浅深;数,指脉搏的至数和节律;形,指脉形的粗细、长短,脉管的硬度及脉搏往来的流利度;势,指脉搏力量的强弱,而与脉的硬度和流利度也密切相关。任何一种脉象都具有"位、数、形、势"四种要素,可以归纳为"深浅、至数、节律、粗细、长短、强弱、硬度和流利度"等八个方面的特征,这些要素和特征的不同变化及组合,就成为多种多样的脉象。

了解脉象的四大要素和八个方面的特征,将有助于理解和掌握平脉及 28 脉的脉象,学会在比较中识别各种脉象。

1. 脉位　是指脉动显现部位的浅深。脉位表浅为浮脉;脉位深沉为沉脉。

2. 至数　是指脉搏的频率。中医以一个呼吸周期为脉搏的计量单位。一呼一吸为"一息"。一息脉来四五至为平脉,一息五至以上为数脉,一息不足四至为迟脉。

3. 脉长　是指脉动应指的轴向范围长短。即脉动范围超越寸、关、尺三部,称为"长脉";应指不及寸、尺两部,但见关部或寸部者,均称为"短脉"。

4. 脉力　是指脉搏力量的强弱。脉搏应指有力为实脉,应指无力为虚脉。

5. 脉宽　是指脉动应指的径向范围大小,即手指感觉到脉道的粗细(不等于血管的粗细)。脉道宽大的为大脉,狭小的为细脉。

6. 流利度　是指脉搏来势的流利通畅程度。脉来流利圆滑者为滑脉;来势艰难,不流利者为涩脉。

7. 紧张度　是指脉管的紧急或弛缓程度。脉管绷紧为紧脉;弛缓为缓脉。

8. 均匀度　包括两个方面,一是脉动节律是否均匀;二是脉搏力度、大小是否一致。一致为均匀;不一致为参差不齐。

(二) 正常脉象

1. 正常脉象特征　正常脉象即平脉,也称常脉。表现为寸、关、尺三部有脉,一息四至(闰以太息五至,相当于 60~90 次 / 分),不浮不沉,不大不小,从容和缓,柔和有力,节律一致,尺脉沉取有一定力量,并随生理活动和气候环境的不同而有相应正常变化。

平脉的特点:有胃、有神、有根。

脉有胃气:胃为水谷之海,后天之本,是气血之源。人以胃气为本,有胃气则生,少胃气则病,无胃气则死;脉亦以胃气为本,充则健,少则病,无则亡。脉象从容、和缓、流利,是有胃气的基本特征。即使是病脉,不论浮沉迟数,但有徐和之象,便是有胃气。诊察脉象胃气的盛衰有无,对于判断脾胃的功能、气血的盛衰及疾病的预后有重要意义。

脉象有神:心主血而藏神,脉为血之府,血、脉为神之基,神为血、脉之用。因此,平人的脉象必然有神。脉象有神的主要表现是柔和有力,节律整齐。即使微弱之脉,微弱之中不至于完全无力者为有神;弦实之脉,弦实之中仍带有柔和之象,且节律整齐者为有神。诊察脉象神之有无,可判断心气之盛衰和全身神的得失。

脉象有根:肾为先天之本,元阴、元阳之所藏,是人体脏腑组织功能活动的原动力。因此,肾气充足,反映于脉象必根基坚实。脉象有根主要表现为沉取应指有力,尺部尤显。病虽重,尺脉尚滑实有力,提示肾气犹存,还有生机。因此,诊察脉象根之有无,可测知肾精的盈亏和肾气的盛衰。

总之,脉象之有胃、有神、有根是正常脉象所必备的条件。无论何种脉象,只要有力之中不失柔和,和缓之中不失有力,节律整齐,尺部沉取应指有力,就是有胃、神、根的表现,脉属正常,或虽患病,精气未败,生机犹存,预后尚好。

2. 正常脉象的生理变异 脉象随人体内外因素的影响而有相应的生理性变化,切脉时应考虑这一点。

(1)四季气候:外界环境的变化时时影响着人体的生命活动,人体适应这种变化的生理性调节可以反映在脉象上。故平人应四时,而有春微弦、夏微洪、秋微浮、冬微沉的脉象变化。此为应时之脉,属无病,反此则病。

(2)地理环境:地理环境也能影响脉象。南方地势低下,气候温热、潮湿,人体肌腠疏松,故脉多细软或略数;北方地势高峻,空气干燥,气候偏寒,人体肌腠紧缩,故脉多沉实。

(3)性别:性别不同,则体质有差异,脉象亦不同。妇女脉象较男子濡弱而略快,妊娠期脉常见滑数而充和。

(4)年龄:年龄越小,脉搏越快,婴儿每分钟脉搏120次;五六岁的幼儿,每分钟脉搏90~110次;年龄渐长则脉象渐和缓。青年体壮脉搏有力,老人气血虚弱,精力渐衰,脉搏较弱。儿童脉象较软,老人脉多兼弦。

(5)体格:身躯高大的人,脉的显现部位较长;矮小的人,脉的显现部位较短。瘦人肌肉薄,脉常浮;肥胖的人,皮下脂肪厚,脉常沉。运动员脉多缓而有力。

(6)情志:一时的精神刺激,也可引起脉象变化。如喜则伤心而脉缓,怒则伤肝而脉急,惊则气乱而脉动等,当情志恢复平静之后,脉象也恢复正常。

(7)劳逸:剧烈运动和远行之后,脉多急疾;入睡之后,脉多迟缓;脑力劳动之人,脉多弱于体力劳动者。

(8)饮食:饭后、酒后脉多数而有力;饥饿时脉象稍缓而乏力。

此外,少数人会出现脉位变异。若脉不见于寸口,而从尺部斜向手背,称为"斜飞脉";若脉出现在寸口的背侧,称为"反关脉";还有出现于腕部其他位置的,都是生理特异的脉位,即桡动脉解剖位置的变异,不属病脉。

由于禀赋的不同,若六脉沉细等同而无病者,称为"六阴脉";若六脉洪大等同而无病者,称为"六阳脉",均不属病脉。

四、常见脉象及其临床意义

脉象是通过位、数、形、势等四大要素来体察的。具体表现在:浮、沉是脉位的不同,迟、数是至数的不同,虚、实是力量强弱的不同,此外还有脉象的长度、宽度、流利度、紧张度、均匀度等不同。许多脉象,是多要素、多方面结合而成,如洪、细是脉形和脉势均有异常。下面介绍临床常见28脉的脉象特征及其临床意义。

1. 浮脉

【脉象特征】脉位表浅,轻取即得,重按稍减而不空。

【临床意义】主表证,亦主虚证。

【机理分析】邪袭肌腠,卫阳抵抗外邪,则脉气鼓动于外,应指而浮。但久病体虚,亦可见浮脉,多浮大无力,不可误作外感论治。

生理性浮脉可见于形体消瘦,脉位相对表浅者。夏秋之时阳气升浮,脉象亦可微浮。

2. 沉脉

【脉象特征】脉位深沉,轻取不应,重按始得。

【临床意义】主里证。

脉诊动画
示意图

【机理分析】若邪滞于里,气血被遏,脉气内敛,则脉沉而有力;若脏腑虚弱,或阳虚气陷,无力升发,脉气鼓动无力,故脉沉而无力。

生理性沉脉可见于形体肥胖,脉位相对深沉者。冬季气血收敛沉潜,脉象亦可偏沉。

3. 迟脉

【脉象特征】脉率减慢,一息不足四至(相当于每分钟脉搏60次以下)。

【临床意义】主寒证,亦主热结证。

【机理分析】寒凝气滞,困遏阳气,故脉象迟而有力;若阳气虚衰,无力推动气血运行,故脉象迟而无力。

迟脉并非皆为寒证,伤寒阳明病邪热与燥屎互结,阻滞脉气流行,可见脉迟而有力。

生理性迟脉可见于久经锻炼的运动员,脉迟而和缓有力。

4. 数脉

【脉象特征】脉率增快,一息五至以上(相当于每分钟脉搏在90次以上)。

【临床意义】主热证,亦主虚证。

【机理分析】热邪亢盛,气血运行加速,故见脉象数而有力;久病阴虚,虚热内生,脉象细数无力;若虚阳浮越,则脉数大而无力,按之豁然内空。

生理性数脉可见于儿童(每分钟110次左右)和婴儿(每分钟120次左右)。正常人在运动和情绪激动时,脉率也加快。

5. 洪脉(附大脉)

【脉象特征】脉体宽大而浮,充实有力,状若波涛汹涌,来盛去衰。

【临床意义】主邪热亢盛,亦主邪盛正衰。

【机理分析】伤寒阳明热盛,或温病热入气分,邪热充斥于里,气盛血涌,脉道扩张,故脉见洪象;若久病气虚,或虚劳、失血、久泄等病证见洪脉,则多属邪盛正衰的危候。

生理性洪脉可见于夏季,夏季阳气亢盛,脉象稍显洪大。

附:

大脉:脉体宽大,但无脉来汹涌之势。大脉的出现提示病情加重,若脉大而数实为邪实,脉大而无力则为正虚。大脉亦见于健康人,其特点为脉大而和缓、从容,寸口三部皆大,为体魄健壮之征象。

6. 细脉

【脉象特征】脉细如线,但应指明显。

【临床意义】主气血两虚,诸虚劳损,又主湿病。

【机理分析】气虚无力鼓动血液运行,营血亏虚不能充盈脉道,故脉体细小而软弱无力;湿邪阻遏脉道,气血运行不利,亦可见细脉。若温热病神昏谵语而见细数脉,是热邪深入营血或邪陷心包的征象。

生理性细脉可见于冬季,因寒冷外束,脉道收缩,故脉象偏于沉细。

7. 微脉

【脉象特征】极细极软,按之欲绝,若有若无。

【临床意义】主气血大虚,阳气衰微。

【机理分析】阳衰气微,无力鼓动,营血大虚,脉道失充,故见微脉。轻取之脉象似有似无,为阳气大衰;重按之似有似无,为阴液涸竭。久病脉微,是正气将绝;新病脉微,是阳气暴脱。

8. 散脉

【脉象特征】浮散无根,稍按则无,至数不齐。

【临床意义】主元气离散,脏腑之气将绝。

【机理分析】气血衰败,阴阳不敛,元气离散,脉气散乱不收,故轻取浮散而不聚,重按则漫无根蒂,节律紊乱,古人喻为"散似杨花无定踪"。

9. 虚脉

【脉象特征】三部脉举之无力,按之空虚。

【临床意义】主虚证。

【机理分析】气不足以运其血,故脉来无力;血不足以充其脉,则脉道空虚。因此,虚脉多见于气血两虚及脏腑诸虚。

10. 实脉

【脉象特征】三部脉举按均有力。

【临床意义】主实证。

【机理分析】邪气亢盛而正气不虚,正邪相搏,气血壅盛,脉道充盈,故应指有力。

11. 滑脉

【脉象特征】往来流利,如珠走盘,应指圆滑。

【临床意义】主痰饮,食滞,实热。

【机理分析】实邪壅盛于内,气实血涌,故脉势往来甚为流利,应指圆滑而无碍滞。

生理性滑脉可见于妇女妊娠期,是气血充盛而调和的表现。正常人脉滑而和缓,是营卫充实之象,亦属平脉。

12. 涩脉

【脉象特征】脉细而行迟,往来艰涩不畅,如轻刀刮竹。

【临床意义】主伤精、血少,或气滞血瘀、痰食内阻。

【机理分析】精亏血少,不能充养经脉,气血不畅,脉气往来艰涩,故脉象涩而无力;若气滞血瘀或痰食胶固,气机受阻,血行壅滞,则脉象涩而有力。

13. 长脉

【脉象特征】首尾端直,超过本位。

【临床意义】主阳、热、实证,亦可见于常人。

【机理分析】阳亢、热盛、痰火内蕴,使脉气盈满,脉道充实,故脉象长而满溢,前、后超过寸、尺部位。

长脉也可见于正常人。其脉象长而和缓有力,是气血充足,精神健旺之佳象,故《素问·脉要精微论》说:"长则气治"。

14. 短脉

【脉象特征】首尾俱短,不及三部。

【临床意义】主气病。有力为气郁,无力为气虚。

【机理分析】气虚不足,无力鼓动血行,故脉象短而无力;若气郁血瘀,或痰滞食积,阻碍脉道,以致脉气不伸,则脉象短涩而有力。"短则气病",短脉不可概作不足论,应结合脉之有力、无力加以分辨。

15. 弦脉

【脉象特征】端直以长,如按琴弦。

【临床意义】主肝胆病,诸痛,痰饮。亦可见于虚劳。

【机理分析】肝主疏泄,调畅气机,以柔和为贵。邪气犯肝,肝失疏泄,气机郁滞,或痰饮内阻,诸痛,阻滞气机,脉气因而紧张,则出现弦脉。若虚劳内伤,中气不足,肝木乘脾,亦见弦脉;若弦细而劲急,如循刀刃,是脉中胃气全无,病多难治。

笔记栏

生理性弦脉可见于春季,应自然界生发之气,故脉象微弦而柔和。老年人阴血不足,脉道渐失柔和之弹性,亦可见弦脉。

16. 紧脉

【脉象特征】脉势紧张有力,状如牵绳转索,坚搏抗指。

【临床意义】主寒证,痛证,宿食。

【机理分析】寒邪侵袭人体,阻碍阳气运行,正气与寒邪与相搏,导致脉道紧张而拘急,而见紧脉。寒邪在表,脉象浮紧;寒邪在里,脉象沉紧。剧痛、宿食之紧脉,亦是因寒邪、食积与正气激烈搏斗,脉失柔和所致。

17. 缓脉

【脉象特征】一息四至,来去缓怠,或脉势纵缓。

【临床意义】主湿病,脾胃虚弱。

【机理分析】缓脉的脉率稍慢于平脉而快于迟脉。湿性黏滞,气机为湿所困,或脾胃虚弱,气血不足,脉道失于充盈鼓动,故脉象缓怠无力,弛纵不张。患病之人脉象转缓,是正气恢复之征。

生理性缓脉是指脉来从容不迫,应指均匀,和缓有力,是神气充沛的正常脉象。

18. 芤脉

【脉象特征】浮大中空,如按葱管。

【临床意义】主失血,伤阴。

【机理分析】因突然失血过多,血量骤减,营血不足以充实脉道;或津液大伤,血失充养,阴伤则阳无所附而散于外,故见芤脉。

19. 革脉

【脉象特征】浮而搏指,中空外坚,如按鼓皮。

【临床意义】主亡血,失精,半产,漏下。

【机理分析】由于精血不藏而亏虚,导致气无所恋而浮越于外,因而脉来浮大搏指,如按鼓皮,外强中干,有刚无柔。

20. 牢脉

【脉象特征】沉而实大弦长,坚牢不移。

【临床意义】主阴寒内实,疝气癥瘕。

【机理分析】因阴寒内积,阳气沉潜于下所致。牢脉主实,有气血之分,癥积、肿块,是实在血分;瘕聚、疝气,是实在气分。若牢脉反见于失血、阴虚等证,当属危重征象。

21. 弱脉

【脉象特征】沉而细软。

【临床意义】主气血不足,阳气亏虚。

【机理分析】血虚脉道不充,则脉细;阳气亏虚,鼓动乏力,则脉位深沉而软弱无力。病后正虚,见弱脉为顺;新病邪实,见弱脉为逆。

22. 濡脉

【脉象特征】浮而细软,如絮浮水,轻手相得,按之无有。

【临床意义】主诸虚,又主湿。

【机理分析】因阴虚不能敛阳则脉浮软,精血不充则脉细弱;湿邪阻遏脉道,也可见濡脉。

23. 伏脉

【脉象特征】重按推筋着骨始得,甚则伏而不见。

【临床意义】主邪闭,厥证,也主痛极。

【机理分析】因邪气内伏,或气机逆乱而厥,或气机不通而痛,脉气皆不得宣通而见伏脉。伏而无力为气血虚损,阳气欲绝,不能鼓脉于体表所致。若两手脉深伏,同时太溪与跌阳脉都不见者,属危证。

24. 动脉

【脉象特征】脉形如豆,滑数而短,厥厥动摇,关部尤显。

【临床意义】主疼痛,惊恐。

【机理分析】痛则阴阳不和,气为血所阻滞;惊则气血紊乱,脉行躁动不安,阴阳相搏。故脉道随气血冲动而滑数有力,但脉体较短。

25. 促脉

【脉象特征】脉来数而时止,止无定数。

【临床意义】主阳盛实热,气血痰饮宿食停滞;亦主脏气虚弱,阴血衰少。

【机理分析】阳盛热结,阴不和阳,故脉来急数;气血痰饮宿食停滞,脉气不相接续而时有歇止。若真元衰惫,脏气虚弱,阴血衰少,以致脉气不相接续,则脉促而细小无力,多属虚脱之象。

26. 结脉

【脉象特征】脉来缓而时止,止无定数。

【临床意义】主阴盛气结,寒痰血瘀,亦主气血虚衰。

【机理分析】阴寒内盛,阻困阳气,血行缓慢,故脉来迟缓;气结、痰凝、血瘀,脉气阻滞,故时有歇止,且结而有力。久病虚损,阳气微弱,脉气不续,则结而无力。

27. 代脉

【脉象特征】脉来无力,时有歇止,止有定数,良久方来。

【临床意义】主脏气衰微,亦主痛证,惊恐,跌仆损伤等。

【机理分析】脏气衰微,气血亏损,元气不足,鼓动乏力,以致脉气不能接续,故脉来时有歇止,良久复还,止有定数。至于痛证、惊恐、跌仆损伤诸病而见代脉,是因病而致脉气不能接续,脉亦见歇止。

28. 疾脉

【脉象特征】脉来急疾,一息七八至(每分钟 120 次以上)。

【临床意义】主阳极阴竭,元气将脱。

【机理分析】伤寒、温病在热邪亢极之时,脉疾而有力,按之益坚,是阳亢无制、真阴垂危之候;若疾而虚弱或散乱,是元气将脱之征。痨瘵亦可见疾脉,多属危候。

生理性疾脉可见于剧烈运动后。婴儿脉率一息七至亦属平脉,不作疾脉。

课堂互动

热证可见哪些脉象?

五、脉象鉴别、相兼脉和真脏脉

(一) 相似脉的鉴别

上述 28 种脉象在位、数、形、势上各具特点,可以鉴别;但有些类似脉象容易混淆不清,切脉时指下必须细心比较异同,加以区分。

1. 比类法 即在近似脉象之间采取同中求异的鉴别方法。现在一般多采用浮、沉、迟、数、虚、实六脉为纲,对28脉进行归类,然后在同一类脉象之间加以比较,就能提纲挈领、执简驭繁地鉴别相似脉,并和八纲辨证相呼应(表4-3)。

表4-3 六纲脉比较表

脉纲	脉名	脉象	主病
浮脉类	浮	轻取即得,重按稍减而不空	表证,亦主虚证
	洪	指下极大如波涛汹涌,来盛去衰	邪热亢盛,亦主邪盛正衰
	濡	浮而细软	主诸虚,又主湿
	散	浮散无根,至数不齐	元气离散,脏腑之气将绝
	芤	浮大中空,如按葱管	失血,伤阴
	革	浮而搏指,中空外坚,如按鼓皮	亡血,失精,半产,漏下
沉脉类	沉	轻取不应,重按始得	里证
	伏	重按推筋著骨始得	邪闭,厥证,痛极
	牢	沉按实大弦长	阴寒内实,疝气,癥瘕
	弱	极软而沉细	气血不足
迟脉类	迟	脉来迟慢,一息不足四至	寒证
	缓	一息四至,脉来怠缓	湿证,脾胃虚弱
	涩	往来艰涩,如轻刀刮竹	气滞血瘀,精伤血少
	结	脉来缓慢,时见一止,止无定数	阴盛气结,寒痰血瘀,亦主气血虚衰
数脉类	数	一息五至以上	热证,亦主虚证
	促	脉来急数,时见一止,止无定数	阳盛实热,气血痰饮宿食停滞
	疾	一息七至以上,脉来急疾	主阳极阴竭,元气将脱
	动	脉形如豆,厥厥动摇,滑数有力	疼痛,惊恐
虚脉类	虚	举之无力,按之空虚	虚证
	微	极细极软,似有似无,至数不明	气血大虚,阳气衰微
	细	脉细如线,但应指明显	气血两虚,诸虚劳损,亦主湿
	代	脉来一止,止有定数,良久方来	脏气衰微,跌仆损伤
	短	首尾俱短,不及本位	有力为气郁,无力为气虚
实脉类	实	举按均有力	实证
	滑	往来流利,如盘走珠,应指圆滑	痰饮,食滞,实热
	紧	紧张有力,如牵绳转索	寒,痛,宿食
	长	首尾端直,超过本位	阳气有余,热证
	弦	端直以长,如按琴弦	肝胆病,痛证,痰饮,亦主虚劳

依据上表内容,比较任何两个相似之脉,就不难找出它们各自的脉象特征。

浮脉与虚、芤、散脉:四者脉位均表浅。但浮脉举之泛泛有余,重按稍减而不空,脉形不大不小;虚脉浮取无力,重按空虚;芤脉浮大中空,如按葱管;散脉浮散无力,漫无根蒂,稍用力则消失。

沉脉与伏、牢脉:三者脉位均较深,轻取不应。不同的是,沉脉重按乃得;伏脉较沉脉部位更深,着于筋骨,须推筋着骨始得;牢脉沉取实大弦长,坚牢不移。

迟脉与缓脉:均以息计,迟脉一息不足四至;缓脉稍快于迟脉,一息四至,脉来有冲和徐缓之象。

数脉与滑、疾脉:滑脉与数脉俱有脉率快的感觉,但滑脉强调脉的形与势,表现为圆滑流利,而数脉仅就至数言。数脉和疾脉都是脉率过快的脉象,但疾脉比数脉更快。

实脉与洪脉:两者脉势上都充实有力。但洪脉状若波涛汹涌,盛大满指,来盛去衰,浮取明显;而实脉长大坚实,应指力强,举按皆然,来去俱盛。

细脉与微、弱、濡脉:四者都是脉形细小而软弱之脉。但细脉脉形虽小却应指明显;微脉则极细极软,按之欲绝,似有似无;弱脉沉细而无力,濡脉浮细而无力,脉位与弱脉相反,轻取可以触知,重按反不明显。

芤脉与革脉:二脉都有中空之象。但芤脉浮大而中空乏力,脉管柔软,如按葱管;革脉浮大搏指,弦急中空,脉管较硬,如按鼓皮。

弦脉与长、紧脉:弦脉与长脉脉形皆长。但长脉超过寸、关、尺三部,长而不急;弦脉长而坚硬,如按琴弦,如循长竿。弦脉与紧脉脉气均紧张。但弦脉如按琴弦,端直以长,有锐利坚硬的指感;紧脉如按在拉紧的绳索上,其脉势绷急超过了弦脉。

短脉与动脉:两者在脉形上均较短。但短脉以脉形不及三部言,常兼涩迟而力弱;动脉其形如豆,常兼滑数有力。

结、代、促脉:都属于节律失常而有歇止的脉象。但结、促脉均为不规则的间歇,歇止时间短;而代脉则是有规则的歇止,且歇止时间较长。结脉与促脉虽都有不规则的间歇,但结脉是迟(缓)而歇止,促脉是数而歇止。

2. 对举法　即在相反脉象之间采取对比的方法鉴别脉象。

浮脉与沉脉:是脉位浅深相反的两种脉象。浮脉脉位表浅、轻取即得,主表,属阳;沉脉脉位深沉,轻取不应,重按始得,主里,属阴。

迟脉与数脉:是脉率快慢相反的两种脉象。迟脉搏动比正常脉慢,即一息不足四至,主寒;数脉搏动则比正常脉快,即一息五至以上,主热。

虚脉与实脉:是脉的搏动力量强弱相反的两种脉象。虚脉三部举按均无力,主虚证;实脉举按均有力,主实证。

滑脉与涩脉:是脉的流利度相反的两种脉象。滑脉往来流利通畅,指下圆滑;涩脉往来艰难滞涩,极不流利,如轻刀刮竹。

洪脉与细脉:是脉体宽度和气势均相反的两种脉象。洪脉脉体阔大,充实有力,来势盛而去势衰;细脉脉体细小如丝线,脉力较差,但应指明显。

长脉与短脉:是脉气长短相反之两种脉象。长脉的脉气搏动超过寸、关、尺三部,如循长竿;短脉则脉气不及,前达不到寸或后不及尺部。

紧脉与缓脉:是脉的紧张度相反的两种脉象。紧脉紧张有力,如按转绳;缓脉脉势和缓松弛,且一息四至。

(二) 相兼脉与主病

在28脉中,有些脉象属单一特征脉,如浮、沉、迟、数等。有些脉象本身具有几种单一脉象特征,称为"复合脉"。例如:弱脉由虚、沉、细三脉合成,濡脉由虚、浮、细三脉合成,牢脉由沉、实、大、弦、长五脉合成。

所谓"相兼脉",是指两个或两个以上单一或复合脉象相兼出现。相兼脉的主病,一般等于各组成脉象主病的综合。例如:浮脉主表,数脉主热,浮数脉即主表热;浮脉主表,紧脉主寒,脉浮紧则主表寒。又如,沉迟而有力之脉主里实寒证;沉迟而无力之脉主里虚寒证。由于临床病情错综复杂,相兼脉在临床上十分常见。

现将临床上常见的相兼脉及其主病举例如下。

浮紧脉,主外感风寒之表寒证,或风寒湿痹。

浮缓脉,主风邪伤卫,营卫不和,太阳中风的表虚证。

浮数脉,主风热袭表的表热证。

浮滑脉,主表证夹痰或风痰,常见于素体痰盛而又感受外邪者。

沉迟脉,主里寒证,常见于脾肾阳虚、阴寒凝滞。

沉弦脉,主肝郁气滞、寒滞肝脉或水饮内停。

沉涩脉,主血瘀,尤常见于阳虚而寒凝血瘀者。

沉缓脉,主脾虚而水湿停留。

弦数脉,主肝热证,常见于肝郁化火或肝胆湿热等证。

弦细脉,主肝肾阴虚、血虚肝郁或肝郁脾虚。

弦滑脉,见于肝郁夹痰、风阳上扰或痰饮内停等证。

滑数脉,主痰热、痰火、湿热或食积化热。

弦滑数脉,主肝火夹痰,肝胆湿热或肝阳上扰,痰火内蕴等证。

洪数脉,主气分热盛,多见于外感热病的中期。

细数脉,主阴虚火旺。

(三) 真脏脉

凡无胃、无神、无根的脉象,称为真脏脉,又称怪脉、败脉、死脉、绝脉。多见于疾病的后期,脏腑之气衰竭,胃气败绝的病证。古代医家将真脏脉归纳为"十怪脉",在十怪脉当中,除去偃刀脉、转豆脉、麻促脉,称为"七绝脉",分述如下:

1. 釜沸脉

【脉象特征】脉在皮肤,浮数之极,至数不清,如釜中沸水,浮泛无根。

【临床意义】为三阳热极,阴液枯竭之候,多为临死前的脉象。

2. 鱼翔脉

【脉象特征】脉在皮肤,头定而尾摇,似有似无,如鱼在水中游动。

【临床意义】此为三阴寒极,阳亡于外之候。

3. 虾游脉

【脉象特征】脉在皮肤,如虾游水,时而跃然而去,须臾又来,其急促躁动之象仍如前。

【临床意义】为孤阳无依,躁动不安之候。

4. 屋漏脉

【脉象特征】脉在筋肉之间,如屋漏水渗,良久一滴。即脉迟而结代,搏动无力。

【临床意义】此为胃气、营卫将绝之候。

5. 雀啄脉

【脉象特征】脉在筋肉间,连连数急,三五不调,止而复作,如雀啄食之状。

【临床意义】此为脾胃衰败,精气已绝于内。

6. 解索脉

【脉象特征】脉在筋肉之间,乍疏乍密,如解乱绳状。为时快时慢,散乱无序的脉象。

【临床意义】此为肾与命门元气将绝。

7. 弹石脉

【脉象特征】脉在筋肉之下,如指弹石,辟辟顶指,毫无柔软和缓之象。

【临床意义】此为肾气竭绝之象。

现代研究和临床实践表明:真脏脉绝大部分属心律失常,尤以心脏器质性病变为主;真脏脉的出现,预示疾病已发展至极严重的阶段,但并非都是必死不治之证,仍应尽最大努力进行救治。

六、诊妇人脉与小儿脉

(一) 诊妇人脉

妇人有经、孕、产等特有生理变化及相关疾病,其脉象亦出现相应改变。

1. 诊月经脉 妇女经期气血调和,则脉现滑数;妇人左关尺脉,忽洪大于右关尺脉,口不苦,身不热,腹不胀,是月经将至;寸关脉调和,而尺脉绝不至者,月经多不利。

妇人闭经有虚、实之分。尺脉虚细涩,是精血亏损的虚证;尺脉弦涩者,是气滞血瘀的实证;脉象弦滑者,是痰湿阻于胞宫。

2. 诊妊娠脉 妇人婚后月经停止,脉象滑数冲和,尺脉尤显,兼饮食异常,嗜酸或呕吐等症者,为妊娠之候。若午睡初起,脉亦滑疾有力,不可诊为孕脉。

3. 诊死胎脉 凡妊娠必阳气动于丹田,脉见沉滑,才能温养胎形。如果脉见沉涩,是精血不足,胎孕便可能受到损害。因此,妊娠期脉象沉而流利有力者,提示阳气和畅,胎孕正常;如脉沉而涩滞乏力,则胞孕可能有损,或是死胎。

4. 诊临产脉 孕妇将分娩时,其脉象亦有所变化。妇人临产之时,一是尺脉转为紧急而数;二是中指顶节两旁脉动较平时明显而剧烈。

(二) 诊小儿脉

小儿脉与成人不同,其寸口脉位狭小,寸、关、尺难分;而且小儿临诊时常惊动啼哭,脉气随之亦乱,故难于掌握。因此,诊小儿除须望食指络脉及注重四诊合参外,其脉诊也有其特色。

1. 一指三部诊法 三岁以下小儿,用右手大拇指按在高骨脉上,分三部以定息数;四岁以上小儿,则以高骨中线为关,以一指向两侧转动以寻三部;七八岁可以挪动拇指诊三部;九至十岁以上可以次第下指依寸、关、尺三部诊脉;十五岁可以按成人三部诊法进行。

2. 小儿脉象主病 三岁以下小儿,一息七八至为平脉;五六岁小儿,六至为平脉,七至以上为数脉,四五至为迟脉。只诊浮沉、迟数、强弱、缓急,以辨别阴阳寒热表里、邪正盛衰,不详求 28 脉。

浮数为阳,沉迟为阴。强弱可测虚实,缓急可测邪正。数为热,迟为寒。沉滑为痰食,浮滑为风痰。紧急主寒,和缓主湿,大小不齐为积滞。

小儿肾气未充,脉气止于中候。无论何脉,重按多不见。如重按乃见,便与成人的牢实脉同论。

七、脉诊的临床意义

(一) 辨别疾病的病位和病性

疾病的表现尽管极其复杂,但脉象的浮沉,常可反映病位的浅深。而疾病的脏腑定位,可以通过左、右手寸、关、尺三部的脉象变化识别。疾病的性质不外寒热、虚实,而迟脉、紧脉多主寒证,数脉、滑脉多主热证,虚、弱、细、微之类的脉象常提示正气不足,实、洪、弦、长之类的脉象多提示邪气亢盛。

(二) 推测疾病的病因和病证

《素问·经脉别论》说:"人之居处、动静、勇怯,脉亦为之变乎? ……凡人之惊恐、恚劳、动静,皆为变也。"说明各种病因均可引起脉象的相应变化。例如:长期忧愁,情志不遂,脉象多弦涩;暴饮暴食,食积胃肠,脉象多滑数。同时,有些病证的脉象有其一定的特殊性或倾向性,因而可以从这些脉象推测出具体的病症名称。例如:《金匮要略·胸痹心痛短气病脉证治第九》说:"脉阳微阴弦,即胸痹而痛。"文中"阳微"是指关前(寸部)脉微弱,为胸阳不足;"阴弦"指关后(尺部)脉弦急,为阴邪内盛。两者结合,说明上焦阳虚,下焦阴邪乘虚冲逆于上,故导致"胸痹而痛"。又如《金匮要略·水气病脉证并治第十四》所谓"寸口脉沉而迟,沉则为水,迟则为寒……少阳脉卑,少阴脉细,男子则小便不利,女子则经水不通",皆属以脉测病的例证。

(三)判断疾病的进退和预后

脉象的动态变化,对于推断疾病的进退预后,有一定的临床价值。如久病而脉渐趋和缓有力,是胃气渐复,病退向愈之佳兆;若虚劳、失血、久泄等病突见洪、实、牢、革等脉,则多属邪盛正衰之危候。外感热病,热势渐退,脉象出现缓和,是将愈之候;若脉急数而见烦躁,则病情加重。又如战汗,汗出脉静,热退身凉,为病退向愈;若脉躁疾而高热不退者,则为病进危候。

脉症合参以辨明病机和证型,能够防止盲目投药造成的"误治""坏病"等情况发生,从而对于临床正确施治具有重要的指导作用。

第二节 按 诊

按诊是医生用手直接触摸或按压患者身体的某些部位,以了解局部的冷热、润燥、软硬、压痛、肿块等异常变化,从而推断疾病部位、性质和病情轻重等情况的诊察方法。

运用按诊的方法进行诊病,早在《黄帝内经》即有论述,《素问·调经论》言:"实者外坚充满,不可按之,按之则痛。"至汉代张仲景对此亦多有发挥,其在《伤寒杂病论》中有多处记载将按诊作为诊断和治疗疾病的重要依据。清代以后,在医学著作中按诊独立成章,使按诊日益完善。中医按诊与现代医学诊断中的触法、叩法有许多相通之处,在学习和运用过程中可相互借鉴。

思政元素

触摸按叩,白衣礼仪

医生不仅需要精湛的技术和高尚的职业道德,更需要良好的职业形象。子曰:"不学礼,无以立",医者礼仪是医生职业素养的集中体现。中医按诊需要与患者身体进行直接接触,因此在按诊过程中,整洁端庄的仪表、亲切得体的语言、落落大方的神态更有利于体现对患者的尊重,稳定患者的心态,也更容易获得患者的信任,在诊疗过程中取得事半功倍的效果。

一、按诊的意义

按诊是切诊的重要组成部分,是四诊中不可缺少的一环。按诊能在望、闻、问的基础上进一步探明病变的部位、性质和程度,特别是对脘腹部疾病的诊断有着更为重要的作用,可以充实和完善其临床资料,提供客观的依据。如清代俞根初曰:"胸腹为五脏六腑之宫城,阴阳气血之发源。若欲知其脏腑何如,则莫如按胸腹。"

二、按诊的方法

按诊首先要选择好体位,然后充分暴露被检部位。根据检查的目的和部位不同,患者可取坐位或卧位。患者取坐位时,医生需面对患者而坐或站立,用左手轻扶病体,右手触摸按压某一局部,以检查肌肤、手足、腧穴等部位。按胸腹部时,患者须采取仰卧位,头垫低枕,全身放松,两手臂自然放于躯干两侧,两腿自然伸直,医生站在患者右侧,用右手或双手对患者胸腹某些部位进行切按。在切按患者腹内肿块或腹肌紧张度时,可让患者屈起双膝,以使腹肌松弛,便于探查深部情况。

按诊的手法有触、摸、按、叩四种。

(一) 触法

触法是医生以手指或手掌轻轻触摸患者局部皮肤,了解肌肤的凉热、润燥,多用于头额部、四肢及胸腹部的皮肤等。

(二) 摸法

摸法是医生以手指稍用力寻抚局部,探明局部的感觉情况及肿块的形态、大小、疼痛情况的一种检查方法。多用于胸腹、腧穴、浅表肿胀等。

(三) 按法

按法是医生用较大之力按压推寻局部,了解深部组织状况及压痛、肿块等的一种检查方法。可以用一手或两手重叠,逐渐压向深部,触到深部脏器或肿块后,用自然并拢的第二、三、四指的掌面贴紧皮肤滑动,以查明指下组织的张力,弹性或肿块的大小、形状、硬软,表面平滑度、压痛及移动度等。也可用二、三指垂直用力,逐渐加强,以确定骨骼、肌肉、内脏等部位的压痛点。多用于胸腹和深部肿块等。

触、摸、按压的区别表现在指力轻重不同,所达部位深浅有别。触者轻用力按皮肤,摸者稍用力达肌层,按者重指力诊筋骨或腹腔深部的情况。

(四) 叩法

叩法又称叩击法,是医生用手叩击患者身体某部,使之震动,产生叩击音、波动感或震动感,以了解病变情况的一种方法。根据叩击的方法不同,分为直接叩击法和间接叩击法两种。

1. 直接叩击法 是医生用手指直接叩击患者体表部位的检查方法。如直接叩诊鼓胀患者腹部,根据叩击音和手感,可辨别气鼓或水鼓。

2. 间接叩击法 是医生用左手掌平贴在患者体表,以右手叩击左手背,边叩边听取有无叩击音的异常,询问被叩击部位的感觉,以推测病情。如腰部有叩击痛,除考虑局部骨骼病变外,主要与肾脏疾病有关;右胁有叩击痛,可考虑与肝胆病有关等。

临床上,各种按诊手法是综合运用的。一般是先触摸,后按压,再叩击,由轻到重,由浅入深,逐层了解病变的情况。患者如有疼痛,可以从疼痛部位的远处或对侧,逐渐向患处移动,以减少疼痛刺激造成周围组织的紧张。

按诊时,医生要体贴患者,手法要轻柔,要善于运用手指和腕部的力量,避免突然暴力。注意手掌的温度适宜,防止过冷过热的刺激。要边检查边观察患者的表情变化,了解其痛苦所在。

三、按诊的内容

按诊的运用范围相当广泛,临床常用的按诊检查有按胸胁、按脘腹、按肌肤、按手足、按腧穴等。兹分别叙述如下。

(一) 按胸胁

胸胁即前胸和侧胸部的统称。前胸即缺盆(锁骨上窝)至横膈以上。侧胸部又称胁部,即胸部两侧,由腋下至十一、十二肋骨端的区域(图 4-2)。胸内藏心肺,胁内居肝胆,所以胸胁按诊,除诊察局部肌肤、骨骼病变之外,主要是诊察心、肺、肝、胆等重要脏腑的病变。按胸胁包括按胸部和按胁部两部分。

1. 按胸部 按胸部要注意虚里、胸廓及妇女乳房的检查。

(1)按虚里:虚里位于左乳下第四、五肋间,乳头下稍内侧,即心尖搏动处,为诸脉之所宗。按虚里可知宗气之强弱、疾病之虚实、预后之吉凶。诊虚里时,患者取仰卧位,医生站其右侧,用右手平抚于虚里部,注意诊察动气之强弱、至数和聚散。

正常情况下,虚里搏动不甚明显,仅按之应手,其搏动范围直径约2~2.5cm,动而不紧,缓而不急,动气聚而不散,节律清晰,是平人心气充盛,宗气积于胸中的表现。

虚里按之其动微而弱者为不及,是宗气内虚之征。若动而应衣为太过,是宗气外泄之象。虚里搏动迟弱,或久病体虚而动数者,多为心阳不足。按之弹手,洪大而搏,或绝而不应者,是心气衰绝,证属危候。胸高而喘,虚里搏动散漫而数者,为心肺气绝之兆。孕妇胎前产后,虚里动高者为危候。

此外,若因惊恐、大怒或剧烈运动后虚里动高,休息片刻即能平复如常者,不属病态。肥胖之人因胸壁较厚,虚里搏动不明显者,亦属生理。

(2)按胸廓:前胸高起,按之气喘,为肺胀;叩之膨膨然,其音清者,可见于气胸;若按之胸痛,叩之音实者,可为热邪壅肺或饮停胸膈;胸部外伤则见局部青紫肿胀而拒按。

(3)按乳房:正常乳房内有数个小结,按诊时可有颗粒感和柔韧感,无触痛。若乳房局部有压痛,伴红肿、灼热,常见于乳痈。当乳房内有肿块时,应注意肿块的数目、部位、大小、外形、硬度、压痛和活动度,以及腋窝、锁骨下淋巴结的情况。若妇女乳房有形如鸡卵的硬结肿块,边界清楚,表面光滑,推之活动而不痛者,为乳核;若乳房肿块呈多发性、扁平形,或串珠状结节,大小不一,质韧而不硬,与周围组织界限不清,病程较长,发展缓慢者,为乳癖;若肿块迅速增大,质地变硬,形状不规则,高低不平,边界不清,腋窝多可扪及肿块,有血性分泌物从乳头溢出,应考虑可能为乳癌。

2. 按胁部 肝脏位于右胁内,通过经脉与胆相连,肝上部在锁骨中线处平第五肋,下界与右肋弓下缘一致,故胁下一般不能触及。按胁部既要在胸侧腋下至肋弓部位进行按、叩,也应由上腹部向肋弓方向轻循,并按至肋弓下,以了解胁内脏器状况。胁痛喜按,多为肝虚。胁痛拒按,每遇咳嗽、转体而加剧,为悬饮。右胁胀痛,摸之有热感,手不可按者,可能为肝痈。胁下肿块,刺痛拒按,多为血瘀。右胁下肿块,按之表面凹凸不平,应注意排除肝癌。疟疾后左胁下触及痞块,按之硬者为疟母。

(二)按脘腹

按脘腹是指通过触按胃脘部及腹部,了解局部的凉热、软硬、胀满、肿块、压痛等情况,以此来推测有关脏腑的病变及证之寒热虚实。

脘腹泛指心下(剑突)至毛际(耻骨联合)的体表部位。大体分为心下、胃脘、脐腹、小腹、少腹等部分。剑突的下方,为心下,反映心、膈功能;心下至脐上为胃脘;脐周部位称脐腹;脐下至毛际为小腹,为肠、胞宫、膀胱所居;小腹两侧称"少腹",主要为肝经所络。

1. 脘腹凉热 脘腹冷,喜暖手按抚者属寒;脘腹灼热,喜冷物按放者属热。

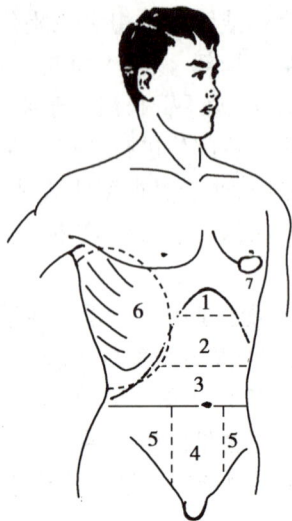

图 4-2 胸腹部位的划分
1. 心下 2. 胃脘 3. 大腹 4. 小腹
5. 少腹 6. 胁肋 7. 虚里

2. 脘腹胀满　脘腹胀满有虚实之分。凡腹部按之手下饱满充实而有弹性、有压痛者,多为实满。若腹部虽膨满,但按之手下虚软而缺乏弹性、无压痛者,多为虚满。腹部高度胀大,如鼓之状者,称为"鼓胀"。鼓胀中气鼓和水鼓的鉴别,可以通过以下方法:两手分置于腹部两侧对称位置,一手轻轻叩拍腹壁,另一手若有波动感,按之如囊裹水者为水鼓;一手轻轻叩拍腹壁,另一手无波动感,以手叩击如击鼓之膨膨然者为气鼓。肥胖之人腹如鼓,按之柔软,无脐突、无病证表现者,不属病态。

3. 脘腹痞满　痞满是自觉心下或胃脘部痞塞不适和胀满的一种症状。触按心下部按之较硬而疼痛者,多属实证,多因邪实积聚胃脘部;若按之濡软而无疼痛者,则属于虚证,多因胃腑虚弱所致。

4. 脘腹肿块　腹内肿块推之可移,或痛无定处,聚散不定者,称为"瘕聚",病属气分;凡肿块痛有定有处,推之不移者,称为"癥积",病属血分。肿块大者多病深;肿块生长迅速者往往预后不良;肿块形态不规则,表面或边缘不光滑者亦属重证。

5. 脘腹疼痛　左少腹作痛,按之累累有硬块者,为肠中有宿便。右少腹剧痛,按之痛甚,有包块应手者,多为肠痈。

6. 腹中虫块　按诊有三大特征:一是形如筋结,久按之肿块移动;二是细心诊察,觉指下如蚯蚓蠢动;三是腹壁可凹凸不平,按之起伏聚散,往来不定。

(三) 按肌肤

按肌肤是医生用手触摸患者某些部位的肌肤,通过诊察其寒热、润燥、滑涩、疼痛、肿胀、皮疹、疮疡等情况,以分析病情的寒热虚实及气血阴阳盛衰的诊察方法。

1. 诊寒热　按肌肤的寒热可了解人体阴阳的盛衰、表里虚实和邪气的轻重。如肌肤寒冷,为阳气衰少;肌肤寒冷而大汗淋漓、面色苍白、脉微欲绝者,为亡阳之征。肌肤灼热,为阳热炽盛;若汗出如油,四肢肌肤尚温而脉躁疾无力者,为亡阴之征;身灼热而肢厥者,属真热假寒证。身热初按热甚,久按转轻者为热在表;久按热愈甚者为热在里。

2. 诊润燥滑涩　按肌肤的润燥滑涩可了解患者汗出情况和气血津液盛衰。皮肤湿润者,为有汗;皮肤干燥者,为无汗,或津液不足。肌肤滑润为气血充盛;肌肤枯涩为气血不足。肌肤甲错为瘀血日久,血虚不荣。

3. 诊肿胀　用手按压肌肤肿胀之处,以辨水肿和气肿。如以手按之有凹陷,不能即起者为水肿。如以手按之凹陷,皮肤粗厚,举手即起,按之无压痕者为气肿。

4. 诊疮疡　触按疮疡局部的软硬及有无灼手之感,可辨阴阳及是否成脓。凡疮疡按之肿硬而不热,根盘平塌漫肿者,为阴证;红肿灼手,根盘紧束者,为阳证。按之硬而热不甚者,为无脓;按之边硬顶软有波动感而热甚者,为有脓;轻按即痛者为脓在浅表,重按方痛者是脓在深部。按之陷而不起者,为脓未成;按之有波动感者,为脓已成。

5. 按尺肤　尺肤是指从肘部内侧至掌后横纹处的一段皮肤。尺肤的寒热、缓急、滑涩、肿胀,可了解疾病的寒热虚实。若尺肤热甚脉象洪滑数盛者,为温热证;尺肤凉而脉象细小者,多为泄泻、少气。按尺肤窅而不起者,为风水。尺肤粗糙如枯鱼之鳞者,为精血不足,或脾阳不足,水饮不化之痰饮病。

(四) 按手足

按手足是通过触摸患者手足部位的冷热程度,以判断病情的寒热虚实及表里内外顺逆的一种检查方法。凡手足俱冷者,属寒证;手足俱热者,属热证。额上热甚于手心热者为表热;手心热甚于额上热者为里热。手足背热甚者,多为外感发热;手足心热甚者,多为内伤发热。热证反见手足逆冷者,属逆候,提示病情严重。

小儿手足按诊,若小儿指尖逆冷主惊厥;中指独热主外感风寒;中指指尖独冷者,为麻疹将发之兆。

诊手足寒温尚可判断阳气存亡,推测疾病预后。若阳虚之证,四肢犹温,为阳气尚存,病虽重尚可治疗;若四肢厥冷,多预后不良,应审慎诊治之。

(五) 按腧穴

腧穴是脏腑经络之气转输之处,是内脏病变在体表的反应点。按腧穴是按压身体某些特定穴位,通过探查穴位局部的某些变化来判断内脏病变的方法。

按腧穴要注意发现穴位上是否有结节或条索状物,有无压痛或其他敏感反应,然后结合望、闻、问诊所得的资料综合判断内脏疾病。如肺俞穴摸到结节,或按中府穴有压痛者,为肺病的反应;按上巨虚穴有明显压痛者,为肠痈(阑尾炎)等。临床上诊断脏腑病变的常用腧穴有:

肺病:中府、肺俞、太渊。

心病:巨阙、膻中、大陵。

肝病:期门、肝俞、太冲。

脾病:章门、太白、脾俞。

肾病:气海、太溪。

大肠病:天枢、大肠俞。

小肠病:关元。

胆病:日月、胆俞。

胃病:胃俞、足三里。

膀胱病:中极。

(薛 哲 程绍民 任 健)

复习思考题

1. 为什么诊脉可以独取寸口?
2. 试比较结脉、促脉与代脉在脉象特征上的异同。
3. 试比较细脉与微脉、弱脉、濡脉在脉象特征上的异同。
4. 试述虚里按诊的操作及临床意义。

扫一扫
测一测

04 章
微课视频

中篇

辨　　证

PPT 课件

◆◆◆ 第五章 ◆◆◆

八 纲 辨 证

1. 掌握八纲辨证的概念。
2. 掌握八纲各纲证的概念、临床表现、辨证要点及鉴别要点。
3. 掌握亡阳证、亡阴证、阴虚证、阳虚证的概念、临床表现、辨证要点及鉴别要点。
4. 熟悉八纲证候相兼、错杂、转化、真假的概念、常见类型。
5. 具有应用八纲辨证进行临床辨证分析的能力。

八纲,是指阴、阳、表、里、寒、热、虚、实八个辨证的纲领。

八纲辨证,是指运用八纲对四诊所收集的临床资料进行综合分析,以辨别病证类别的阴阳、病位浅深的表里、疾病性质的寒热、邪正盛衰的虚实的辨证方法。

中医学有许多辨证方法,其中最基本的方法是八纲辨证。八纲是从各种具体证候的个性中概括出来的具有普遍规律的共性内容,反映了疾病的基本特点。尽管疾病的表现十分复杂,但基本上可以用八纲加以归纳。如病证的类别,可总属于阳证和阴证;病位的浅深,可辨别表证和里证;疾病的性质,可区分寒证和热证;邪正的盛衰,可概括实证和虚证。

八纲辨证是将疾病错综复杂的临床表现,归纳为阴与阳、表与里、寒与热、虚与实四对纲领性证候,用于指导临床治疗。其中阴阳是总纲,它可以涵盖其他六纲,即里、虚、寒证属阴证;表、实、热证属阳证。因此,八纲辨证是分析疾病共性的一种辨证方法,在临床诊断过程中,具有执简驭繁、提纲挈领的作用。

八纲辨证并不是把各种证候简单地划分为八个类型,它强调八纲证候之间是相互联系的、不断变化的,八纲之间既可以相兼、错杂、转化,又可能出现寒热与虚实证候的真假,以此概括疾病复杂多变的证候。

八纲辨证,突出地反映了中医学的整体观和辩证法思想。因此,学习和掌握八纲辨证,对整个中医学辨证体系的学习和运用具有指导性意义。

第一节 八纲辨证的基本内容

《黄帝内经》中虽无"八纲"这一名词,但对其具体内容已有论述。如"邪气盛则实,正气夺则虚""阳虚则外寒,阴虚则内热,阳盛则外热,阴盛则内寒"等,表明已认识疾病有寒热、虚实等不同变化,并阐述其发病机理。《素问·阴阳应象大论》曰:"察色按脉,先别阴阳。"强调诊病首先要辨明病证的阴阳属性,提示阴阳为辨证的总纲。

汉代张仲景《伤寒杂病论》已具体运用八纲对疾病进行辨证论治。明清以后,八纲辨证逐步臻于完善。明代王执中《东垣先生伤寒正脉》提出治病八法,曰:"治病八字,虚、实、阴、阳、表、里、寒、热。八字不分,杀人反掌。"正式提出八纲辨证的内容,并指出八纲在临床辨证论治中的重要意义。明代张介宾《景岳全书》对八纲进一步阐发,提出了"二纲六变"之说,以阴阳二纲统表里、寒热、虚实六变。清代程钟龄《医学心悟》指出:"受病百端,不过寒热、虚实、表里、阴阳八字而尽之。"表明八纲已实际上成为辨证的纲领。

近人祝味菊在《伤寒质难》中说:"所谓'八纲'者,阴、阳、表、里、寒、热、虚、实是也,古昔医工,观察各种疾病之征候,就其性能之不同,归纳于八种纲要,执简驭繁,以应无穷之变。"这是"八纲"名称的正式提出。20世纪50年代,《中医学概论》一书将八纲内容编写入内,使八纲概念得以普及和推广。第2版《中医诊断学》教材,正式将八纲列为专章论述,确立了八纲辨证在中医诊断学中的地位。

八纲辨证的基本内容,主要包括阴证与阳证、表证与里证、寒证与热证、虚证与实证四对相互对立又互相联系的基本证候。

一、阴阳辨证

阴阳是辨别病证类别的两个纲领。

阴、阳分别代表事物相互对立的两个方面,在中医学中其运用非常广泛,大可概括整个病情,中可辨析某一阶段的证候,小可划分某一个症状的性质,因而阴阳是辨证的基本大法。

根据阴与阳的基本属性,八纲中表证、热证、实证都可归属于阳证范畴;里证、寒证、虚证均可归属于阴证范畴。所以,八纲中的阴阳两纲可以概括其余六纲,是八纲辨证的总纲。

中医学中的阴阳不仅是抽象的哲学概念,而且已具有许多具体的医学内容。因此,阴阳辨证除用作八纲辨证的总纲之外,还包含其特定的辨证内容。

(一)阴阳是辨证的总纲

阴阳是对各种病情从整体上作出最基本的概括,阴阳两纲可以涵盖其余六纲,故阴阳是分辨病证类别的总纲,是辨证归类的最基本纲领。在诊断上,可根据临床证候所表现的病理性质,将一切病证分为阴阳两个主要方面。

1. 阴证　是指凡符合"阴"的一般属性的证候。

【临床表现】不同的疾病所表现的阴性证候不尽相同,各有侧重。一般常见为:形寒肢冷,精神萎靡,身重蜷卧,倦怠乏力,面色暗淡,语声低怯,纳差,口淡不渴,大便溏薄,小便清长,舌淡胖嫩,苔白滑,脉沉迟或细或微弱。

【证候分析】精神萎靡,倦怠乏力,语声低怯是虚证的表现。形寒肢冷,口淡不渴,大便溏薄,小便清长是里寒证的征象。舌淡胖嫩,脉沉迟、细、微弱均为虚、虚寒的舌脉。

2. 阳证　是指凡符合"阳"的一般属性的证候。

【临床表现】不同的疾病所表现的阳性证候亦不尽相同,各有侧重。一般常见为:恶寒发热,壮热,肌肤灼热,烦躁不安,面色红,语声高亢,呼吸气粗,喘促痰鸣,口干渴饮,大便秘结,小便短赤,舌红绛有芒刺,苔黄黑,脉浮数、洪大、滑实。

【证候分析】恶寒发热,脉浮为表证的特征表现。壮热,肌肤灼热,面色红,烦躁不安,口干渴饮,小便短赤是热证的表现。语声高亢,呼吸气粗,喘促痰鸣,大便秘结为实证之征。舌红绛有芒刺,苔黄黑,脉洪大滑数实均为实热之象。

3. 阴证与阳证鉴别要点　阴证与阳证的性质截然相反,它们所表现的症状也完全不同,临床上可综合患者寒热、神情、面色、口渴与否、声息、二便、舌象、脉象等方面加以鉴别(表5-1)。

表 5-1　阴证与阳证鉴别表

证名	寒热	神情	面色	口渴	声息	二便	舌象	脉象
阴证	形寒 肢冷	精神 萎靡	暗淡	口淡 不渴	声低 息微	小便清长 大便溏薄	舌淡胖嫩 苔白滑	沉细迟 弱无力
阳证	壮热	烦躁 不安	赤	口干 渴饮	声高 息粗	小便短赤 大便干结	舌红绛 苔黄黑	洪大滑 数有力

（二）阴阳辨证的特定内容

阴阳辨证的特定内容,主要有阴虚证、阳虚证、亡阴证、亡阳证。

1. 阴虚证　是指阴液亏虚,不能制阳所致的虚热证候。又称虚热证。

【临床表现】低热颧红,潮热盗汗,五心烦热,咽干口燥,形体消瘦,小便短赤,大便干结,舌红少津少苔,脉细数。

【证候分析】阴虚证常因热病伤阴;或五志过极;或过服温燥之品;或房劳太过;或久病暗耗,或衰老以致阴液亏乏所致。

阴液不足,肌体失其滋润和濡养,则口咽干燥,形体消瘦;阴虚不能制阳,阳亢而虚热内生,故潮热盗汗,低热,五心烦热,两颧潮红;阴虚火旺,膀胱化源不足,则小便短赤;大肠失润,则大便干结;舌红少津少苔,脉细数,为阴虚火旺之征。

【辨证要点】以低热颧红,潮热盗汗,咽干口燥,舌红少苔,脉细数为辨证要点。

2. 阳虚证　是指阳气虚衰,不能制阴所致的虚寒证候。又称虚寒证。

【临床表现】畏寒肢冷,面色㿠白,口淡不渴,或渴喜热饮,神疲乏力,少气懒言,自汗,小便清长,大便溏薄,舌淡胖嫩,苔白滑,脉沉迟无力。

【证候分析】阳虚证多因久病体弱;或久居寒冷之处;或过服苦寒清凉之品;或过度劳倦;或年高命门火衰而致。

阳气亏虚,机体失煦,故畏寒肢冷;阳虚推动无力,则神疲乏力、少气懒言;阳虚失于温化和蒸腾津液,故口淡不渴,渴喜热饮,大便溏薄,小便清长;阳气亏虚,固摄无权,故自汗;阳虚水气上泛,则面色㿠白;舌淡胖嫩,苔白滑,脉沉迟无力,为阳虚阴盛之象。

【辨证要点】以畏寒肢冷,神疲乏力,舌淡,脉沉迟无力为辨证要点。

3. 阴虚证与阳虚证鉴别要点　由于阴虚则阳偏亢,虚热内生;阳虚则阴偏盛,虚寒内生。故阴虚证多有热象表现,阳虚证必有寒的症状。临床上应重点注意从寒热、面色、口渴、汗出、二便、舌象、脉象等方面加以鉴别(表 5-2)。

表 5-2　阴虚证与阳虚证鉴别表

证名	寒热	面色	口渴	汗出	二便	舌象	脉象
阴虚证	午后潮热 五心烦热	两颧 潮红	口燥咽干	盗汗	小便短赤 大便干结	舌红 少苔	细数
阳虚证	畏寒肢冷	㿠白	口淡不渴	自汗	小便清长 大便溏薄	舌淡 苔白	沉迟无力

4. 亡阴证　是指阴液严重耗损而欲竭所表现的危重证候。

【临床表现】汗出如油而黏,身热肢温,烦躁或昏愦,呼吸急促,面赤唇焦,口渴欲饮,目眶凹陷,皮肤皱瘪,小便极少,舌红而干瘦,脉细数疾。

【证候分析】亡阴可因久病阴液亏虚进一步发展而成,也可因高热不退、大汗不止、剧烈吐泻、严重烧伤致阴液暴失所致。

阴液欲绝,或仍有火热阳邪内炽,故汗出如油而黏;阴液消亡,津不上承,则口渴欲饮;阴液欲竭,肌肤脉络失于充盈和润泽,故目眶凹陷,皮肤皱瘪,唇焦,舌干瘦;阴液欲竭,膀胱化源不足,则小便极少;阴液大量脱失,阳气无所依附而浮越,故呼吸急促;阴竭阳亢,虚火内炽,则面赤,身热肢温,烦躁不安,舌红,脉细数疾而按之无力。

【辨证要点】以汗出如油,身热烦渴,面赤唇焦,脉细数疾无力为辨证要点。

5. 亡阳证 是指体内阳气极度衰微而欲脱所表现的危重证候。

【临床表现】冷汗淋漓、汗质清稀,表情淡漠,面色苍白,肌肤不温,四肢厥冷,口不渴或渴喜热饮,呼吸微弱,舌质淡润,脉微欲绝。

【证候分析】亡阳是阳气虚衰进一步恶化而致;也可因阴寒极盛而导致阳气暴伤;或因大汗、剧烈吐泻、大失血等导致阳随阴脱;或因中毒、严重外伤、瘀痰阻塞心窍等而使阳气暴脱。

阳气暴脱,其温煦、固摄功能丧失,故冷汗淋漓、汗质清稀,肌肤不温,四肢厥冷;阳亡无以养神,故表情淡漠;阳气暴脱,推动无力,血行迟滞,则面色苍白;阳气虚衰,人体功能活动低下,则呼吸微弱,脉微欲绝;口不渴或渴喜热饮,舌质淡润,均为阳微虚寒之征。

【辨证要点】以冷汗淋漓,四肢厥冷,面色苍白,脉微欲绝为辨证要点。

6. 亡阴证与亡阳证鉴别要点 亡阴与亡阳是疾病的危重证候,要及时、准确地辨别,若贻误诊疗,极易导致死亡。在病情危重时,若突然出现大汗淋漓,常常是亡阴或亡阳的先兆,可根据汗质的黏热如油或稀冷如水、身热或身凉、四肢温暖或四肢厥冷、面红或面白、口渴喜凉饮或不渴喜热饮、气粗或气微、舌红或舌白、脉细数疾或微欲绝等加以鉴别(表5-3)。

表5-3 亡阴证与亡阳证鉴别表

证名	汗	寒热	四肢	面色	口渴	气息	舌象	脉象
亡阴证	汗热黏稠	身热恶热	温暖	潮红	渴喜冷饮	气粗	舌红干瘦	细数疾无力
亡阳证	汗冷清稀	身冷恶寒	厥冷	苍白	不渴,或喜热饮	气微	舌淡白润	微欲绝

二、表里辨证

表里是辨别疾病病位内外深浅的两个纲领。

表与里是一个相对概念,如皮肤与筋骨相对而言,皮肤为表,筋骨为里;肌腠与脏腑相对而言,肌腠为表,脏腑为里;脏与腑相对而言,腑属表,脏属里;经络与脏腑相对而言,经络属表,脏腑属里;经络中三阳经与三阴经相对而言,三阳经属表,三阴经属里等。

在八纲辨证中,表里具有特定含义,一般来讲,身体的皮毛、肌腠、经络为外,属表;脏腑、骨髓、血脉为内,属里。因此,临床上将外邪侵袭肌表,病位浅者,称为"表证";病在脏腑,病位深者,称为"里证"。从病势而论,外感病病邪由表入里,是病情渐加重为势进;若病邪由里出表,是病情渐减轻为势退。故前人有"病邪入里一层,病深一层;出表一层,病轻一层"之说。对于表里证候的辨别,要以临床表现为依据,不能机械地理解为固定的解剖部位。

表里辨证对于外感病的诊治尤为重要,外感病一般具有由表入里、由浅入深、由轻转重的传变过程。因此,它可辨别外感病的轻重及病情变化的趋势,把握疾病的演变规律,取得诊疗的主动性,为决定采用解表与攻里等治法提供基本依据。而内伤杂病证候一般多属里证范畴,主要应辨别"里"的具体脏腑病位。

（一）表证

表证是指六淫、疫疠等邪气，经皮毛、口鼻侵犯人体，正气抗邪于表所表现的轻浅证候。表证主要见于外感病的初期，具有起病急、病情轻、病位浅、病程短的特点。

【临床表现】发热恶寒（或恶风），头身疼痛，鼻塞流涕，喷嚏，咽喉痒或痛，微有咳嗽，舌苔薄白或薄黄，脉浮紧或浮数或浮缓。

【证候分析】外邪袭表，卫气失于宣发，郁而发热；卫气受遏，失其"温分肉，肥腠理"的功能，肌表失煦，故恶风寒。外邪郁滞经络，经气不畅，不通则痛，故头身疼痛；肺主皮毛，鼻为肺窍，邪气从皮毛、口鼻侵入，内应于肺，肺失宣肃，则鼻塞流涕，喷嚏，咽喉痒或痛，咳嗽等。外邪袭表，尚未入里，舌象尚无明显变化，则舌苔薄白；正邪相争于表，脉气鼓动于外，故脉浮。

【辨证要点】以新起恶寒发热，头身疼痛，苔薄，脉浮为辨证要点。

（二）里证

里证是指病变部位在内，由脏腑、气血、骨髓等受病所表现的证候。里证多见外感病不解，内传脏腑或内伤病，具有病位较深、病情较重、病程较长的基本特征。

里证的形成原因有以下三个方面：一是外邪袭表，表证不解，内传于里，形成里证；二是外邪直接入里，侵犯脏腑等部位而成，即所谓"直中"为病；三是情志内伤、饮食劳倦等因素，直接损伤脏腑气血，或脏腑气血功能失调而出现各种证候。

【临床表现】里证病因复杂，病位广泛，临床表现复杂多样，难以概括其共有症状。一般而言，凡不属表证和半表半里证的证候，均属于里证的范畴，其基本特征是无新起恶寒发热，以脏腑、骨髓、气血症状为主要表现。有关里证的具体证候在寒热辨证、阴阳辨证、病因辨证、气血津液辨证和脏腑辨证等章节中讨论。

附：半表半里证

半表半里证是指外邪由表内传而尚未入于里，或里邪透表而尚未达于表，邪正相搏于表里之间的证候。六经辨证中称之为少阳病证。

【临床表现】寒热往来，胸胁苦满，心烦喜呕，默默不欲饮食，口苦咽干，目眩，脉弦。

（三）表证与里证鉴别要点

鉴别表证和里证，主要观察寒热表现、脏腑症状突出与否、舌象和脉象等变化，并应结合起病缓急、病情轻重、病程长短等加以鉴别（表5-4）。

表5-4　表证与里证鉴别表

证名	寒热	脏腑症状	舌象	脉象	病程
表证	恶寒发热	不明显	苔薄	浮	短
里证	但寒不热，但热不寒	突出	有明显变化	沉	长

三、寒热辨证

寒热是辨别疾病性质的两个纲领。

寒证与热证反映机体阴阳盛衰，阴盛或阳虚表现为寒证，阳盛或阴虚表现为热证。《素问·阴阳应象大论》曰："阳胜则热，阴胜则寒。"《素问·调经论》曰："阳虚则外寒，阴虚则内热。"张介宾认为"寒热乃阴阳之化也"。所以，寒证与热证实际是机体阴阳偏盛、偏衰的具体表现。

寒热辨证，不能孤立地根据个别症状作出判断，而应在全面分析四诊收集的病情资料的基础上进行综合辨识。具体而言,寒证是对一组有寒象的症状和体征的概括;热证是对一组有热象的症状和体征的概括。寒证、热证与寒象、热象既有联系也有区别,寒象、热象是疾病的外在征象,是构成寒证、热证的基本要素,而寒证、热证是辨证的结果,是对疾病本质的揭示。

一般情况下,疾病的本质与外在征象是一致的,即寒证见寒象,热证见热象;但在疾病复杂阶段,疾病的本质可与某些外在征象不一致,即寒证可见某些热象,热证可见某些寒象;所以,辨别寒热必须四诊合参,才能做出正确诊断。

寒热辨证,对于临床治疗有重要的指导意义,是确立"寒者热之""热者寒之"治疗法则的依据,即寒证用温热法治疗,热证要用寒凉法治疗。

(一) 寒证

寒证是指感受阴寒之邪,或阳虚阴盛,人体的功能活动衰减所导致的以寒象表现为主的一类证候。寒证包括表寒证、里寒证、虚寒证、实寒证。

【临床表现】各类寒证其证候表现不尽一致,常见的有:恶寒(或畏寒)喜暖,肢冷踡卧,或冷痛拘挛,面色淡白,口淡不渴,或渴喜热饮,痰、涎、涕清稀,小便清长,大便溏薄,舌淡苔白润滑,脉迟或紧等。

【证候分析】寒证多因外感阴寒邪气;或因内伤久病,阳气耗损;或过服生冷寒凉,阴寒内盛所致。

寒邪侵袭,阳气被伤,或阳气亏虚,失于温煦机体,故见恶寒(或畏寒)喜暖,肢冷踡卧,或冷痛拘挛,面色淡白;阴寒内盛,津液不伤,故口淡不渴;阴盛阳虚,欲得热助,故渴喜热饮;寒邪伤阳,或阳虚失于温化水液,以致痰、涎、涕、尿等分泌物、排泄物皆为澄澈清冷;寒邪伤脾,或脾阳久虚,运化失司,则大便溏薄;寒湿内盛,阳虚不化,则舌淡苔白而润滑;寒凝气滞,困遏阳气,或阳气虚弱,无力推动气血运行,故脉迟;寒主收引,受寒则脉道收缩而拘急,故脉紧。

【辨证要点】以恶寒(或畏寒)喜暖,口淡不渴,排出物清稀,舌淡苔白润,脉迟或紧为辨证要点。

(二) 热证

热证是指感受火热之邪,或阴虚阳亢,人体的功能活动亢进所导致的以热象表现为主的一类证候。热证包括表热证、里热证、虚热证、实热证。

【临床表现】各类热证的证候表现不尽一致,常见的有:发热重恶寒轻,或发热,恶热喜冷,面红目赤或午后颧红,烦躁不宁,渴喜冷饮,痰、涕黄稠,吐血衄血,小便短赤,大便干结,舌红苔黄而干燥,脉数等。

【证候分析】热证多因外感火热阳邪,或寒邪化热入里;或因七情过极,郁而化热;或过食辛辣温热之品;或房室劳伤,劫夺阴精,或内伤久病,阴虚阳亢所致。

外感温热之邪,热在于表,则发热重恶寒轻;阳热亢盛,则发热,恶热喜冷;火性上炎,则面红目赤;热扰心神,则烦躁不宁;热盛伤津,津伤则须引水自救,故口渴喜冷饮;津液为火热所煎熬,则痰、涕等分泌物黄稠;火热之邪灼伤血络,迫血妄行,甚则吐血衄血;火热伤阴,津液被耗,故小便短赤;肠热津亏,传导失司,势必大便干结;阴虚火旺,则午后颧红;舌红苔黄为热象,苔干少津为伤阴;阳热亢盛,气血运行加速,故见脉数。

【辨证要点】以发热恶热,渴喜冷饮,排出物稠浊,舌红苔黄而干,脉数为辨证要点。

(三) 寒证与热证鉴别要点

辨别寒证与热证,应对疾病的全部表现进行综合观察,尤其是寒热的喜恶、面色的赤白、口渴与饮水、四肢的冷热、二便、舌象、脉象等方面加以鉴别(表5-5)。

表 5-5　寒证与热证鉴别表

证名	寒热	面色	口渴	四肢	二便	舌象	脉象
寒证	恶寒喜热	白	口不渴	冷	小便清长大便溏薄	舌淡苔白	迟或紧
热证	恶热喜冷	红	渴喜冷饮	热	小便短赤大便干结	舌红苔黄	数

四、虚实辨证

课堂互动

虚证与实证有哪些不同呢?

虚实是辨别邪正盛衰的两个纲领。

虚实也是疾病最基本的病理性质之一,虚证与实证反映疾病发展过程中正气和邪气的盛衰变化。《素问·通评虚实论》谓:"邪气盛则实,精气夺则虚。"即实指邪气盛实,虚指正气不足。

由于邪正斗争是贯穿于疾病全过程的根本矛盾,阴阳盛衰及其所形成的寒热证候,亦存在着虚实之分,所以分析疾病过程中邪正盛衰的关系,是临床辨证的基本要求,故《素问·调经论》有"百病之生,皆有虚实"。通过虚实辨证,可以了解患者邪正盛衰的情况,为运用补法或泻法提供基本依据。实证宜攻,虚证宜补。只有虚实辨证准确,才能攻补适宜,免犯实实虚虚之误。

（一）虚证

虚证是指人体正气不足所表现的一类证候。是人体正气虚弱明显,而邪气并不亢盛,临床表现以不足、衰退、不固为基本特点,多见于慢性疾病或疾病的后期,病程较长。

虚证形成的原因,有先天不足和后天失养两个方面,但以后天失养为主,如饮食失宜,后天之本不固;七情劳倦,内伤脏腑气血;房劳过度,耗伤元气;或久病失治误治,损伤正气等,均可形成虚证。

正气不足包括阴、阳、气、血、精、津、髓以及脏腑虚损等。由于正气亏虚的内容和病变所在脏腑的不同,因而很难用几个代表性症状全面概括虚证的共性表现。临床上一般是久病、势缓,或耗损过多,或体质素弱者多为虚证。

（二）实证

实证是指邪气亢盛所表现的一类证候。实证虽邪气壅盛而正气未虚,临床表现以有余、亢盛、停聚为基本特征。

实证的成因有两个方面:一是风寒暑湿燥火、疫疠以及虫毒等邪气侵入人体的初期和中期,邪气壅盛而正气未虚,邪正斗争剧烈,形成实证;二是由于脏腑功能失调,以致痰、饮、水、湿、瘀血、食积、虫积、脓等有形病理产物停留于体内而成。因此,风邪、寒邪、暑邪、湿邪、燥邪、火热之邪、疫毒为病,痰阻、饮停、水泛、湿阻、气滞、血瘀、食积、虫积、脓毒等病理改变,一般都属实证的范畴。

由于致病因素的性质差异和致病部位的不同,实证的证候表现也存在着多样性、复杂性,难以用一组症状作为实证的代表。临床一般是新起、暴病,或病情急剧,或体质壮实者多为实证。

(三)虚证与实证鉴别要点

辨别虚证与实证,主要是观察患者的形体盛与衰,精神萎与振,声息强与弱,疼痛喜按与拒按,以及舌象和脉象等方面表现,同时要结合起病缓急、病程长短等加以鉴别(表5-6)。

表5-6　虚证与实证鉴别表

证名	形体	精神	声息	疼痛	舌象	脉象	病程
虚证	羸弱	萎靡	声低息微	喜按	舌质淡嫩少苔无苔	无力	长
实证	强壮	亢奋	声高息粗	拒按	舌质苍老舌苔厚腻	有力	短

第二节　八纲证候间的关系

阴阳、表里、寒热、虚实,分别反映疾病某一方面的病理本质。然而,疾病的病理本质的各个方面存在相互联系,即寒热病性、邪正相争不能离开表里病位而存在,反之表证或里证也不能脱离寒热、虚实等病性而独立存在;并且八纲证候之间也不是静止不变的,它们可随着病程发展而不断变化,从而出现多种复杂的证候。因此,在临床辨证时,既要注意八纲基本证候的区别,也要注意八纲证候之间的联系,这样才能对复杂的病证有全面的认识,并作出正确的诊断。

八纲证候之间的关系,主要包括证候相兼、证候错杂、证候转化、证候真假四个方面。

一、证候相兼

广义证候相兼是指疾病某一阶段各种不同证候同时存在。本处所指为狭义的证候相兼,特指疾病某一阶段,八纲中不具相对性的两纲或两纲以上并存所表现的证候。

表里、寒热、虚实,分别反映疾病的病位、性质、邪正盛衰三个不同方面,是从不同角度揭示疾病的病理本质,相互之间密切联系且不能替代,故在临床上表里、寒热、虚实证候常常会交织在一起。如辨别病位在表在里,需要区别其寒热虚实;辨别病性属寒属热,需要区别其病位在表在里,辨清是正虚或邪盛等。由于疾病的形成往往与多种因素有关,因此,证候相兼是临床上极其常见的现象,也是疾病的必然反映。

临床上证候相兼主要有表寒证、表热证、表实证、表虚证、里实寒证、里实热证、里虚热证(阴虚证)、里虚寒证(阳虚证)等。理论上的排列组合尚有表实热证、表实寒证、表虚热证、表虚寒证、里实证、里虚证、里热证、里寒证等。

一般认为,表证属实证,故临床上不再分称表实热证、表实寒证,而以表寒证、表热证代之。传统上的表虚证是指外感风邪、腠理疏松,或气虚卫表不固、腠理疏松,而有汗出,前者称为"外感表虚",后者称为"内伤表虚"。外感表虚,实为外感风邪所致,也称风邪袭表证,是与感受寒邪、腠理闭塞的表实相对而言,前者有汗出为表虚,后者无汗为表实,实质上两者都属实证。内伤表虚是脾肺气虚,卫表不固所致,是因本虚而易感外邪,实属里虚证范畴。表虚热证、表虚寒证本质为阴虚、阳虚。里实证、里虚证、里热证、里寒证的辨证需要进一步细化,要具体落实到里实热证、里实寒证、里虚热证、里虚寒证。

二、证候错杂

证候错杂是指疾病某一阶段,八纲中相对的两纲或两纲以上并存所表现的证候。证候错杂主要有表里同病、寒热错杂、虚实夹杂三种情况。

(一) 表里同病

表里同病是指疾病某一个阶段表证与里证并存所表现的证候。

表里同病的形成有以下三种情况:感受外邪,表证未罢,外邪又入里;或外感表证未愈,又有七情、饮食、劳倦等所致的内伤里证;或内伤里证未愈,又复感外邪等。

表里同病的出现,往往与寒热、虚实互见,常见的有表里俱寒、表里俱热、表寒里热、表热里寒、表里俱实、表里俱虚、表虚里实、表实里虚等八种基本类型。现举例说明如下:

1. 表里俱寒 常由于脏腑里寒而复感表寒,或外感寒邪而内伤饮食生冷所致。如恶寒发热,头痛身痛,肢冷踡卧,腹痛腹泻,舌淡苔白等。

2. 表里俱热 常由于素有内热,又新感风热之邪;或外感风热未罢,又传及入里所致。如发热微恶寒,咽喉肿痛,咳嗽气喘,口渴引饮,心烦失眠,便秘尿黄,舌红苔黄等。

3. 表寒里热 常由于表寒未解邪已传里化热;或本有内热证,又外感寒邪所致。如恶寒发热,无汗,头身疼痛,口渴引饮,烦躁,苔薄黄,脉浮紧等。

4. 表热里寒 常由于表热证误治损伤体内阳气,而表热之邪未解;或素有里寒证,复感风热之邪所致。如发热微恶寒,头痛咽痛,脘腹胀痛,大便溏泄,小便清长,舌尖红等。

5. 表里俱实 常由于体内有痰瘀宿食等邪气,复感外邪所致。如恶寒发热,头痛眩晕,咽喉不利,口苦口干,大便秘结,小便短黄,舌苔黄腻,脉洪数等。

6. 表里俱虚 常由于脏腑气血虚弱,又卫虚伤风所致。如自汗恶风,鼻塞喷嚏,眩晕心悸,食少便溏,神疲乏力,脉虚浮等。

7. 表虚里实 常由于体内有痰瘀食积等邪,又卫虚伤风所致。如自汗恶风,鼻塞喷嚏,脘腹胀痛拒按,喘急痰涌,尿少便秘,舌暗苔厚等。

8. 表实里虚 常由于素体虚弱,复感外邪,或表实证误用攻下所致。如恶寒发热,无汗身痛,食少便溏,少气懒言,神疲乏力,舌淡脉弱等。

表里同病辨证的关键在于分清表里之缓急。表急里缓者,表为主,重在治表;里急表缓者,里为主,重在治里。

(二) 寒热错杂

寒热错杂是指疾病某一阶段寒证与热证并存所表现的证候。

寒热错杂主要有上寒下热、上热下寒、表寒里热、表热里寒之不同。后两者在表里同病中已讨论,现仅举例说明前两者。

1. 上热下寒 是指患者在某一阶段,上部表现为热,下部表现为寒的证候,是阳盛于上,阴盛于下所致。如胸中烦热,频欲呕吐,口苦口干,腹痛喜暖,大便溏泄,夜尿清长等。

2. 上寒下热 是指患者在某一阶段,上部表现为寒,下部表现为热的证候,是阴盛于上,阳盛于下所致。如胃脘冷痛,呕吐清涎,尿频,尿急,尿痛,小便短赤等。

寒热错杂的辨证重在分清寒热孰多孰少。寒多热少者,寒为主,重在治寒,兼顾热证。热多寒少者,热为主,重在治热,兼顾寒证。

(三) 虚实夹杂

虚实夹杂是指疾病某一阶段虚证与实证并存所表现的证候。

虚实错杂在临床上主要有两种情况:一种是虚实在表里、上下等病位的错杂,有表实里虚、表虚里实、上实下虚、上虚下实;一种是邪正力量对比程度的不同而发生的错杂,常见有实中夹虚、虚中夹实、虚实并重。

由于证候有虚实错杂,所以治疗上便有攻补兼施法。但在攻补兼施中,关键是要分清虚实的孰主孰次,从而用药就有轻重之别。现重点讨论实中夹虚、虚中夹实、虚实并重三种情况。

1. 实中夹虚 该类证候的基本特点是以邪实为主,正虚为次。常见于实证过程中邪气过盛,正气受损较轻的患者;也可见于体质较弱而新感外邪的患者。如外感伤寒,经发汗,或吐、下之后,心下痞硬,噫气不除,这是胃有痰湿、浊邪而胃气受损的实中夹虚之证,治疗当以化痰除湿祛邪为主,兼以益气和胃。

2. 虚中夹实 该类证候的基本特点是以正虚为主,邪实为次。常见于邪实深重,迁延日久,正气大伤,余邪未尽的患者;也可见于素体大虚,复感邪气,但邪气较轻的患者。如春温病后期的肾阴亏虚证,是邪热劫烁肝肾之阴而呈现邪少虚多的证候,症见低热不退,口干,耳鸣,神倦,舌质红绛,脉虚数等,此时治疗以滋阴养液、扶正为主,兼清余邪。

3. 虚实并重 该类证候的基本特点是正虚和邪实均明显,病情较重。常见于原为严重的实证,迁延日久,正气大伤而邪气未减者;也可见于素体正气甚弱,又感受较重邪气的患者。如小儿疳积,大便稀溏,完谷不化,腹部膨大,形瘦骨立,午后烦躁,贪食不厌,苔厚浊,脉细稍弦。这是病起于饮食积滞,日久损伤脾胃,虚实并见,治应消食化积与健脾同用。

虚实错杂辨证的关键在于分清虚实的先后、轻重、缓急。实中夹虚者,治以攻邪为主,兼以扶正;虚中夹实者,治以补虚为主,兼以祛邪。

三、证候转化

证候转化是指在疾病发展过程中,一种证候转化为对立的另一种证候。证候转化,多数是指证候的本质与现象均已变化,因此它与证候的相兼、错杂、真假等概念均不相同。但在证候转化这种质变之前,常有一个量变的过程,所以在证候转化之先,也可以暂时出现相兼、错杂之类的证候。

(一) 表里出入

表里出入是指疾病发展过程中,病邪由表入里,或由里出表的疾病发展或转归的趋势。

1. 表证入里 是指先为表证,后出现里证,而表证随之消失者。多因邪气过盛,或护理不当,或失治、误治使机体抗邪能力降低所致。

例如:先有恶寒发热、脉浮等表现,后出现不恶寒但发热,口渴,舌红苔黄,脉数等症,说明表邪入里化热形成里热证。

2. 里邪出表 是指在里病邪向外透达的表现。多是治疗及时、护理得当,正气恢复,抗邪能力增强,祛邪外出的结果。

例如:麻疹患儿热毒内闭,则疹不出而见发热、喘咳、烦躁,若麻毒外透,则疹出而烦热喘咳消除;内热烦躁,胸闷,经治疗后汗出热解,烦躁等症减轻或消失,都是病邪由里达表的表现。里邪出表实质上是在里病邪有向外透达之机,而不能理解为里证转化为表证。正如《景岳全书·传忠录》所说:"病必自表而入者,方得谓之表证。若由内以及外,便非表证矣。"

表里出入主要取决于邪正双方斗争的情况。表证入里,多因邪气过盛,或机体抗邪能力降低所致;里邪出表,多为正气恢复,机体抗邪能力增强而成。所以,表证入里,表示病邪由浅入深,病势加重;里邪出表,反映邪有出路,病势减轻。因此,掌握病势的表里出入变化,对于预测疾病的发展与转归具有重要意义。

(二) 寒热转化

寒热转化是指在一定的条件下,寒证可以转化为热证,热证也可以转化为寒证。

1. **寒证化热**　是指先为寒证,后出现热证,而寒证随之消失者。多由治疗不当,过用温燥之品;或失治,寒邪未能及时温散,而体内的阳气偏盛,寒邪从阳化热所致。

例如:寒湿之邪郁遏中焦,若患者素体脾胃阳旺,则寒湿之邪转化为燥热之邪,而寒证便转化为热证。又如哮病因寒引发,痰白稀薄,久之见痰黄而稠,舌红苔黄等。

2. **热证转寒**　是指先为热证,后出现寒证,而热证随之消失者。多由失治、误治,损伤阳气;或因邪气极盛,耗伤正气,正不胜邪,功能衰退,阳气耗散所致,故而转为虚寒证,甚至出现亡阳。

例如:高热患者,由于大汗不止,阳从汗泄,或吐泻太过,阳随津脱,出现体温骤降、四肢厥冷、面色苍白、脉微欲绝的亡阳证;也有病情迁延,日久不愈而渐变者,如热痢病久不愈,阳气日耗,转化为虚寒痢。

寒证与热证互相转化,是由邪正双方的力量对比所决定,其关键又在于人体阳气的盛衰。一般而言,寒证转化为热证,说明机体正气强盛,阳气较旺盛,寒邪易从阳化热;热证转为寒证,说明邪盛正虚,正不胜邪,阳气耗伤,病情加重。

(三) 虚实转化

虚实转化是指在疾病的发展过程中,由于正邪力量对比的变化,出现了实证转化为虚证,或虚证转化为实证。实证转虚临床常见,为疾病变化的一般规律;而虚证转实则临床少见,常常是因虚致实,形成虚实夹杂证。

1. **实证转虚**　是指先有实证,后出现虚证,而实证随之消失者。多因邪气久留,或失治、误治,损伤人体正气而转为虚证。

例如:本表现为高热、咳喘、吐黄稠痰、胸痛、舌红苔黄腻、脉滑数等里实热之象,因失治、误治,日久不愈,出现咳喘无力、呼多吸少、动则喘甚、神疲乏力、少气懒言、面白、舌淡、脉弱等虚象,而实证消失,即实证转为虚证。

2. **虚证转实**　可见于虚证患者由于积极的治疗、休养、锻炼等,使正气来复,体质增强,虚证已消失,再次感受邪气而发病,表现为实证。而临床上更多见的是因虚致实,即由于正气不足,脏腑功能减退,导致痰、湿、水饮、瘀血等病理产物停积于体内,形成因虚致实。因虚致实不能理解为虚证转化为实证,实际上是由虚证转化为虚实夹杂证,或本虚标实证。

例如:阳虚水停、脾虚生湿、阴虚便秘、气虚血瘀等都属于因虚致实,虽然此时可能实证较虚证更突出,但根据治病求本的原则,治疗往往仍以扶正为主,或急则治标,标本兼顾。

四、证候真假

证候真假是指在疾病的危重阶段,可出现一些与疾病本质相反的假象表现。临床上应认真辨别证候真假,才能去伪存真,抓住疾病的本质,对病情作出正确的诊断。

(一) 寒热真假

寒热真假是指疾病发展到寒极或热极的阶段,有时会出现某些与疾病本质相反的假象表现,如“寒极似热”,“热极似寒”,即所谓“真寒假热”,“真热假寒”。

1. **真寒假热证**　是指疾病本质为寒证,却见某些假热象表现的危重证候。

【临床表现】有四肢厥冷、胸腹欠温、下利清谷、小便清长、舌淡苔白等寒象,或有身热,但反欲盖衣被;或面赤,却两颧泛红如妆,时隐时现,游移不定;或口渴,但不欲饮,或不多饮或喜热饮;或自感烦热,而胸腹必无灼热,下肢必厥冷;或咽喉痛,但不红肿;或脉大,但按之必无力等假热之象。

真寒假热产生的机理,主要是由于阴寒极盛,壅阻于内,格阳于外,使阴阳之气不相顺接,相互格拒而成;也可因元阳虚衰至极,阳不制阴,偏盛之阴盘踞于内,逼迫虚阳浮越于上,阴阳不相维系而形成。两者均属"阴盛格阳证",但后者又称"戴阳证"。

2. 真热假寒证 是指疾病本质为热证,却见某些假寒象表现的危重证候。

【临床表现】有高热恶热不恶寒、胸腹灼热、烦渴饮冷、口鼻气热、咽干口臭,甚则神昏谵语、小便短赤、大便燥结或热痢下重、舌红苔黄而干、脉滑数有力等热象,又出现四肢厥冷,但却不恶寒、反恶热,且胸腹必灼热;或脉沉迟,但重按必有力等假寒之象。

真热假寒产生的机理,是由里热炽盛,阳气郁闭于内而不能外达所致,又称"阳盛格阴证",其内热愈盛则肢冷愈严重,即所谓"热深厥亦深"。

3. 寒热真假辨别要点 在四诊合参和全面分析的基础上,重点注意以下三个方面:

(1)了解疾病发展全过程。一般情况下,假象常见于疾病的后期或危重阶段,而真象则始终贯穿疾病全过程。

(2)假象易出现在四肢、肌肤和面色方面,而脏腑、气血、津液等方面的内在表现,多反映疾病的本质。因此,辨证时应以胸腹、二便、舌等方面的表现作为诊断的主要依据。

(3)区别假象与真象的不同。如假热之面赤,是面色苍白而仅见颧红娇嫩,且时隐时现,而实热证的面赤却是满面通红;假寒之四肢厥冷,必伴胸腹灼热而按之烫手,或四肢厥冷而反不欲近衣被,而真寒则是身冷蜷卧,欲得衣被。

(二) 虚实真假

虚实真假是指虚证或实证发展到复杂或严重的阶段,有时会出现某些与疾病本质相反的假象表现。即所谓"至虚有盛候""大实有羸状"。

1. 真虚假实证 是指本为虚证却见某些盛实假象的复杂证候。

【临床表现】既有胸腹部柔软而喜按、神疲乏力、气短懒言、舌淡脉弱等真虚症状,又见腹胀满、气喘、脉弦等假实表现。患者虽腹胀满,却时有减轻,按之痛减,按之柔软;虽喘促但气短息弱;脉虽弦却重按无力。

真虚假实产生的机理,多因脏腑虚衰,气血不足,运化无力,气机不畅而致。故虽见一些类似邪实之征,却因疾病本质属虚,这些"实"象通常是在一派虚弱之象中伴随出现,并有与常规实证不同之处。也正如《顾氏医镜》所云:"心下痞痛,按之则止,色悴声短,脉来无力,虚也;甚则胀极而不得食,气不舒,便不利,是至虚有盛候。"

2. 真实假虚证 是指本为实证却见某些虚羸假象的复杂证候。

【临床表现】既有声高气粗、胸腹硬满或疼痛拒按、二便不利、脉有力等真实的表现,又有神情默默、倦怠懒言、泄泻、脉象沉细等假虚之征。虽神情默默,懒言,但语声高亢有力,呼吸气粗;虽倦怠乏力却动之觉舒;虽泻下稀水黑便,泻后反觉腹部爽快;脉沉细,但按之有力。

真实假虚产生的机理,是热结胃肠、痰湿壅滞、痰热内闭、湿热内蕴、瘀血停蓄等邪气大积大聚,以致经脉阻滞,气血不通所致。临床虽出现一些类似虚证的表现,但因疾病本质属实,因此这些"虚"象是在一派邪实之象中伴随出现,并有与一般虚证不同之处。正如《顾氏医镜》所云:"聚积在中,按之则痛,色红气粗,脉来有力,实也;甚则默默不欲语,肢体不欲动,或眩晕昏花,或泄泻不实,是大实有羸状。"

3. 虚实真假辨别要点 在四诊合参和全面分析的基础上,重点注意以下五个方面:

(1)脉象的有力无力,有神无神。

(2)舌质的嫩胖与苍老,舌苔的厚腻与薄少。

(3)胀痛的程度、久暂及是否拒按。

(4)语声的洪亮与低怯。

(5)结合患者体质的强弱、发病的原因、病的新久以及治疗经过等。

第三节 八纲辨证的意义

八纲是从各种具体事物中抽象出来的概念,运用八纲辨别归纳证候,是分析疾病共性的辨证方法。八纲中的表和里,是用以辨别疾病病位浅深的纲领;寒热虚实,是辨别疾病基本属性的纲领;而阴与阳则是区分疾病类别,归纳证候的总纲。通过八纲辨证,可将疾病错综复杂的临床表现,归纳为表与里、寒与热、虚与实,阴与阳四对纲领性的证候,以便找出疾病的共性,掌握其要领,确定其类型,预测其趋势,为治疗和预防指明方向。

八纲辨证是各种辨证的基础,在临床诊断疾病的过程中,具有执简驭繁、提纲挈领的作用,适用于临床各科疾病的辨证,而其他辨证方法则是八纲辨证的进一步深化和具体化。

八纲辨证是从八个方面对疾病本质作出纲领性的辨别。但是,这并不意味着八纲辨证仅仅是将各种证候截然地划分为八个类型。由于八纲之间不是彼此孤立的、不变的,而是互相联系的、可变的,彼此之间既可以相兼、错杂、转化,如表里同病、寒热错杂、虚实夹杂、表证入里、里邪出表、寒证化热、热证转寒、实证转虚、因虚致实等,又可能出现证候的真假,如真寒假热、真热假寒、真虚假实、真实假虚等,从而扩展了八纲辨证的应用范围,增强了中医辨证的实用性,使临床上复杂的病证,基本上都可用八纲进行概括。

八纲的概念通过其相互关系,较为突出地体现了辩证法的思想。理解八纲相互之间的辩证关系,就可认识到疾病中的各种事物是处在相互联系的矛盾之中、变动之中,矛盾着的事物不仅有对立面的存在,并与对立面相对而确定,彼此间也存在中间、过渡阶段,而且尚可以互相转化等。因此,八纲概念的确立,标志着中医逻辑思维的完善,它反映了逻辑思维的许多基本内容,抓住了疾病中带普遍性的主要矛盾,对于其他辨证方法的学习,对于临床正确认识疾病过程,都具有重要的指导意义。

当然,八纲辨证对疾病本质的认识还不够深刻、具体,纲领性证候也存在比较笼统和抽象等问题,如里证的概念过于广泛,未能明确病变的具体脏腑部位;寒热、虚实尚不能概括疾病的所有病变性质,且虚证、实证所包含的内容未能具体论述等。因此,临床辨证时不能仅满足于对八纲的辨别,而应当结合其他辨证分类方法,对病情资料进行系统地、深入地分析判断。

(陈 锐 邹小娟)

复习思考题

1. 亡阴证与亡阳证如何鉴别?
2. 寒证与热证如何鉴别?
3. 寒证与热证的关系有哪些?试阐述其内容及意义。
4. 表寒证与表热证临床表现有何异同?

第六章

病 因 辨 证

📝 **学习目标**

　　1. 掌握六淫辨证、七情辨证、劳伤辨证、食积辨证、虫积辨证、外伤辨证的临床表现、辨证要点及鉴别诊断。

　　2. 熟悉六淫辨证、七情辨证、劳伤辨证、食积辨证、虫积辨证、外伤辨证的概念及证候分析。

　　3. 熟悉疫疠辨证的概念、病证分类及特点。

　　4. 具有应用病因辨证进行临床辨证分析的能力。

　　病因辨证是以中医病因、病机理论为指导,对患者的症状、体征、病史等病情资料,根据各种病因致病特点进行综合分析,以推求疾病证候病因属性的辨证方法。

　　病因辨证包括六淫辨证、七情辨证、疫疠辨证、劳伤辨证、食积辨证、虫积辨证、外伤辨证等。

第一节　六 淫 辨 证

　　六淫辨证是对患者的症状、体征、病史等病情资料,根据六淫的性质和致病特点进行综合分析,进而判断疾病证候是否存在六淫病因的辨证方法。

一、风淫证

　　风淫证是指外感风邪所表现的证候,亦称外风证。

　　【临床表现】恶风,微发热,汗出,鼻塞流涕,喷嚏,咽喉干痒或咳嗽,舌苔薄白,脉浮缓;或皮肤瘙痒、丘疹风团、瘾疹;或局部麻木,口眼㖞斜;或游走性关节疼痛;或突然面睑浮肿等。

　　【证候分析】风性轻扬,善行数变,具有发病急,变化快,游走不定的特点。风邪袭表,腠理疏松,卫外不固,故见恶风微热,汗出,脉浮缓;风伤肺窍,则鼻塞流涕,喷嚏,咽痒咳嗽;风客肌腠,营卫郁滞,则皮肤瘙痒或瘾疹;风中经络,经气阻滞,则局部麻木,口眼㖞斜;风痹关节,则肢体关节游走性疼痛;风袭肺卫,通调失职,则浮肿突发于颜面、眼睑,继而全身。

　　【辨证要点】以恶风,汗出,脉浮缓;或皮肤瘙痒,或局部麻木,或肢体关节游走性疼痛,或颜面浮肿为辨证要点。

　　【鉴别诊断】风淫证与内风证鉴别。内风证是由于机体内部的病理变化(热极、阳亢、血虚、阴虚)所出现的类似风性动摇特点的证候,以头晕、肢麻、震颤、抽搐等为主要表现;而风淫证以恶风、汗出、脉浮缓;或瘙痒、麻木、游走痛、浮肿等为临床特点。

二、寒淫证

寒淫证是指外感寒邪所表现的证候。

【临床表现】恶寒重发热轻,无汗,头身疼痛,鼻塞或流清涕,脉浮紧。或咳嗽,哮喘,咯稀白痰;或脘腹冷痛,肠鸣腹泻,呕吐;或为肢体拘急,冷痛,踡卧,面色白或青,舌苔白,脉沉紧或沉迟有力。

【证候分析】寒为阴邪,其性寒凉、凝滞、收引,多致腠理、经脉、筋脉收缩拘急,易伤阳气,阻滞气血运行。寒袭肤表,阻遏卫阳,故恶寒发热,无汗;寒束肺窍,故鼻塞流清涕;寒凝经脉,则头身疼痛,脉浮紧;寒邪内侵,客于肺系,肺失宣降,则见咳嗽,哮喘,咯稀白痰;滞于胃肠,气机失常,则见脘腹冷痛,肠鸣腹泻,呕吐;寒主收引,经脉收缩而挛急,则见肢体拘急,冷痛;寒伤阳气,凝滞血脉,则见踡卧,面白或青,苔白,脉沉紧或沉迟有力。

寒淫证有“伤寒证”(寒袭于表)和“中寒证”(寒中于里)之分。“伤寒证”是指寒邪外袭肌表,阻遏卫阳,阳气抗邪于外所表现的表实寒证,又称外寒证、表寒证等,临床可见恶寒重发热轻,无汗,头身疼痛,鼻塞或流清涕,苔白,脉浮紧等表现。“中寒证”是指寒邪直接内侵脏腑、气血,损伤阳气,阻滞脏腑气机和血液运行所表现的里实寒证,又称内寒证、里寒证等,临床可见新起恶寒,咳喘,咯稀白痰;脘腹冷痛,肠鸣腹泻,呕吐;肢冷,患部拘急冷痛,面白或青,舌苔白,脉沉紧或沉迟有力等症。

【辨证要点】以恶寒,无汗,面白或青,局部冷痛,踡卧,脉紧为辨证要点。

三、暑淫证

暑淫证是指外感暑邪所表现的证候,简称暑证。

【临床表现】伤暑则发热恶热,口渴,汗出,气短,身体疲乏,小便黄,舌红苔黄少津,脉虚数;中暑则发热,猝然昏倒,汗出不止,口渴,气急,甚或昏迷惊厥,舌绛干燥,脉细数。

【证候分析】暑为阳邪,具有炎热升散,耗气伤津,多夹湿邪等致病特点。暑邪致病有伤暑、中暑之分;感受暑湿之邪为伤暑,暑性炎热,迫津外泄,出现恶热,口渴,汗出,尿黄;气随津泄,则气短,身体疲乏,脉虚数,“气虚身热,得之伤暑”(《素问·刺志论》);暑热炽盛,可见舌红、苔黄少津。中暑系因夏令在高温或烈日之下劳作过久,暑热上扰清窍,内灼神明,故见猝然昏倒;暑闭心神,引动肝风,则见昏迷惊厥;暑热炽盛,营阴受损,故见舌绛干燥,脉细数。

【辨证要点】夏季感受暑热邪气病史,以发热,口渴,汗出,气短疲乏,猝然昏倒为辨证要点。

四、湿淫证

湿淫证是指外感湿邪所表现的证候,亦称外湿证。

【临床表现】头重如裹,胸闷脘痞,口腻纳呆,或恶心呕吐,食少腹胀,或肢沉身困,关节肿痛重着酸楚,或便溏尿浊,或妇女带下量多,阴部湿疹瘙痒,或下肢浮肿,舌淡胖而边有齿痕,苔白厚腻,脉濡缓或细。

【证候分析】湿为阴邪,湿性重浊、黏滞、趋下,易损伤阳气,阻滞气机。外湿侵袭,阻滞经气,则头重如裹,肢沉身困;湿浊内困,阻遏气机,故胸闷脘痞,口腻纳呆,或恶心呕吐,食少腹胀;湿留关节、肌肤,则肢沉身困,关节肿痛重着酸楚,浮肿;湿浊趋下,则便溏尿浊,带下量多,阴痒湿疹;舌淡胖而边有齿痕,苔白厚腻,脉濡缓或细为湿浊内停之征。

【辨证要点】以困重,酸楚,痞闷,腻浊,便溏,脉濡缓或细为辨证要点。

【鉴别诊断】湿淫证与内湿证鉴别。内湿证又称"湿浊内生""脾虚生湿"。内湿证病位偏于内脏,以脘腹痞胀、纳呆、恶心、便溏为主;而湿淫证以湿滞肌表、关节为主要临床表现。

五、燥淫证

燥淫证是指外感燥邪所表现的证候,亦称外燥证。

【临床表现】口燥咽干唇裂,鼻燥少涕,干咳少痰,痰黏难咯,或痰中带血;皮肤干燥甚至皲裂,口渴,便结,尿少;或恶风发热,咽喉不利;苔干,脉浮。

【证候分析】燥淫证主要是感受外界燥邪所致,所以除了"干燥"的证候以外,还有"表证"的一般表现,如轻度恶风或发热、脉浮等。燥性干燥,易伤津液,易伤肺脏;肺系失润,则口燥咽干唇裂,鼻燥少涕,干咳少痰,肤燥皲裂;燥邪伤津,则苔干口渴,便结尿少,痰黏难咯;燥遏卫表,则恶风发热,咽喉不利,脉浮。燥伤肺络,见痰中带血。

燥淫证有温燥与凉燥之别。温燥为初秋之季,气候尚热,余暑未消,燥热侵犯肺卫,症见鼻干而热,咽干而痛,干咳少痰,苔薄黄干,脉浮略数。凉燥为深秋季节,气候既凉,气寒而燥,症见鼻干而塞,咽干而痒,干咳少痰,恶风无汗,苔白而干,脉浮略紧。

【辨证要点】以秋季干咳,口、鼻、咽、唇、皮肤干燥为辨证要点。

【鉴别诊断】燥淫证与内燥证鉴别。内燥证是因津液不足,不能濡润脏腑组织所致,又称"津伤化燥",多见于温热病后期,以全身津液亏损为主,无明显的秋令季节性;而燥淫证以秋季外感燥邪,而干咳,口、鼻、咽、唇、皮肤干燥为主要临床表现。

六、火淫证

火淫证是指外感温热火邪所表现的证候。

【临床表现】发热恶热,面红目赤,渴喜冷饮,尿短便秘,舌红或绛,苔黄干燥或灰黑起芒刺,脉洪数有力。或见心烦失眠,神昏谵语,躁扰发狂、惊厥抽搐,吐血、衄血、发斑疹,痈肿疮疡。

【证候分析】温、火、热邪为阳邪,其性燔灼迫急,伤津耗气,具有炎上,生风动血,易致疮疡的特点。在程度上有"温为热之渐,火为热之极"之说。温、火、热邪入气分,气血沸涌则发热,面红目赤;热迫津伤则口渴,尿短便秘;火热入营血,迫血妄行,则吐血、衄血,发斑疹;热扰心神则烦躁失眠,神昏谵语,甚至躁扰发狂;热极动风则惊厥抽搐;火热郁结不解,腐肉成脓,则生痈肿疮疡。舌红或绛,苔黄干燥或灰黑起芒刺,脉洪数均为火热炽盛的表现。

【辨证要点】以发热,口渴,烦躁,出血,疮疡为辨证要点。

【鉴别诊断】火淫证与虚热证都属热证,但有虚实之分。火(热)证呈现外感热性病的病变过程,起病急,病势剧,一般为实火,属实证;虚热证由久病阴虚或实热证迁延转化而来,病程较长,属虚证。

第二节 七 情 辨 证

课堂互动

七情是什么?

七情辨证是对患者的症状、体征、病史等病情资料,根据七情致病特点进行综合分析,进而判断疾病证候是否存在情志病因的辨证方法。

情志活动,是人体的精神意识对外界事物的反应,主要有喜、怒、忧、思、悲、恐、惊"七情"。情志证候,是指由于精神刺激过于强烈或过于持久,人体不能调节适应,导致神气失常,脏腑、气血功能紊乱所表现出的证候。

情志为病,具有先伤神、后伤脏,先伤气、后伤形的特点,即情志为病应有精神情志方面异常的症状,如抑郁、烦躁、多怒、失眠等,同时可有脏腑气机失常的症状,如胸闷、腹胀、气短、心悸等。不同的情志变化,对内脏有不同的影响,会产生不同形式的气机逆乱,如《素问·举痛论》说:喜伤心、怒伤肝、忧伤肺、思伤脾、恐伤肾;怒则气上、喜则气缓、悲则气消、恐则气下、惊则气乱、思则气结等。所以,辨证时除应注意分析情志因素之外,还须细致审察脏腑气机逆乱的见症。

一、喜伤证

喜伤证是指因过喜而导致心神失常所表现的情志证候。

【临床表现】精神涣散,喜笑不休,语无伦次,举止失常;甚者癫疯狂乱,哭笑无常。

【证候分析】喜为心之志,喜则气缓,适度喜乐能使人心情舒畅,精神焕发;喜乐较少致病,仅见于过分狂喜。《灵枢·本神》云:"喜乐者,神惮散而不藏。"过喜伤心,喜乐、兴奋过度,使心气涣散,神气不敛,故见心神不安,精神涣散,喜笑不休;暴喜过度,导致神不守舍,出现语无伦次,举止失常,甚至出现精神狂乱,哭笑无常。

【辨证要点】以喜笑不休,精神涣散为辨证要点。

二、怒伤证

怒伤证是指因暴怒或过于愤怒而致肝失疏泄,气血逆乱所表现的情志证候。

【临床表现】头胀头痛,面红目赤,或呕逆吐血,腹胀,泄泻;自觉气冲胸满;甚至神昏暴厥。

【证候分析】怒为肝之志,大怒、暴怒可导致肝气上逆,气血上冲,见头胀头痛,面红目赤;肝气横逆犯胃,胃气上逆,故自觉气冲胸满,呕逆吐血;横逆犯脾,脾失健运,则见腹胀、泄泻。《素问·举痛论》说:"怒则气逆,甚则呕血及飧泄。"过于愤怒,气血逆乱则见神昏暴厥之病变;正如《素问·生气通天论》所云:"大怒则形气绝,而血菀于上,使人薄厥。"

【辨证要点】以头痛,面红,胸满;甚或呕逆,吐血,昏厥为辨证要点。

三、忧伤证

忧伤证是指因忧伤过度,导致情绪抑郁、忧愁不乐所表现的情志证候。

【临床表现】情绪抑郁,闷闷不乐,善叹息,胸闷脘痞,干咳少痰,甚则咯血或痰中带血,面白无华,消瘦,神疲乏力。

【证候分析】肺在志为忧,故过忧最易伤肺,而致肺肃降失常、气机闭塞;《灵枢·本神》说:"愁忧者,气闭塞而不行。"忧愁过度,情志不舒,则见情绪抑郁,闷闷不乐,善叹息;肺气闭塞不行,则见胸闷,干咳少痰等症;肺脾为母子相生关系,肺病及脾,子盗母气,致脾气不运,气血乏源,故见脘痞,神疲乏力,面白无华,消瘦等症。

【辨证要点】以闷闷不乐,善叹息;或胸闷干咳,乏力消瘦为辨证要点。

四、思伤证

思伤证是指因思虑过度,导致心脾功能紊乱、神思恍惚所表现的情志证候。

【临床表现】表情淡漠,神思恍惚,食少纳呆,胸闷,腹胀,脘痞,便溏;甚者心悸健忘,失眠消瘦,面色萎黄。

【证候分析】思为脾之志,"思伤脾",思虑致病最易损伤脾胃;思虑过度,久则暗耗心血,气血不和;思则气结,思虑伤神损脾导致气机郁结,脾运受阻,纳化失职,则食少纳呆,胸闷脘痞,腹胀便溏;《素问·举痛论》曰:"思则心有所存,神有所归,正气留而不行,故气结矣"。阴血暗耗,心神失养,可见表情淡漠,神思恍惚,心悸健忘,失眠消瘦,面色萎黄。

【辨证要点】以神思恍惚,纳呆,胸闷,腹胀为辨证要点。

五、悲伤证

悲伤证是指因悲伤过度,导致神气涣散、意志消沉所表现的情志证候。

【临床表现】善悲喜哭,精神沮丧,面色惨淡,神疲乏力;甚者心悸怔忡,健忘失眠,意志消沉。

【证候分析】《素问·举痛论》说:"悲则心系急,肺布叶举,而上焦不通,营卫不散,热气在中,故气消矣。"悲伤致病较快,悲则气消,悲哀太过,最易耗散神气,出现善悲喜哭,精神萎靡;气消则血少,则见面色惨淡,神疲乏力;气血衰少,心神失养,则心悸怔忡,健忘失眠,意志消沉。

【辨证要点】以善悲喜哭,精神沮丧,意志消沉,神疲乏力为辨证要点。

六、恐伤证

恐伤证是指因恐惧过度,导致肾虚气陷、恐惧不安所表现的情志证候。

【临床表现】怵惕不安,常欲闭户独处;暴病则二便失禁,身体不支;久病则骨瘦痿厥,滑精,早泄,遗尿。

【证候分析】恐为肾之志,恐惧、惊骇而伤肾。《灵枢·本神》云:"恐惧而不解则伤精,精伤则骨酸痿厥,精时自下。"恐惧致病,有缓有急,暴恐则势急,久惧则势缓。恐令气下,尤易伤肾,肾气下泄、不固,可继发精伤。

【辨证要点】以怵惕不安,滑精,早泄,二便失禁为辨证要点。

七、惊伤证

惊伤证是指因过度惊骇,导致气机逆乱、惊悸胆怯所表现的证候。

【临床表现】惊悸,怔忡,胆怯,失眠,坐卧不安,情绪波动,健忘失眠;甚则神志错乱。

【证候分析】《素问·举痛论》说:"惊则心无所倚,神无所归,虑无所定,故气乱矣。"大惊骤然致病,以致心无所依,神无所归,虑无所定,惊慌失措;气机逆乱,神魂失藏,可见神情慌乱,心中悸动不宁;甚者神志错乱。

【辨证要点】以惊悸不宁,胆怯不安为辨证要点。

第三节　疫疠辨证

疫疠辨证是对患者的症状、体征、病史等病情资料,根据疫疠的性质和致病特点进行综合分析,进而判断疾病证候是否存在疫疠病因的辨证方法。

疫疠之气,是对一类具有强烈传染性的病邪之概称。在中医文献中又称"瘟疫""疠气""戾气""异气""毒气""杂气"等,它是自然界存在着的微小致病物质,实际上就是指现代医学流行病学中的病原微生物,如某些细菌、病毒等。它有不同于六淫,以及一般温病病邪的致病特点。疫疠之气感染人体,就会引起疫疠病证。所以,疫疠是指感受疠气所表现的具有强烈传染性的外感病证。具有发病急剧,传变迅速,病情险恶,传染性强等特点。

疫疠所致之病证种类很多,临床常见的主要有瘟疫、疫疹、瘟黄等。

一、瘟疫

瘟疫是指感受瘟疫之毒而引起的发热性病证。

【临床表现】初起恶寒而后发热,头痛身疼,胸痞呕恶,继而内外俱热而不恶寒,昼夜发热,日晡益甚,头痛如劈,头汗多,舌红绛,苔白如积粉或焦黄,脉数有力。

【证候分析】邪在膜原,向外影响于卫,故见寒热身疼痛等症;瘟疫夹湿浊蕴阻于内,气机不畅,胃失和降,故胸痞呕恶。疫邪化热入里,则内外俱热,昼夜发热,日晡益甚。疫邪上攻则头痛如劈。火性炎上,毒火盘踞于内,五液受其煎熬,热气上腾,如笼上熏蒸之露,故头汗独多。瘟疫病毒,秽浊蕴积,故苔白如积粉。舌红绛,苔焦黄,脉数有力为热毒壅盛之征。

【辨证要点】以发病急骤,寒热俱重,舌红绛,苔白如积粉,脉数等为辨证要点。

二、疫疹

疫疹是指感受燥热疫毒而引起的发疹性病证。

【临床表现】初起发热遍体炎炎,头痛如劈,斑疹透露,或红或赤,或紫或黑,脉数。如初起六脉细数沉伏,面色青,昏愦如迷,四肢逆冷,头汗如雨,头痛如劈,腹内绞痛,欲吐不吐,欲泄不泄,摇头鼓颔为闷疫。

【证候分析】疫毒火邪从皮毛或口鼻而入,侵袭肺胃,充斥表里,则见初起发热遍体炎炎,头痛如劈。疫毒火邪内迫血分,故见斑疹透露。毒热郁蒸则脉数。诊其脉即知其吉凶,浮大而数者,其毒发扬;沉细而数者,其毒已深;不浮不沉而数者,为热毒陷于半表半里"膜原"之间的证候。疫毒内伏而不外达,则见初起六脉细数沉伏,面色青。热毒上扰心神,则昏愦如迷。热深厥亦深,则四肢逆冷。火热上攻,则头汗如雨,头痛如劈。疫毒深伏于内,不能发露于外,则可见腹内绞痛,欲吐不吐,欲泄不泄,摇头鼓颔等症。

【辨证要点】以发热,斑疹透露,舌红,脉数等为辨证要点。

三、瘟黄

瘟黄是指感受瘟毒夹有湿热而引起猝然发黄的病证。

【临床表现】初起可见发热恶寒,随即猝然发黄,全身、齿垢、白睛黄色深,名急黄。严重者变证蜂起,或四肢逆冷,或神昏谵语,或直视,或遗尿、旁流,甚至舌卷囊缩,循衣摸床,撮空理线。

【证候分析】瘟毒与湿热外袭,郁于皮肤、肌腠之间,则初起可见发热恶寒。瘟毒与湿热内阻中焦,脾胃运化失职,湿热熏蒸肝胆,胆汁不循常道而外溢肌肤,随即可见猝然发黄,全身、齿垢、白睛黄色深等症。疫毒入于五脏,阴阳格拒而不相顺接,则四肢逆冷;内扰心神则神昏谵语;上干脑系,蒙蔽清窍,则直视;下犯于肝肾,下焦失固,则遗尿旁流而囊缩;流窜肝经,筋脉拘挛,则舌卷;热盛动风,可见循衣摸床,撮空理线。

【辨证要点】以来势凶猛,发热之后即发黄,高热,神昏,或有发斑、出血等为辨证要点。

第四节 劳伤辨证

劳伤,是劳逸失度而伤人致病的简略语,包括劳力过度、劳神过度、房劳过度、过逸少动等。《素问·上古天真论》曰:"今时之人不然也,以酒为浆,以妄为常,醉以入房,以欲竭其精,以耗散其真,不知持满,不时御神,务快其心,逆于生乐,起居无节,故半百而衰也。"由此说明不懂得节制,过度劳累,包括房劳、劳神等,将过度耗伤人体气血精气,导致人体过早衰败。劳伤辨证,就是对患者症状、体征、病史等病情资料,根据劳逸失度的致病特点进行综合分析,进而判断疾病证候是否存在劳逸失度病因的辨证方法。

一、劳力过度

劳力过度是指强力久劳、气耗难复,积劳成疾。

【临床表现】神疲懒言,嗜睡体倦,气短乏力,汗多口干,食欲不振等;或腰背、四肢关节或全身酸软,胀痛不适,常伴有轻度压痛,活动受限等症状。

【证候分析】劳力过度又称形劳,多因较长时间的过度用力,劳伤形体而积劳成疾;或者是病后体虚,勉强劳作;或者是进行不适当的劳作造成身体的皮肉、经络或筋骨的损伤。劳力伤气,积劳成疾,多损伤肺脾,致脾肺气虚、宗气不足、中气下陷,故见神疲懒言,嗜睡体倦,气短乏力,汗多口干,食欲不振;腰背、四肢关节等用力部位受损,伤及筋肉、经络及关节,故见腰背、四肢关节或全身酸软,胀痛不适,轻度压痛,活动受限。

【辨证要点】以神疲懒言,嗜睡体倦,气短乏力;腰背、四肢关节或全身酸软,胀痛不适为辨证要点。

二、劳神过度

劳神过度是指思虑过度,暗耗营血,损伤心脾。

【临床表现】心悸怔忡,失眠多梦,健忘少神,面色少华,甚者身心憔悴,食少消瘦。

【证候分析】劳神过度又称心劳,是由于长期用脑过度、思虑太过而致脏腑气机失调,伤及心神而致病。脾在志为思,心主血脉、藏神,思虑太过则暗耗心血,损伤脾气,故见心悸怔忡,眠多梦,健忘少神,面色少华等血虚失养失荣症状,多发于心而及于肝脾,日久身心憔悴,食少消瘦。

【辨证要点】以心悸怔忡,失眠多梦;甚者身心憔悴、食少消瘦为辨证要点。

三、房劳过度

房劳过度是指纵欲少节,房事过度,耗精伤气。

【临床表现】腰膝酸软,头晕耳鸣,遗精早泄,月经不调,甚者精神萎靡,不孕,阳痿。

【证候分析】房劳过度又称肾劳,多因房事太过,或手淫恶习,或妇女早孕多育,耗伤肾精、肾气而致病。房事过度,肾精耗伤,导致腰膝酸软,头晕耳鸣,遗精早泄,月经不调等症状。肾精久耗,则见精神萎靡,不孕,阳痿。

【辨证要点】以腰膝酸软,遗精早泄,月经不调为辨证要点。

四、过逸少动

过逸少动是指长期不劳少动,坐卧闲逸过度。

【临床表现】头昏心悸,身倦乏力,动则气喘、汗出,面白少华,易感冒,或日渐消瘦,或形体臃肿,肢体困倦,四肢胀痛、麻木、酸软,或关节肿胀而活动不便,舌淡或瘦,脉细无力。

【证候分析】久卧伤气,久坐伤肉;过闲少动,导致脾胃功能减退,后天失养,气血渐弱,故见头昏心悸,身倦乏力,动则气喘、汗出,面白少华,日渐消瘦,易感冒,舌淡或瘦,脉细无力;气血运行迟缓,渐至气滞血瘀,经络痹阻易滞气机,久则津滞为痰、血滞为瘀,壅阻脏腑体窍,而见形体臃肿,肢体困倦,四肢胀痛、麻木、酸软,关节肿胀而活动不便。

【辨证要点】以头昏心悸,身倦乏力;形体臃肿,肢体酸软为辨证要点。

第五节 食 积 辨 证

食积辨证是对患者当前症状、体征、病史等病情资料,运用饮食失宜的致病特点进行综合分析,进而判断疾病证候是否存在饮食不节病因的辨证方法。

食积证是指因暴饮暴食、过食肥甘厚味或酗酒,使脾胃受纳运化失调,或是脾胃功能减弱,运化不及致饮食停滞胃肠所表现的一类的证候。

【临床表现】脘腹饱胀或脐腹疼痛拒按,吞酸嗳腐,恶闻食臭,甚者恶心呕吐,腹泻,大便臭如败卵,或便秘,舌苔厚浊,脉滑。

【证候分析】暴饮暴食,壅塞胃肠,妨碍胃肠通降,导致腑气逆滞出现脘腹饱胀或脐腹疼痛拒按,吞酸嗳腐,恶闻食臭,甚者恶心呕吐的症状;食物停积不化则酸腐变质,产生异常气味,见腹泻,大便臭如败卵;积食久停,进而损脾,水谷失运,化生浊气,阻滞气机见便秘,舌苔厚浊等。

【辨证要点】以脘腹胀满或脐腹疼痛,嗳腐吞酸,恶闻食臭,大便不爽,臭如败卵为辨证要点。

第六节 虫 积 辨 证

课堂互动

什么是虫积证?临床上哪些寄生虫引起的虫积证比较常见?

虫积辨证,是对患者的症状、体征、病史等病情资料,根据寄生虫的致病特点进行综合分析,判断疾病证候是否存在寄生虫病因的辨证方法。

虫积证,是指某些寄生虫侵入人体发育繁殖,耗损营血、阻碍气机所表现的一类证候。其中,肠道寄生虫特别是蛔虫引起的病证比较常见,故为本节论述的重点。

【临床表现】脐周腹痛,时作时止,腹部可触及条索状虫团,胃脘嘈杂,大便失调,或吐虫便虫,或嗜食异物,或睡中龄齿,或面目虫斑,或发"蛔厥",面色萎黄,形体消瘦,神疲乏力,头晕心悸,唇爪淡白无华,舌淡脉细弱。

【证候分析】蛔虫病,多因饮食不洁,吃入带有虫卵或虫体的食物而引起。

虫积肠胃,腑气紊乱,故见脐周腹痛,时作时止,虫体易绞结于肠道,腹部可触及条索状虫团;虫积以肠道为主,有时亦可侵入胃、胆、肝等脏腑为患,可见胃脘嘈杂,大便失调,或吐虫便虫,或嗜食异物,或睡中龄齿,或面目虫斑,或发"蛔厥"等;气血暗耗,营养不良,故见面色萎黄,形体消瘦,神疲乏力,头晕心悸,唇爪淡白无华,舌淡脉细弱等。

【辨证要点】以腹痛时作时止,吐虫便虫,触及虫团,面黄肌瘦;大便镜检发现虫卵为辨证要点。

【鉴别诊断】不同的寄生虫可引起各自特有的症状、体征,如蛔虫的吐蛔、便蛔,蛲虫的肛门瘙痒,钩虫的多食易饥、血虚"黄胖"等。诸虫致病具有一定的活动规律性,如蛔虫易绞结于肠道而形成虫团,或上窜于胆道、食道,或下泄于肛门,而蛲虫常于夜间爬出肛门产卵等。

第七节 外伤辨证

外伤辨证,是对患者的症状、体征、病史等病情资料,根据外伤的致病特点进行综合分析,进而判断疾病证候是否存在外伤病因的辨证方法。

外伤是对各种外力或外物直接作用于人的形体所造成的组织、器官、脏腑损伤的总称。外伤作为一类病因所赅甚广,诸如跌打堕坠伤、撞击扭压伤、金刃枪弹伤、烧烫伤、冻伤、虫兽咬螫伤、雷电击伤、溺水等皆属于此。

【临床表现】软组织挫伤,局部疼痛、肿胀、青紫、活动受限、压痛;体表创伤,伤口浅深不等、流血、疼痛,或局部红肿热痛、化脓、溃烂而难愈合;脱臼和骨折,伴局部肿痛、拒按,功能障碍或关节固定;脏腑及其血管损伤,轻者局部疼痛、压痛,少量出血;重者可致大出血、呼吸困难、神昏、气脱,直至死亡。至于烧烫伤、冻伤、雷电击伤、溺水等表现各具特点,不一一列举。

【证候分析】不同外伤所致的临床表现各异,内在病机不同,临证据具体情况分析,此略。

【辨证要点】受伤处多有疼痛、压痛,活动受限;或见肿胀、青紫,或见伤口、流血;而脱臼、骨折、内出血、脏腑内伤等可借助影像学检查确诊。

（吴玉泓 周岳君）

复习思考题

1. 何谓风淫证? 临床表现有哪些?
2. 怒伤证临床表现有哪些? 请作出证候分析。
3. 何谓劳力过度? 其病变特点主要表现在哪些方面?
4. 何谓"金刃所伤"? 有什么临床表现? 请根据所伤轻重做病机分析。

第七章

气血津液辨证

1. 掌握气病、血病、津液病各基本证型的临床表现及辨证依据。
2. 熟悉气病、血病、津液病各基本证型的概念和证候分析。
3. 熟悉气血兼病各证型概念、临床表现及辨证依据。
4. 具有应用气血津液辨证进行临床辨证分析的能力。

气血津液辨证，是根据气血津液的生理功能和病理特点，将四诊所收集到的病情资料进行综合、分析和归纳，以判断疾病中有无气、血、津液的亏损或运行、代谢障碍的一种辨证方法。

气血津液辨证，既是八纲辨证在气、血、津液层面的深化和具体化，又是对病因辨证不可缺少的补充。病因辨证的重点是探讨六淫外邪等致病的规律，确定疾病的原发病因，如六淫、疫疠、七情内伤、饮食失宜、劳逸失调等，而气血津液辨证的重点在于诊察患者体内生命物质的盈亏及其功能状态。同时，气血津液辨证也是脏腑辨证的基础，因为气血津液与脏腑是不可分离的。所以，掌握气血津液病辨证的一般规律，可以为脏腑辨证奠定基础。

气、血、津液病证一般分为两个方面：一是气、血、津液量的亏虚或不足，如气虚、血虚、津液亏虚；二是气、血、津液的运行或代谢发生障碍，表现为气滞、气逆、血瘀、水液内停等。另外气、血、津液三者之间在生理上有着密切的关系，在疾病过程中，气血津液三者的病变之间有因果、兼夹等关系，如气虚血瘀、气滞血瘀、气虚津停、气滞津停、气血两虚等，从而增加了气血津液病辨证的复杂性。

气血津液辨证主要内容包括气病辨证、血病辨证、气血兼病辨证、津液病辨证。

第一节 气 病 辨 证

《素问·举痛论》说："百病生于气也。"气的病变常先于精、血、津液的病变出现。气病以气的基本功能减退、气机失调为基本病机，气病的证候，常见的有七类，以虚实为纲可分为气病虚证（气虚证、气陷证、气虚不固证、气脱证）和气病实证（气滞证、气逆证、气闭证）；其中，气虚证、气滞证分别是气病虚证和实证的基础证候。

一、气虚证

气虚证是指元气不足，气的推动、温煦、营养、防御等基本功能减退，或脏腑组织的功能活动减退所表现的虚弱证候。

【临床表现】神疲乏力,少气懒言,声低息弱,或面白少华,头晕目眩,自汗,易感冒,活动后诸症加剧,舌质淡嫩,脉虚。

【证候分析】本证形成的主要原因有:先天不足,或后天失养;后天失养多见于久病、重病,或过劳;或因年老脏腑功能减退等因素,导致元气不足,使气的推动、营养、固摄、防御等基本功能失司。

人体脏腑组织的功能活动与气的盛衰有着密切的关系,由于元气亏虚,脏腑功能活动减退,形神失养,故见神疲乏力;宗气不足,推动无力,可见少气懒言,声低息弱;气虚推动无力,清阳不升,头目失养,故面白少华,头晕目眩;气虚卫外不固,肌表不密,腠理疏松,故自汗;气虚不能顾护肌表,抗御外邪,故易感冒。《素问·举痛论》云:"劳则气耗",故活动或劳累后诸症加重;气虚推动血行乏力,血不上荣于舌,故舌质淡嫩;气虚无力鼓动血脉,故脉虚。

【辨证要点】以神疲乏力、少气懒言、声低息弱、动则加剧为辨证要点。

二、气陷证

气陷证是指气虚升举无力,清阳下陷所表现的虚弱证候。

【临床表现】头晕眼花,神疲乏力,少气懒言,面色淡白或淡黄少华;脘腹坠胀,大便溏泄,或便意频频,或久泻久痢;或胃、肾下垂,脱肛,阴挺;舌质淡嫩,脉虚或弱。

【证候分析】本证多由气虚证进一步发展而来,或是气虚的一种特殊表现形式,一般指脾气下陷。或因久泻久痢,或因产育过多,产后失养所致。

气虚功能减退,形神失养,故神疲乏力,少气懒言;气虚推动无力,清阳之气不升,头面诸窍失养,故头晕眼花,面色淡白或淡黄少华;气虚无力,失其升举之能导致气陷,以致腹内脏器不能维持其正常位置,故脘腹坠胀,甚则胃、肾、直肠、子宫等脏器下垂,而见胃下垂、肾下垂、脱肛、阴挺;中气亏虚,脾失健运,水谷精微下趋,则大便溏泄,或便意频频,或久泻久痢;舌质淡嫩,脉虚或弱,是气虚的表现。气陷证常由气虚进一步发展而来,故本证可兼有气虚的一般表现。

【辨证要点】以头晕眼花,脘腹坠胀,或久泻久痢,或脏器下垂与气虚见症为辨证要点。

三、气虚不固证

气虚不固证是指因气虚而导致气对精、血、津液等的固摄功能减退所表现的虚弱证候。

【临床表现】神疲乏力,少气懒言,声低息弱,动则加剧,面白少华,舌淡,脉虚;自汗不止,或涎、唾、涕、泪清稀量多,或尿频清长,或尿后余沥不尽,或遗尿,或二便失禁;或各种慢性出血症;或男子滑精早泄,女子月经、白带量多,滑胎等。

【证候分析】本证多由气虚证进一步发展而来,故有气虚证的一般表现,即神疲乏力,少气懒言,声低息弱,动则加剧,面白少华,舌淡,脉虚等,并以气对精、血、津液等的固摄功能减退为主要表现。气虚其固摄功能减退,气不固津,可表现为自汗不止,或涎、唾、涕、泪清稀量多,或白带量多;气虚不能固摄二便,则尿频清长,或尿后余沥不尽,或遗尿,或二便失禁;气虚不能统摄血液,血溢脉外,而见月经量多及多种慢性出血症;气虚不能固精,则见滑精早泄;气虚胎元不固,则见滑胎。

【辨证要点】以自汗,或出血,或二便失禁,或津液、精液、胎元等不固与气虚见症为辨证要点。

四、气脱证

气脱证是指元气亏虚已极而欲外脱所表现的危重证候。

【临床表现】神情淡漠或昏愦,呼吸微弱或不规则,大汗不止,面色苍白,口开目合,手撒身软,二便失禁,舌淡,脉微欲绝。

【证候分析】本证可由气虚证、气虚不固证进一步发展恶化而来,如多在大汗、大吐、大泻、大失血等情况下出现,也可在极度疲劳、急性中毒、严重外伤等情况下迅速出现。气脱证乃危急重证,应及时抢救。

元气衰竭而欲外脱,则心、肺、肝、脾、肾五脏之气皆欲衰竭。心主血脉而藏神,其华在面,开窍于舌,在液为汗,在体合脉,心气衰竭而外脱,则神情淡漠或昏愦,面色苍白,大汗不止,舌淡,脉微欲绝;肺主气司呼吸,肺气衰竭而外脱,则呼吸微弱或不规则;脾主肌肉、四肢,开窍于口,肝藏血主筋,开窍于目,肾藏精,开窍于二阴,脾、肝、肾脏气衰竭而外脱,故口开目合,手撒身软,二便失禁等。

【辨证要点】以神情淡漠或昏愦,呼吸微弱或不规则,面色苍白,脉微欲绝为辨证要点。

五、气滞证

气滞证的辨证临床要注意哪些方面?

气滞证是指人体局部或某一脏腑经络的气机阻滞,运行不畅所表现的证候。

【临床表现】局部或全身胀满、痞闷,甚或胀痛、窜痛,部位不固定,症状时轻时重,常随情绪变化而加重或减轻,或因太息、嗳气、矢气而减轻,脉弦,可无明显舌质变化。

【证候分析】引起本证的原因有三方面:一是情志不遂,而致气机郁滞(常称为"气郁证"或"肝气郁结证");二是六淫等外邪侵袭,或内生病理产物如痰饮瘀血阻滞、跌仆闪挫等因素,导致气机运行出现障碍而致气机不畅;三是脏气虚弱,运行乏力,而致气机阻滞。

气的运行发生障碍,局部或全身气机运行不畅则为胀、满、痞、闷,气机阻滞,不通则痛,故可表现为胀痛、窜痛;情志不舒常可导致或加重气机郁滞,故症状之轻重随情绪波动而改变;太息、嗳气、矢气可使气机暂时得以通畅,故胀、痛等症可缓解;弦脉乃气机不利,肝气不舒之象;因病在气,舌质可无明显变化。

由于引起气滞的病因不同,发生气滞的脏腑、经络的部位不同,其证候表现尚有各自的特点。因此,辨证时既要辨明引起气滞的具体病因,也要联系病位,如食积胃脘多致胃气郁滞,胁肋胀痛以肝胆病证多见;四肢关节胀痛,多为经络之气不畅。

【辨证要点】以局部痞闷胀满或胀痛或窜痛,并随情绪波动,脉弦为辨证要点。

六、气逆证

气逆证是指气机升降失常,应降反升或升发太过所表现的证候。

【临床表现】咳嗽,喘促为肺气上逆;恶心,呕吐,嗳气,呃逆,为胃气上逆;头目胀痛,眩晕,急躁易怒,面红目赤,甚至吐血,晕厥,为肝气上逆。

【证候分析】本证一般是在气滞基础上的一种表现形式,人体脏腑、经络的气机,常因情志过激、外邪侵袭等因素,而使气机运行不畅或紊乱,当表现为气机的升降失常,气逆于上,应降反升或升发太过,则形成气逆证。临床以肺气、胃气、肝气上逆为多见。

肺主气司呼吸,主宣发肃降,外邪侵袭或痰浊阻滞等致使肺失宣降,肺气上逆,则可见咳嗽、喘促。胃以通降为顺,因食积、寒饮、痰浊等停留于胃,阻滞气机,胃失和降而上逆,则恶心,呕吐,嗳气,呃逆。肝主疏泄、藏血,其气主升,若情志过激,郁怒伤肝,肝气升发太过,气逆于上,气行则血行,可致血随气逆而上,轻则头目胀痛,眩晕,急躁易怒,面红目赤,甚则吐血,晕厥。

【辨证要点】以咳喘,呕吐呃逆,头痛眩晕与气滞见症为辨证要点。

七、气闭证

气闭证是指人体某些脏腑及其官窍的气机逆乱,闭塞不通所引起的危急证候。

【临床表现】突然昏仆,头、胸、腰、腹等处剧烈疼痛或绞痛,呼吸急促,或喘,甚则窒息,二便闭塞,脉沉实。

【证候分析】本证形成的原因主要有:强烈的情志刺激,使气机闭塞;或瘀血、痰浊、结石、寄生虫等有形实邪,阻塞某些脏腑及其官窍,气机闭塞不通所致。

强烈的情志刺激,气机逆乱,可致神机闭塞,神失所主,故见突然昏仆;瘀血、痰浊、结石、寄生虫等有形实邪阻滞于内,导致脏腑及其管窍的气机闭塞,不通则痛,故头、胸、腹、腰部等部位则出现剧烈疼痛或绞痛,或见二便闭塞不通;肺气闭塞,息道不通,故呼吸急促,或喘,甚则窒息;脉沉实,因有形实邪滞于内所致。

【辨证要点】以突然昏仆,头、胸、腹、腰部等处突发剧烈疼痛或绞痛,或呼吸急促,二便闭塞为辨证要点。

第二节　血病辨证

血病的主要病理变化为血液不足,或血行失常两个方面。血病的证候,常见有血虚证、血瘀证、血热证和血寒证四类,以虚实为纲分为血病虚证、血病实证;其中,血虚证、血瘀证分别是血病虚证和实证的基础证候。

一、血虚证

血虚证是指血液亏虚,导致脏腑、组织、器官失其濡养所表现的虚弱证候。

【临床表现】面色淡白无华或萎黄,口唇、眼睑、爪甲、舌色淡白,头晕眼花,心悸健忘,失眠多梦,手足麻木,妇女月经后期、量少色淡,甚或闭经,脉细无力。

【证候分析】导致血虚的原因,主要有以下两方面:一是血液耗损过多,主要见于各种出血之后,或久病、大病之后;或劳神太过,暗耗阴血;或因虫积肠道,耗损营血等。二是血液生化不足,可见于脾胃虚弱,或进食不足;或因他脏功能减退不能化生血液;或瘀血阻塞脉络,使局部血行不畅,影响新血化生,即所谓"瘀血不去新血不生"等。

"血主濡之",血液亏虚,其濡养功能失职,不能濡养头目、面、唇、舌失荣,故头晕眼花,面色淡白无华或萎黄,口唇、眼睑、舌色淡;血虚不能濡养爪甲、肌肤、经脉,故爪甲淡白无华,手足麻木;心主血脉而藏神,肝藏血而主魂,血虚则心肝失养,神魂不宁,故心悸健忘,失眠多梦;女子以血为用,血海空虚,冲任失充,故月经后期、量少色淡,甚或闭经;脉细无力,为血虚之象。

【辨证要点】以面唇、爪甲淡白,头晕心悸健忘,舌淡脉细为辨证要点。

二、血瘀证

血瘀证是指脉管内血液运行迟滞,或血溢脉外而停蓄体内所引起的证候。

【临床表现】有疼痛、肿块、出血、瘀血色脉征等方面的表现。其疼痛特点为刺痛、痛处拒按、固定不移、常在夜间痛甚；肿块的性状是在体表者包块色青紫，腹内者或可触及质硬而推之不移的肿块；出血的特点是出血多反复不止，色紫暗或夹血块，女子见经闭或崩漏；瘀血色脉征主要有面色黧黑，或唇甲青紫，舌紫暗或有瘀点瘀斑，或舌下络脉粗长青紫，或腹部青筋显露，或皮下紫斑，或皮肤出现丝状血缕，或肌肤甲错，脉细涩。

【证候分析】本证形成的原因很多：如外伤、跌仆及其他原因损伤脉管造成出血，离经之血未能及时消散或排出，瘀积于体内；气滞而致血行不畅，或气虚推动血行无力，以致血行迟缓或瘀滞；或因寒而血脉凝滞；或因热而使血行壅滞或煎熬血液，以及湿热、痰浊等阻滞脉络，血行不畅所致。

瘀血停滞于内，阻碍局部气机，气血运行不畅，不通则痛，故疼痛为瘀血的特征性症状，多表现为刺痛，痛处拒按、固定不移，夜间痛甚。血液运行不畅而凝聚于内，日久不散而成肿块，在体表可见肿块色青紫，在体内肿块触之坚硬而推之不移。其离经之血，排出体外，则见出血；停积体内，凝结为瘀，阻滞脉络，血溢脉外，可成为再次出血的原因，故由瘀血引发的出血，其特点是色多紫暗且夹有血块，反复不止。瘀血阻滞，气血运行不畅，日久颜面、肌肤失于濡养，则面色黧黑，肌肤甲错。唇甲紫暗，舌质紫暗或有瘀点瘀斑，舌下络脉粗长青紫，脉细涩，皆为瘀血之象。

瘀阻于皮下，则皮下紫斑；瘀阻于肌表络脉，则皮肤出现丝状血缕；瘀阻肝脉，则腹部青筋显露；瘀血内阻，冲任不通，则女子经闭或崩漏。

【辨证要点】以刺痛，出血，肿块与瘀血色脉征为辨证要点。

知识链接

血瘀证研究进展

血瘀证与活血化瘀研究一直是传统中医药学和中西医结合研究中最为活跃的领域。自20世纪60年代以来，陈可冀院士课题组开展血瘀证与活血化瘀的研究，在继承传统中医的基础上，注重创新和发展，系统研究了血瘀证的科学内涵、活血化瘀疗效机制，为以活血化瘀为主治疗心脑血管病奠定了理论基础。在血瘀证基础理论、活血化瘀方药治疗冠心病和介入治疗后再狭窄作用机制、血瘀证诊断和疗效判定标准，以及防治冠心病和动脉粥样硬化新药研制开发等研究方面皆取得突出成果，推动了中医药现代化研究的进程，带动了中医学基础和临床研究的发展。

三、血热证

血热证是指火热炽盛，侵入血分，迫血妄行所表现的证候。

【临床表现】咳血、吐血、尿血、便血、鼻衄、齿衄、肌衄等急性出血，色深红；或女子月经先期、量多、崩漏；或皮疹紫红密集；或疮疡红肿热痛；发热面赤，心烦失眠，舌红绛，脉滑数。

【证候分析】本证的形成，可因外感火热之邪或其他病邪化热，传入血分；或因情志过激，气郁化火，或过食辛辣，火热内生，侵扰血分所致。

血热证属实热证的范畴。既可见于外感温热病中，温热之邪内传深入血分，形成卫气营血辨证中的"血分证"；又可见于内伤杂病中，火热之邪侵入血分，迫血妄行而致咳血、吐血、尿血等,亦可见于妇科疾病的月经过多、崩漏等;或外科疾病中的痈疮疔疖等。

火热为阳邪,热入血分,迫血妄行,血溢脉外,故表现为各种出血,血热所致出血具有病势急、量较多、色深红的特点;由于所伤脏腑不同,故出血部位有异,如肺络伤则多见咳血,胃络伤则多见吐血,肾及膀胱络脉伤则尿血;肠络伤则便血;鼻衄、齿衄、肌衄等衄血,皆与所属脏腑火热炽盛,络破血溢有关;胞络受损,则女子月经先期、量多,或崩漏;热在血分,血行加速,气血充盈肌肤脉络,故发热面赤,或皮疹紫红密集;血热内扰心神,故心烦失眠;火热壅积于局部,腐败血肉,则局部疮疡红肿热痛;舌红绛,脉滑数,为血热炽盛之象。

【辨证要点】以急性出血与实热见症为辨证要点。

四、血寒证

血寒证是指寒邪客于血脉,凝滞气机,血行不畅所表现的证候。

【临床表现】手足、颜面、耳垂等局部冷痛,得温痛减,患处发凉,肤色紫暗;或少腹拘急冷痛,或月经后期、经色紫暗夹有血块,或痛经;形寒肢冷,舌淡紫,苔白,脉沉迟或涩。

【证候分析】本证主要因寒邪侵犯血脉,或阴寒内盛,凝滞血脉,血行不畅所致,属实寒证的范畴。

寒为阴邪,其性凝滞收引,寒凝血脉,脉道收引,血行不畅,故手足、颜面、耳垂等局部冷痛;血得温则行,得寒则凝,故患处发凉,得温痛减;寒凝胞宫,冲任失调,经血受阻,则少腹拘急冷痛,或痛经,或月经后期;寒邪伤阳,阳气被遏,不能外达肌肤与四肢,故形寒肢冷;肤色紫暗,经色紫暗夹有血块,舌淡紫苔白,脉沉迟或涩等,皆为阴寒内盛,气血凝滞之象。

【辨证要点】以局部冷痛,肤色紫暗,或痛经与实寒见症为辨证要点。

第三节　气血兼病辨证

气属阳,血属阴,"气主煦之","血主濡之";气为血之帅,血为气之母。气与血在生理上相互协调,病理上常可相互影响,或为同时发病,或为先后因果,形成多种兼病证候。临床常见的气血兼病证候有气血两虚证、气虚血瘀证、气不摄血证、气随血脱证、气滞血瘀证。

一、气血两虚证

气血两虚证是指气虚证和血虚证同时存在的证候。

【临床表现】面色淡白无华或萎黄,神疲乏力,少气懒言,或自汗,头晕眼花,动则加剧,唇甲色淡,心悸多梦,形体消瘦,肢体麻木,或有月经量少色淡,甚或闭经,舌质淡白,脉细无力。

【证候分析】本证多由久病不愈,气血两伤;或先因气虚,不能生化而继见血少;或先有血虚,气失生化之源而随之匮乏;或失血,气随血耗所致。

气虚,脏腑功能活动减退,形神失养,故神疲乏力,少气懒言,动则加剧;血虚,不能充盈脉络,则唇甲色淡,舌淡白,脉细无力;血虚,心神失养,故心悸多梦;气血亏虚,不能上荣于头面、外养肌肉四肢,则面色淡白或萎黄,头晕眼花,形体消瘦,肢体麻木;血海空虚,冲任失养,故月经量少色淡,甚或闭经。

【辨证要点】以面色淡白或萎黄,神疲乏力,头晕心悸等气虚证与血虚证的表现共见为辨证要点。

病案分析

齐某,女,29岁,2020年5月22日就诊。

主诉:头晕目眩,心悸多梦3周。

患者自诉3周前分娩,失血过多,遂出现头晕目眩,心悸,多梦,未作任何检查及治疗。现症见头晕目眩,心悸,多梦,神疲乏力,少气懒言,自汗,手指麻木,乳汁分泌不足。查体:面色苍白,舌淡,脉弱。

辨证:气血两虚证。

分析:产后失血过多,气随血失而亏虚。血虚不能充养头目、四肢等,故见头晕目眩、手指麻木;血虚心神失养,则心悸失眠多梦;气虚则神疲乏力、自汗、少气懒言;气血为乳汁生化之源,气血虚则乳汁分泌不足;面色苍白,舌淡脉弱均为气血两虚之象。综合病史以及舌脉症,本患者病位在气与血,病性属虚,证属气血两虚证。

二、气虚血瘀证

气虚血瘀证是指气虚运血无力,而致血行瘀滞所表现的证候。

【临床表现】面色淡白或晦滞或青灰,神疲乏力,少气懒言,胸胁或其他部位刺痛,痛处不移而拒按,或见青紫,或可触及肿块而质硬,舌淡紫或淡暗,或有瘀点瘀斑,脉细涩无力。

【证候分析】本证多因素体气虚,或病久气虚,或年高体虚,气虚推动无力,血行不畅而瘀滞,形成气虚血瘀证。本证多气虚在先、为因、为本,血瘀在后、为果、为标,为虚中夹实、本虚标实之证。

元气不足,脏腑功能减退,故神疲乏力,少气懒言,脉细无力;气虚推动血行无力,血不上荣于面、舌,则面色淡白,舌淡;气虚运血无力,血行迟缓,脉络瘀滞,故亦可见面色晦暗或青灰,舌淡紫或淡暗,或有瘀点瘀斑,或局部青紫;瘀血内阻,经络不通,不通则痛,则胸胁或其他部位刺痛,痛处不移而拒按,脉涩;血瘀日久,结聚日深,可逐渐形成肿块而质硬。

【辨证要点】以神疲乏力,局部刺痛等气虚证与血瘀证的表现共见为辨证要点。

三、气不摄血证

气不摄血证是指气虚不能统摄血液,而表现以出血为主症的证候。

【临床表现】咳血、吐血、便血、尿血、齿衄、肌衄、崩漏等出血症,面色淡白无华,神疲乏力,少气懒言,头晕心悸,动则加剧,舌淡,脉弱。

【证候分析】本证多由久病、劳倦等因素导致气虚,气不能统摄血液,血溢脉外而成。

气虚统摄无权,血不循经运行而溢于脉外,则见咳血、吐血、便血、尿血、齿衄、肌衄、崩漏等多种出血症状;气虚脏腑功能减退,则神疲乏力,少气懒言,动则加剧;气虚推动血行无力,络脉不充,加之失血,气血双亏,故面色淡白无华,头晕心悸,舌淡脉弱。

【辨证要点】以出血与气虚证表现共见为辨证要点。

四、气随血脱证

气随血脱证是指由于大量失血而引起气随之暴脱的危重证候。

【临床表现】大量出血(如咯血、吐血、便血、崩漏、产后大出血、创伤出血等)的同时,出现面色苍白,气少息微,神情淡漠,甚至晕厥,四肢厥冷,汗出,舌淡,脉微欲绝。

【证候分析】本证常由外伤，或肝、胃、肺等脏器本有宿疾，或妇女血崩、产后等突然大量出血，进而引发气无所依附而外脱所致。大失血出现在前、为因，血为气之母，血以载气，血脱则气无所依附，导致气亦随之而亡脱的严重后果。

大量失血，血亡气脱，气血不能上荣于面，故面色苍白；气脱致宗气不足，则气少息微；神随气散，神无所主，则神情淡漠，甚至晕厥；气脱亡阳，失于温煦，则四肢厥冷；津随气泄，则冷汗淋漓；血失气脱，正气大伤，舌体失养，脉道失充，故见舌淡，脉微欲绝。

【辨证要点】以大出血的同时，出现神情淡漠，面色苍白，气少息微、脉微等气脱征象为辨证要点。

五、气滞血瘀证

气滞血瘀证是指由于气机郁滞而致血行瘀阻，或由于血瘀而致气机郁滞所表现的证候。

【临床表现】胸胁、脘腹等局部胀满疼痛，或窜痛，或刺痛，疼痛固定、拒按；或肿块坚硬，局部青紫肿胀；情志抑郁，或急躁易怒，或面色晦暗；或女子乳房胀痛，或痛经，经色紫暗夹血块，或闭经；舌质紫暗或有瘀点瘀斑，脉弦涩。

【证候分析】本证多由情志不遂，或跌仆闪挫，或外邪侵袭，使气机郁滞，血行不畅而成。

气机郁滞，气血运行不畅，则胸胁、脘腹等局部胀闷疼痛或窜痛；瘀血内停，则刺痛，疼痛固定、拒按；瘀血内阻，积滞成块，则肿块坚硬，局部青紫肿胀；情志不遂，肝失疏泄条达，则情志抑郁，或急躁易怒；气血不畅，脉络阻滞，瘀血之征外现，则面色紫暗，皮肤青筋暴露；肝郁气滞，瘀血阻滞胞脉，气血运行不畅，则女子乳房胀痛，或痛经，经色紫暗或夹血块，甚或闭经；舌质紫暗或有瘀点瘀斑，脉弦涩，均为气滞血瘀之象。

【辨证要点】以胸胁等局部胀满疼痛或刺痛，情志抑郁或易怒，舌紫暗等气滞证与血瘀证的表现共见为辨证要点。

第四节　津液病辨证

津液是人体正常水液的总称，具有滋润、濡养和平衡阴阳的作用，其生成、输布与排泄主要与肺、脾、肾三脏密切相关。

津液的病变，主要涉及两方面：其一为津液的亏虚，其二为津液的生成、输布或排泄障碍。津液的生成不足或丢失过多，可出现伤津、脱液的津液亏虚证；其输布、排泄异常，引起津液代谢障碍，导致津液内停，产生痰、饮、水、湿等病理产物，可出现痰证、饮证、水证和内湿证。因此，津液病临床常见证候有津液亏虚证和水液内停证。

一、津液亏虚证

津液亏虚证是指体内津液不足，脏腑、组织、官窍失其滋润濡养所表现的虚弱证候。

【临床表现】口、鼻、唇、舌、咽干燥，皮肤干燥或皲裂，口渴喜饮，小便短少，大便干结难解，舌质红，苔少津或干，脉细无力，神疲乏力；甚至目眶凹陷，皮肤枯瘪，唇舌干裂，少尿甚无尿，烦躁不安，舌红瘦，少苔或无苔，脉细数或疾。

【证候分析】本证多因津液摄入不足或丢失过多所致。摄入不足，多见于饮水过少，或脏气虚衰，津液生化不足；而丢失过多，多见于高热、大汗、大吐、大泻、烧伤等，使津液耗损过多，以及外界气候干燥，或机体阳气偏亢，暗耗津液。

笔记栏

津液不足,失于滋润肌肤与濡润脏腑、组织、官窍,则皮肤干燥或皲裂,口、鼻、唇、舌、咽干燥,口渴喜饮,小便短少,大便干结难解;舌质红,苔少津或干,脉细,均为阴津不足之象;津伤气虚,则神疲乏力。

若津液严重不足,不能充养、濡润脏腑组织,则目眶深陷,皮肤枯瘪,唇舌干裂;津液匮乏,尿无化源,则少尿,甚或无尿;阴津亏少,虚热内生,故烦躁不安,舌红瘦,少苔或无苔,脉细数或疾。

津液亏虚程度较轻者,一般称为"津亏证",程度较重者,一般称为"液脱证"。津液亏虚证,临床根据具体病位的不同,常见有肺燥津伤证、胃燥津亏证、肠燥津亏证等。

【辨证要点】以口渴、肌肤唇舌咽干燥,尿少与津亏见症为辨证要点。

二、水液内停证

水液内停证是指体内津液的输布、排泄障碍,水液停聚于体内所表现的证候。水液内停可产生痰、饮、水、湿等病理产物,进而形成痰证、饮证、水证及内湿证。

痰、饮、水、湿,四者同源异形,既可相互转化,又可共同致病,因而常连称,如痰饮、痰湿、水湿、水饮。

(一)痰证

痰证是指痰邪阻滞于局部,或停聚于脏腑、经络、组织之间所表现的证候。痰是体内水液停聚,形成的稠浊而黏滞的病理产物,流动性小而难以消散,可停聚于人体的任何部位。

【临床表现】咳喘咯痰,痰质黏稠,喉中痰鸣,胸闷,脘痞,纳呆,呕吐痰涎;瘿瘤、瘰疬、痰核、乳癖、梅核气;眩晕,肢体麻木,半身不遂,舌强言謇;神识不清或昏仆,癫、狂、痫、痴呆;形体肥胖,白带量多,经少经闭;苔腻,脉滑。

【证候分析】本证多由外感六淫、饮食不节、情志刺激、劳逸失宜等因素,影响肺、脾、肾的气化功能,津液输布失常,水液停聚而成。

"肺为贮痰之器",痰阻于肺,宣降失常,肺气上逆,则咳喘咯痰,痰质黏稠,喉中痰鸣;肺气不利,则胸闷不舒;"脾为生痰之源",痰浊阻滞中焦,气机不畅,胃失和降,则脘痞,纳呆,呕吐痰涎;痰质黏稠,痰浊凝结于局部,则可见瘿瘤、瘰疬、痰核、乳癖、梅核气等;痰亦可随气升降而流窜全身,痰浊上犯清阳,蒙蔽清窍,则见眩晕;痰浊内结,蒙蔽心神,则神识不清或昏仆,或为癫、狂、痫、痴呆等;"肥人多痰湿",痰湿泛于肌肤腠理,故形体肥胖;痰停胞宫,冲任受阻,气血失调,则白带量多,经少经闭;痰停经络,气血不畅,则肢体麻木,半身不遂,舌强言謇;苔腻,脉滑,为痰浊内阻之象。

痰有有形和无形之分,有形之痰,可见、可闻、可及;无形之痰,则多根据特定症状或体征而推断。痰证临床表现多端,故有"百病多因痰作祟"和"痰多怪症"之说。

根据痰的色、量、质地等性状及兼症的不同,临床需要鉴别寒痰、热痰、湿痰、燥痰等的不同。

【辨证要点】以咳吐痰多,胸闷呕恶,局部包块,形体肥胖,苔腻脉滑等为辨证要点。

(二)饮证

饮证是指由饮邪停聚于体内所引起的证候。饮是体内水液停聚,形成的较清稀而易流动的病理产物,属有形之邪,常停蓄于肺、心、胃肠及胸胁等处。

【临床表现】根据饮邪停留的部位不同,饮证可出现不同的临床表现。脘痞腹胀,呕吐清水,肠鸣辘辘;或胸胁饱满胀痛,咳唾、转侧则疼痛加剧;或胸闷心悸,咳嗽气喘,痰清稀色白量多,甚或倚息不能平卧;水肿,身体、肢节疼重;舌淡胖,苔白滑,脉弦。

【证候分析】本证多由中阳素虚,或胸阳不振,复因外感风寒湿邪、饮食劳倦所伤等,导致津液输布失常,饮邪停聚而成。

饮邪常停积于胸胁、心肺、胃肠、肌肤等部位。饮邪停滞于局部,主要影响局部气机的运行,导致脏腑功能的失常。《金匮要略》根据饮邪停聚于机体部位的不同,将饮证分为四种:饮停胃肠谓之"痰饮"(《脉经》《千金翼方》俱作"淡饮"),饮停胁下谓之"悬饮",饮停胸膈谓之"支饮",饮溢四肢、肌肤谓之"溢饮"。

饮邪停留于胃肠,阻滞气机,胃失和降,则脘痞腹胀,呕吐清水,肠鸣辘辘。

饮邪流注胁下(胸胁),阻碍气机,肝气不利,肺失宣降,则胸胁胀痛,咳嗽;有形之邪停聚,故胸胁饱满,咳唾、转侧则气滞加重,故疼痛加剧。

饮邪停于胸膈(心肺),胸中气机不畅,则胸闷;饮邪犯肺,肺失宣降,则咳嗽气喘;饮邪凌心,阻遏心阳,则心悸,甚或倚息不得卧;饮为阴邪,兼有寒象,则痰清稀色白量多。

饮邪流行,溢于四肢、肌肤,则水肿,身体、肢节疼重。

舌淡胖,苔白滑,脉沉弦,为阳虚饮停之象。

【辨证要点】以脘痞腹胀,呕吐清水,或胸胁饱满、咳唾引痛,或咳喘痰多、胸闷心悸等为辨证要点。

(三) 水证

水证是指体内水液停聚,泛溢肌肤,以肢体浮肿、小便不利为主要表现的证候。水又称"水气",是体内津液停聚,形成的最清稀且流动性大的病理产物。

【临床表现】浮肿,小便短少。

若浮肿先见于眼睑、颜面,迅速遍及全身肌肤,小便短少,伴恶风发热,头身疼痛,咽痛,咳嗽,舌红或暗,苔薄白,脉浮紧或数,为阳水;若浮肿先见于足胫、下肢,逐渐发展至全身,腰以下为甚,按之凹陷不起,甚腹部胀大,按之如囊有波动感,叩之音浊,小便短少,神疲乏力,畏寒肢冷,面色㿠白,舌淡胖,苔白滑,脉沉迟无力,为阴水。

【证候分析】本证的形成,因风邪外袭,或湿邪内阻,或劳倦内伤,久病正虚等因素,影响肺、脾、肾的气化功能,导致津液输布、排泄失常,水液泛溢而成。

水为有形之邪,因其质地较饮为清稀,流动性大,易于渗透到肌肤、腠理等组织间隙及停蓄于空腔中,导致全身或局部水肿,甚或胸、腹腔积水。水邪泛溢肌肤,则局部或全身浮肿,故以水肿为主症;膀胱气化失司,水液停蓄不泄,则小便短少。

本证临床有阳水、阴水之分。

水肿性质属实者,称为"阳水";多为外感风邪,或水湿浸淫等引起。肺主通调水道,为水之上源,风邪侵袭,肺卫受病,宣降失司,通调失职,水津不布,停聚于内,泛溢肌肤,故见水肿,小便短少;风性轻扬、升散,善行而数变,风水相搏,故浮肿先见于头面,并迅速遍及全身;因感受风邪,故先见恶风发热,头身疼痛,咽痛,脉浮等表证之象。

水肿性质属虚者,称为"阴水";多由劳倦内伤,或病久正虚等,导致脾肾阳虚,气化失司,水液停聚,泛溢肌肤,发为水肿;脾肾阳虚,气化无权,故水肿先见于下肢,逐渐发展至全身,腰以下为甚,小便短少;水肿严重者可见腹部胀大,按之如囊有波动感,叩之音浊;神疲乏力,畏寒肢冷,面色㿠白,舌淡胖,苔白滑,脉沉迟无力,皆为阳虚之象。

【辨证要点】阳水以发病急,来势猛,水肿先从眼睑头面开始,上半身肿甚为辨证要点;阴水以发病缓,来势徐,水肿先起于足部,腰以下肿甚为辨证要点。

(四) 内湿证

内湿证是指由内生湿邪所引起的证候。内湿是由脾、肺、肾等脏腑功能失调,尤其是脾失健运,水津不布,留而生湿所产生的病理产物。

【临床表现】脘痞腹胀,恶心呕吐,食少纳呆,口淡不渴,或渴不多饮,便溏不爽,肢体困

笔记栏

重,嗜卧思睡,白带量多,苔白腻,脉濡缓。病势缠绵而病程较长

【证候分析】内湿的特点是呈弥漫状态,虽可阻滞于上、中、下三焦的任何部位,但以湿阻中焦最为常见。

湿滞中焦,阻碍气机,脾胃升降失常,则脘痞腹胀,恶心呕吐;湿困于脾,脾运失常,则食少纳呆,便溏不爽;湿邪下注于阴窍,则白带量多;湿邪阻碍气机,易伤阳气,故嗜卧思睡,肢体困重;湿性黏滞难去,故病势缠绵而病程较长;苔白腻,脉濡或缓,均为湿邪内停之象。

内湿和外湿,既有区别,又有联系。两者有内生和外感之异,病位有重在脏腑和重在体表之别。外湿是从外感受湿邪为病,以湿邪伤于肌表、筋骨关节为主;内湿是由脾、肺、肾等脏腑功能失调,尤其是脾失健运所致。两者之间的联系是湿邪外袭每易伤脾,若湿困脾阳,脾失健运而滋生内湿;脾虚失运,内湿素盛者,又每易招致外湿入侵而致病。

【辨证要点】以脘痞腹胀,呕恶纳呆,便溏不爽及苔白腻、脉濡为辨证要点。

(戴 红)

复习思考题

1. 气虚可导致哪些病理变化?气虚类证包括的类型有哪些?
2. 何谓血虚证?血虚证的辨证要点是什么?试分析之。
3. 导致血瘀的常见原因有哪些?血瘀证的临床表现有哪些?
4. 痰饮水湿四者的主要区别与相互关系如何?
5. 何谓痰证?其基本证候表现有哪些?

第八章

脏 腑 辨 证

学习目标

1. 掌握脏病辨证、腑病辨证及脏腑兼证辨证各证候临床表现及辨证要点。
2. 熟悉脏病辨证、腑病辨证及脏腑兼证辨证各证候概念、证候分析及相似证鉴别。
3. 了解脏腑辨证的意义及临床运用范围。
4. 具有应用脏腑辨证理论进行临床辨证分析的能力。

　　脏腑辨证是在认识脏腑生理功能、病理特点的基础上,将四诊所收集的临床资料进行综合分析和归纳,从而判断疾病所在的脏腑部位、病因和病性的一种辨证方法。

　　中医辨证方法颇多,如八纲辨证、病因辨证、气血津液辨证及六经辨证等,它们虽各具特色、各有侧重,但无一不与脏腑密切相关。而脏腑辨证内容较为系统完整,病位明确具体,便于中医辨证思维的应用和拓展,也有利于对其他辨证方法进行阐明和发挥。故脏腑辨证是中医辨证的基本方法和核心组成部分,也是临床各科辨证的重要基础,具有广泛适用性。

　　脏腑辨证包括脏病辨证、腑病辨证及脏腑兼证辨证三方面。

第一节　肝与胆病辨证

　　肝居右胁,胆附于肝。肝主疏泄,又主藏血,在体合筋,其华在爪,开窍于目,在志为怒,在液为泪。肝与胆有经脉属络,互为表里,足厥阴肝经绕阴器,循少腹,布胁肋,系目上额交颠顶;足少阳胆经属胆络肝,绕行头身之侧。而胆为"中清之府",能贮藏和排泄胆汁,且与情志活动有关,故有"胆主决断"之说。

　　肝病以肝失疏泄、肝不藏血为主要病理变化,常见症状有精神抑郁,急躁易怒,胸胁、少腹、乳房胀痛或窜痛,头晕目眩,颠顶疼痛,肢体震颤,手足抽搐,目疾,月经不调,睾丸疼痛等;胆病以胆汁不循常道和主决断功能失常为主要病理变化,常见症状有口苦、黄疸、惊悸、失眠、胆怯等。

　　肝病常见证候有肝血虚证、肝阴虚证、肝郁气滞证、肝火炽盛证、肝阳上亢证、肝风内动证、肝胆湿热证、寒滞肝脉证;胆病常见证候有胆郁痰扰证。

一、肝血虚证

　　肝血虚证是指肝血不足,两目、爪甲、筋脉等组织器官失于濡养所表现的证候。

　　【临床表现】头晕目眩,视物模糊或夜盲,面色淡白或萎黄,爪甲不荣,或见肢体麻木,关节拘急,手足震颤,肌肉瞤动,失眠多梦,或见妇女月经量少、色淡,甚则闭经,舌淡,脉弦细或脉细无力。

【证候分析】本证多因肾精不足,精不化血,或脾胃亏虚,生化乏源,或慢性病耗伤阴血,或失血过多所致。

肝血不足,头目失于濡养,则头晕目眩,视物模糊或夜盲;血虚不能上荣于面,则面色淡白或萎黄;肝主筋,爪甲为筋之余,肝血亏虚,爪甲失养则爪甲不荣、干枯脆薄,筋脉失养则见肢体麻木、关节拘急、手足震颤、肌肉瞤动等虚风内动之象;肝血不足无以安魂定志,故见失眠多梦;女子以肝为先天,肝血不足,冲任失养,血海空虚,则见月经量少、色淡,甚至闭经;舌淡,脉弦细或脉细无力,均为血虚之征。

【辨证要点】以两目、筋脉、爪甲失养与血虚见症为辨证要点。

二、肝阴虚证

肝阴虚证是指肝阴亏虚,虚热内扰所表现的证候。

【临床表现】头晕目眩,两目干涩,视力减退,胁肋隐隐灼痛,或见手足蠕动,面部烘热或两颧潮红,五心烦热,潮热盗汗,口咽干燥,舌红少苔,脉弦细数。

【证候分析】本证多由情志不遂,气郁化火,灼伤肝阴,或肾阴亏虚,水不涵木,或慢性疾病、温热病等耗伤肝阴而成。

肝阴不足,头目失于濡养,则头晕目眩,两目干涩,视力减退;肝之经脉布胸胁,肝阴不足,肝脉失养,虚火内灼,则胁肋隐隐灼痛;肝主筋,肝阴不足,筋脉失养,虚风内动则手足蠕动;肝阴亏虚,阴不制阳,虚火上扰,则面部烘热或两颧潮红;阴液亏虚不能上润,则口咽干燥;虚热内蒸,故五心烦热、潮热;虚热内蒸,迫津外泄,故见盗汗;舌红少苔,脉弦细数,均为阴虚内热之象。

【辨证要点】以两目、筋脉、肝脉失养与阴虚见症为辨证要点。

三、肝郁气滞证

肝郁气滞证是指肝失疏泄,气机郁滞而表现的证候。

【临床表现】胸胁、少腹胀满窜痛,情志抑郁或易怒,善太息;或见梅核气,或见瘿瘤、瘰疬、乳癖、胁下积块;妇女可见乳房胀痛、月经不调、痛经,甚则闭经;舌淡红苔薄白,脉弦。

【证候分析】本证多因情志不遂,郁怒伤肝,或外邪侵扰,使肝失疏泄、条达,气机郁滞而成。

肝性喜条达恶抑郁,肝失疏泄,气机不畅,经脉不利,故胸胁、少腹等肝经循行部位出现胀满窜痛;肝失条达,情志不畅,则情志抑郁或易怒,善太息;肝郁日久,气不行津,津聚为痰,痰气搏结于咽部则为梅核气,搏结于颈部则为瘿瘤、瘰疬,凝结于乳房则为乳癖;肝郁日久,气不行血,血瘀胁下则见胁下积块;女子以肝为先天,肝气郁滞,气血失和,冲任失调,故见乳房胀痛,月经不调,痛经,甚则闭经;肝气失调,脉气紧张,故见脉弦。

【辨证要点】以胸胁、少腹胀满窜痛,情志抑郁,善太息为辨证要点。

四、肝火炽盛证

肝火炽盛证是指火热炽盛,内扰于肝,气火上逆所表现的证候。

【临床表现】胁肋灼痛,头晕胀痛,面红目赤,口苦口干,急躁易怒,不寐或噩梦纷纭,耳鸣如潮,甚或突发耳聋,或吐血衄血,便秘尿黄,舌红苔黄,脉弦数。

【证候分析】本证多因情志不遂,肝郁化火,或热邪内侵,或他脏有火,累及于肝,或素喜烟酒辛辣肥甘之品,郁而化火等所致。

肝火炽盛,内灼肝络则胁肋灼痛;火性炎上,肝火循经上攻头目,气血涌盛脉络,故头晕胀痛,面红目赤;肝胆互为表里,肝热移胆,胆气循经上溢,则口苦;津为火热所灼,故口干;火热内扰,肝失条达柔顺之性,而见急躁易怒;足少阳胆经入耳中,肝热移胆,胆热循经上冲,则耳鸣如潮,甚或突发耳聋;火热内扰,神魂不安,故见不寐或噩梦纷纭;肝火内炽,热盛伤津,则小便短黄,大便秘结;舌红苔黄,脉弦数,为实火炽盛之征。

【辨证要点】以头晕胀痛,胁痛,急躁易怒,面红目赤为辨证要点。

五、肝阳上亢证

肝阳上亢证是指肝肾阴虚,阴不制阳,肝阳亢于上所致的上实下虚证候。

【临床表现】头目胀痛,眩晕耳鸣,面红目赤,急躁易怒,失眠多梦,腰膝酸软,头重脚轻,舌红少津,脉弦有力或弦细数。

【证候分析】本证多因情志抑郁恼怒,化火伤阴,或房劳伤阴,或年老肾亏,水不涵木,而致肝肾阴亏,阴不制阳,肝阳偏亢所致。

肝肾阴虚,阴不制阳,肝阳上亢,气血循经上攻,则头目胀痛,眩晕耳鸣,面红目赤;肝失条达柔和之性,则急躁易怒;阳亢内扰,神魂不安,则见失眠多梦;腰为肾府,膝为筋府,肝肾阴虚,筋骨失养,则腰膝酸软;肝阳亢于上,肝肾阴亏于下,上实下虚,故头重脚轻;舌红少津,脉弦有力或弦细数,为阴虚阳亢之征。

【辨证要点】以头目胀痛,眩晕耳鸣,急躁易怒,头重脚轻,腰膝酸软为辨证要点。

【鉴别诊断】肝阳上亢证与肝火炽盛证应予以鉴别:两者在证候与病机上有相似之处,因火性炎上,阳气亦亢于上,故均以头面部症状突出。其区别在于:肝火炽盛证以目赤头痛,胁肋灼痛,口苦口渴,便秘尿黄等火热证为主,病程较短,病势较急,故病情属实证,系由火热之邪侵扰所致;肝阳上亢证以头目胀痛,眩晕,头重脚轻等上亢症状为主,病程较长,病势略缓,且见腰膝酸软,耳鸣等下虚症状,阴虚证候明显,故病情属上实下虚,虚实夹杂之证,系由阴不制阳所致。

病案分析

刘某某,女,66岁。2020年9月11日就诊。

主诉:反复头痛、眩晕5年,加重2个月。

患者平素性情急躁,5年前与人争吵后即出现头痛、眩晕症状,检查发现"高血压",服用"硝苯地平缓释片"等降压药后缓解,随后头痛、眩晕每因情绪不佳或劳累而反复发作。2个月前上述症状加重,并常感腰膝酸软、耳鸣,多次前来门诊治疗(用药不详),病情有所缓解。现症见头痛且胀,眩晕,面红目赤,急躁易怒,腰酸耳鸣,头重脚轻,步履不稳,失眠多梦,舌红少苔,脉弦细数。

辨证:肝阳上亢证。

分析:患者因平素性情急躁,日久郁而化火伤阴,且年老肾亏,水不涵木,致肝肾阴亏而发为本病。肝肾阴虚,阴不制阳,肝阳上亢,气血循经上攻,则头痛且胀,眩晕耳鸣,面红目赤;肝失条达柔和之性,则急躁易怒;阳亢内扰,神魂不安,则见失眠多梦;腰为肾府,膝为筋府,肝肾阴虚,筋骨失养,则腰膝酸软;肝阳亢于上,肝肾阴亏于下,上实下虚,故头重脚轻,步履不稳。舌红少苔,脉弦细数,均为阴虚阳亢之征。

综合病史以及舌脉症,本患者病位在肝肾,病性属本虚标实,证属肝阳上亢证。

六、肝风内动证

肝风内动证是指以眩晕欲仆、震颤、抽搐等具有"动摇"特点为主要表现的证候。根据其病机不同,临床上又分为肝阳化风、热极生风、阴虚动风、血虚生风四证。

(一) 肝阳化风证

肝阳化风证是指肝阳亢逆无制,引动肝风所表现的虚实夹杂证候。

【临床表现】眩晕欲仆,头摇而痛,项强肢颤,语言謇涩,手足麻木,步履不正,甚至猝然昏倒,不省人事,口眼㖞斜,半身不遂,舌强不语,喉中痰鸣,舌红苔白或腻,脉弦而有力。

【证候分析】本证平素多有肝阳上亢病史,常因肝肾阴亏日久,阴不制阳,阳亢化风所致。

肝肾阴亏,阴不潜阳,阳亢化风,则眩晕欲仆,头部摇动不能自制;气血随风阳上逆,壅滞络脉,故头痛;足厥阴肝经络舌本,肝风夹痰上窜,则语言謇涩;肝主筋,风动筋挛,则项强肢颤;阴虚筋脉失养,故手足麻木;阴亏于下,阳亢于上,上盛下虚,故见步履不正;肝阳亢逆,气血上冲,则见面红目赤;肝阳亢逆,气血逆乱,夹痰上扰,清窍被蒙,则猝然昏倒,不省人事;痰随风升,则喉中痰鸣;肝风夹痰,风痰阻络,则口眼㖞斜,半身不遂,舌强不语;舌红为阴虚阳亢之象,苔白或腻,脉弦,为肝风夹痰之征。

【辨证要点】以平素有头晕目眩等肝阳上亢之状,突发动风之象,甚或猝然昏倒,半身不遂为辨证要点。

(二) 热极生风证

热极生风证是指邪热亢盛,燔灼筋脉,引动肝风所表现的证候。

【临床表现】高热烦躁,躁扰如狂,四肢抽搐,颈项强直,甚则角弓反张,两目上视,牙关紧闭,神志昏迷,舌红绛苔黄燥,脉弦数。

【证候分析】本证多因外感温热病邪,邪热亢盛,热闭心神,燔灼筋脉,引动肝风所致。

邪热亢盛,充斥三焦,则高热;热入心包,心神被扰,轻则躁扰如狂,重则热闭心神而见神志昏迷;热灼肝经,燔灼筋脉,筋脉拘挛迫急,故见四肢抽搐,颈项强直,甚则角弓反张,两目上视,牙关紧闭;舌红绛苔黄燥,脉弦数,均为火热炽盛之征。

【辨证要点】以高热、神昏与动风见症为辨证要点。

(三) 阴虚动风证

阴虚动风证是指阴液亏虚,筋脉失养,引动肝风所表现的证候。

【临床表现】手足蠕动,眩晕耳鸣,颧红潮热,口燥咽干,形体消瘦,舌红少苔,脉细数。

【证候分析】本证多因外感热病后期阴液耗损,或内伤久病,阴液亏虚,导致肝阴不足,筋脉失养,虚风内动所致。

肝阴不足,筋脉失养,虚风内动,故手足蠕动;肝胆互为表里,足少阳胆经入耳中,肝阴不足,头目、耳窍失于濡养,则眩晕耳鸣;阴液亏虚,虚热内扰,则颧红潮热;阴虚亏虚,口咽失润,形体失养,则口燥咽干,形体消瘦;舌红少苔,脉细数,均为阴虚之征。

【辨证要点】以手足蠕动与阴虚见症为辨证要点。

(四) 血虚生风证

血虚生风证是指肝血亏虚,筋脉失养,引动肝风所表现的证候。

【临床表现】手足震颤,肌肉瞤动,肢体麻木,关节拘急,皮肤瘙痒,爪甲不荣,头晕目眩,面白无华,舌淡白,脉细或弱。

【证候分析】本证多因久病失血,营血亏虚,筋脉肌肤失养,虚风内动所致。

肝主筋,肝血不足,则筋脉失养,虚风内动,故见手足震颤,肌肉瞤动,肢体麻木,关节拘急；肝血亏虚，肌肤失于濡养，虚风内动，则皮肤瘙痒；肝血亏少，不能上荣于头面，则头晕目眩，面白无华；爪甲为筋之余，肝血不足，爪甲失养，则爪甲不荣；舌淡白，脉细或弱，均为血虚之征。

【辨证要点】以手足震颤，肌肉瞤动，肢体麻木与血虚见症为辨证要点。

【鉴别诊断】肝风内动证有肝阳化风、热极生风、阴虚动风和血虚生风四证。其中肝阳化风证平素多有肝阳上亢病史，由肝肾阴虚，肝阳亢逆失制而成，以眩晕欲仆，肢颤或突然昏倒，半身不遂为主症，属本虚标实之证；热极生风证是因邪热炽盛，燔灼筋脉，筋脉拘挛迫急所致，故以高热伴见抽搐项强等症为特征，属实热证；阴虚动风证因阴液亏虚，筋脉失养，虚风内动所致，以手足蠕动与阴虚共见为其特征；血虚生风证因血液亏虚，筋脉失养，虚风内动而成，以麻木、震颤、瞤动等风动症与血虚共见为其特征。四证应认真鉴别（表8-1）。

表8-1　肝风内动四证鉴别表

证名	性质	主症	兼症	舌象	脉象
肝阳化风证	上实下虚证	眩晕欲仆，头摇肢颤，语言謇涩或舌强不语	手足麻木，步履不正	舌红苔白或腻	弦有力
热极生风证	实热证	抽搐项强，角弓反张，两目上视，牙关紧闭	高热烦躁，躁扰如狂神昏	舌红绛	弦数
阴虚动风证	虚证	手足蠕动	颧红潮热，口燥咽干，形体消瘦	舌红少苔	弦细数
血虚生风证	虚证	手足震颤，肌肉瞤动，肢体麻木，皮肤瘙痒	眩晕目眩，面白无华	舌淡白	细

七、肝胆湿热证

肝胆湿热证是指湿热蕴结肝胆，疏泄功能失职所表现的证候。

【临床表现】胁肋胀痛灼热，或胁下有痞块，厌食腹胀，泛恶欲呕，口苦；或寒热往来，身目黄如橘皮色；或阴部瘙痒潮湿，男子睾丸肿痛，女子带下黄臭；大便不调，小便短赤，舌红苔黄腻，脉弦数或滑数。

【证候分析】本证多因外感湿热之邪，或嗜食肥甘酒酪酿生湿热，或脾胃纳运失常，湿浊内生，郁而化热，土壅侮木，致使湿热蕴结肝胆所致。

湿热蕴结肝胆，肝失疏泄，气机不畅，故胁肋胀痛灼热，或胁下有痞块；湿热郁阻，木乘土，脾胃升降失司，则厌食腹胀，泛恶欲呕；邪居少阳，枢机不利，则寒热往来；湿热熏蒸，胆汁上溢，可见口苦，胆汁不循常道而外溢，则身目黄如橘皮色；足厥阴肝经绕阴器，湿热循经下注，则见阴部瘙痒潮湿，男子睾丸肿痛，女子带下黄臭；湿热内蕴，则小便短赤，大便不调；舌红苔黄腻，脉弦数或滑数，均为湿热之征。

【辨证要点】以胁痛，厌食，黄疸，阴痒与湿热见症为辨证要点。

八、寒滞肝脉证

寒滞肝脉证是指寒邪侵袭肝脉，凝滞气血所表现的证候。

【临床表现】少腹冷痛，阴部坠胀作痛，或阴囊收缩掣痛，或颠顶冷痛，遇寒则甚，得温痛减，形寒肢冷，舌淡苔白润，脉沉紧或弦紧。

【证候分析】本证多因感受外寒，寒邪侵犯肝经，寒凝气滞，筋脉拘急所致。

足厥阴肝经绕阴器,抵少腹,上颠顶。寒凝肝脉,阳气被遏,气血运行不利,故见少腹冷痛,阴部坠胀作痛,或阴囊收缩掣痛,或颠顶冷痛;寒为阴邪,寒则气血凝涩,热则气血通利,故疼痛遇寒加剧,得温则减;寒邪易伤阳气,温煦失职,故形寒肢冷;舌淡苔白润,脉沉紧或弦紧,均为实寒之征。

【辨证要点】以少腹、阴部、颠顶等肝经循行部位冷痛与实寒见症为辨证要点。

九、胆郁痰扰证

胆郁痰扰证是指痰热内扰,胆气不宁所致的证候。

【临床表现】胆怯易惊,惊悸不宁,烦躁不安,失眠多梦,眩晕耳鸣,胸胁胀闷,善太息,口苦,恶心欲呕,舌红苔黄腻,脉弦数或滑数。

【证候分析】本证多由情志不遂,气郁化火,灼津为痰,痰热互结,内扰于胆所致。

胆为清静之腑,主决断,痰热内扰,胆气不宁,故见胆怯易惊,惊悸不宁;痰热内扰心神,则烦躁不安,失眠多梦;胆居胁内,痰热内扰,气机不利,则胸胁胀闷;胆经络头目入耳中,痰热循经上扰,则眩晕耳鸣;痰热内郁,熏蒸于胆,胆汁上逆,则口苦;胆热犯胃,胃气上逆则恶心欲呕;舌红苔黄腻,脉弦数或滑数,均为痰热之征。

【辨证要点】以胆怯易惊,惊悸失眠与痰热见症为辨证要点。

第二节　心与小肠病辨证

心居胸中,为君主之官,为五脏六腑之大主。心主血脉,又主神志,在体合脉,其华在面,开窍于舌,在志为喜,在液为汗。手少阴心经循臂内侧后缘,下络小肠,与小肠互为表里。小肠有受盛化物和泌别清浊的功能。

心病以心主血脉的功能紊乱与心主神志的功能异常为主要病理变化,常见症状有心悸、怔忡、心痛、心烦、失眠多梦、健忘、狂乱、神昏谵语、口舌生疮、脉结代等。小肠病以小肠分清别浊功能失常为主要病理变化,常见症状有小便赤涩灼痛、尿血等。

心病常见证候有心气虚证、心阳虚证、心阳暴脱证、心血虚证、心阴虚证、心火亢盛证、心脉痹阻证、痰蒙心神证、痰火扰神证及瘀阻脑络证。小肠病常见证候有小肠实热证。

一、心气虚证

心气虚证是指由于心气不足,鼓动乏力所表现的证候。

【临床表现】心悸怔忡,胸闷气短,神疲乏力,自汗,动则诸症加重,面色淡白,舌淡,脉虚。

【证候分析】本证多由久病体虚,先天禀赋不足,或劳倦过度,或年老脏气虚衰所致。

心气不足,鼓动乏力,则心悸怔忡;心居胸中,心气亏虚,胸中宗气运转无力,气机不畅,故胸闷气短;气虚脏腑功能减退,则神疲乏力;汗为心液,心气虚则心液不固而外泄,故自汗;而动则气耗,故活动劳累之后诸症加重;气虚则运血无力,络脉不充,故面色淡白,舌淡,脉虚。

【辨证要点】以心悸怔忡,胸闷气短与气虚症状并见为辨证要点。

二、心阳虚证

心阳虚证是指心阳虚衰,温运无力,虚寒内生所表现的证候。

【临床表现】心悸怔忡,心胸憋闷或心痛,唇舌青紫,气短自汗,畏寒肢冷,面色㿠白,舌淡胖苔白滑,脉弱或结代。

【证候分析】本证多由心气虚进一步发展而来,或由其他脏腑病症损伤心阳,引起心阳虚衰,虚寒内生所致。

心阳不振,鼓动无力,心动失常,故心悸怔忡;胸阳不振,阳虚则寒凝,寒凝则气血不通,轻则胸闷气短,重则心痛;心阳虚衰,卫外不固,则自汗;阳气亏虚,形体失于温煦,则畏寒肢冷;心阳虚衰,无力运血上荣,故面色㿠白,唇舌青紫。舌淡胖苔白滑,脉弱,均为阳虚水饮内盛之象;脉结代,则为阳虚寒凝,脉气不相接续之征。

【辨证要点】以心悸怔忡,胸闷心痛与阳虚见症为辨证要点。

三、心阳暴脱证

心气暴脱证是指心阳衰极,阳气暴脱所表现的危重证候。

【临床表现】在心阳虚的基础上,突然冷汗淋漓,四肢厥冷,面色苍白,呼吸微弱,或心胸憋闷或剧痛,口唇青紫,神志模糊或昏迷不醒,舌淡或淡紫,脉微欲绝。

【证候分析】本证多由心阳虚证进一步发展形成,也可由寒邪暴伤心阳,或痰瘀阻塞心脉引起;还可因失血亡津,气无所依,心阳随之外脱而成。

心阳虚衰,不能摄津,故冷汗淋漓;阳气虚衰,失于温煦,则四肢厥冷;阳虚无力运血,面、舌络脉不充,则面色苍白,舌淡或淡紫;阳气暴脱,宗气大泄,不能助肺以行呼吸,故呼吸微弱;心阳虚衰,寒凝经脉,心脉痹阻不通,则心胸憋闷或剧痛,口唇青紫;阳气外脱,心神失养,神散不收,则神志模糊,甚则昏迷不醒;脉微欲绝则为阳气虚极而外亡之征。

【辨证要点】以心胸憋闷疼痛与亡阳见症为辨证要点。

【鉴别诊断】心气虚、心阳虚、心阳暴脱三证,是心的功能由轻到重逐渐衰微的三个发展阶段。心气虚证是以心悸、胸闷兼气虚证为特征;心阳虚证是在心气虚的基础上加上心痛、畏寒肢冷等虚寒症状为特征;心阳暴脱又是在心阳虚证的基础上以突然出现亡阳症状为特征。三者相互联系,必须认真鉴别(表8-2)。

表8-2 心气虚、心阳虚、心阳暴脱三证鉴别表

证名	病因病机	相同症状	不同症状
心气虚证	久病体虚;先天禀赋不足;或劳倦过度,或年老脏气虚衰	心悸怔忡,胸闷气短,自汗,活动后诸症加重	面色淡白,舌淡,脉虚
心阳虚证	常由心气虚进一步发展而来,或由其他脏腑病症损伤心阳而成		心胸疼痛,面色㿠白,畏寒肢冷,唇舌青紫,舌淡胖苔白滑,脉弱或结代
心阳暴脱证	由心阳虚证进一步发展形成;或由寒邪暴伤心阳,或痰瘀阻塞心脉引起;或因失血亡津,气无所依,心阳随之外脱而成		在心阳虚的基础上,突然冷汗淋漓,四肢厥冷,面色苍白,呼吸微弱,或心胸憋闷或剧痛,口唇青紫,神志模糊或昏迷不醒,舌淡或淡紫,脉微欲绝

四、心血虚证

心血虚证是指心血不足,心失濡养所表现的证候。

【临床表现】心悸怔忡,失眠多梦,健忘,头晕眼花,面色淡白或萎黄,唇舌色淡,脉细弱。

【证候分析】本证多由脾虚生血乏源,或久病失养,或失血过多,或劳心耗血等所致。

心血不足,心失所养,心动不安,故心悸怔忡;心神失养,神不守舍,则失眠多梦,健忘;血虚不能上荣头面,故见头晕眼花,面色淡白或萎黄,唇舌色淡;血虚不能充盈脉道,故脉细弱。

【辨证要点】以心悸怔忡,失眠多梦与血虚见症为辨证要点。

病案分析

杜某某,女,42岁,中学教师。2020年7月18日就诊。

主诉:反复心悸1年,加重3周。

近3年来辅导高中女儿作业,常深夜入睡。1年前出现心悸,西医检查发现"频发房性期前收缩",服用中西药物后有所缓解,但时有反复。3周前因母亲去世,伤心及操劳过度,心悸怔忡加重,住院后得到有效控制,今来中医诊治。现症见偶有心悸,失眠多梦,健忘,面色萎黄无华,突然起立时感头晕眼花,月经量少色淡,口唇色淡,舌淡苔薄白,脉细。

辨证:心血虚证。

分析:因患者近长期熬夜辅导女儿作业,劳心耗血,以致心血不足而发为本病。心血不足,心失所养,心动不安,故见心悸;心神失养,神不守舍,则失眠多梦,健忘;血虚不能上荣头面,故见头晕眼花,面色萎黄无华,唇舌色淡;女子以血为用,血虚则冲任失调,血海空虚,故见月经量少色淡。脉细,则为血虚不能充盈脉道之征。

综合病史以及舌脉症,本患者病位在心,病性属虚,证属心血虚证。

五、心阴虚证

心阴虚证是指心阴亏虚,虚热内扰所表现的证候。

【临床表现】心悸怔忡,心烦,失眠多梦,五心烦热,潮热盗汗,颧红,口燥咽干,舌红少苔,脉细数。

【证候分析】本证多因思虑劳神太过,暗耗心阴,或热病后期、久病耗伤阴液,或肝肾阴亏累及于心所致。

心阴不足,心失所养,心动不安,故心悸怔忡;阴虚阳亢,虚热内扰,心神不安,故心烦,失眠多梦;阴不制阳,虚热内生,则五心烦热,潮热盗汗,两颧潮红;阴虚失于滋润,则口燥咽干;舌红少苔,脉细数,均为阴虚,虚热内生之征。

【辨证要点】以心悸,心烦,失眠多梦与阴虚见症为辨证要点。

【鉴别诊断】心阴虚证与心血虚证的鉴别:血属阴,心阴虚、心血不足,皆可导致心失所养,心神不安,均有心悸怔忡、失眠多梦等症状。但心血虚证以面白无华、唇舌色淡等"色白"的血虚表现为特征;心阴虚证以潮热、颧红、舌红等"色红"的阴虚内热表现为特征,且尚有热扰心神出现心烦的表现。

六、心脉痹阻证

心脉痹阻证是指由于瘀血、痰浊、阴寒、气滞等因素闭塞心脉,不通则痛所表现的证候。

【临床表现】心悸怔忡,心胸憋闷作痛,痛引肩背或内臂,时作时止。血瘀心脉者,痛如针刺,舌紫暗或见瘀斑瘀点,脉细涩或结代;痰阻心脉者,心胸闷痛,体胖痰多,身重困倦,舌苔白腻,脉沉滑;寒凝心脉者,心胸突发剧痛,遇寒加重,得温痛减,畏寒肢冷,舌淡苔白,脉沉迟或沉紧;气滞心脉者,心胸胀痛,胁胀,善太息,舌淡红,脉弦。

【证候分析】本证多因年高体弱,心阳不振,或多食肥甘厚味,痰浊凝聚,痹阻心脉,或外感寒邪,凝滞心脉,或情志抑郁,气滞胸中所致。

心气虚衰,心阳不振,失于温养,心动失常,故见心悸怔忡;气血不运,心脉不通则痛,故心胸憋闷疼痛,时发时止;手少阴心经循肩臂而行,故见心痛引肩背或内臂。本证性质多属本虚标实。

血瘀心脉者,以刺痛为特点,伴见舌紫暗或见瘀斑瘀点,脉细涩或结代等瘀血内阻的症状;痰阻心脉者,以闷痛为特点,伴见体胖痰多,身重困倦,舌苔白腻,脉沉滑等痰浊内盛的症状;寒凝心脉者,以痛势剧烈,突然发作,遇寒加重,得温痛减为特点,伴见畏寒肢冷,舌淡苔白,脉沉迟或沉紧等寒邪内盛的症状;气滞心脉者,以胀痛为特点,其发作往往与情志因素有关,伴见胁胀,善太息,脉弦等气机郁滞的症状。

【辨证要点】以心悸怔忡,心胸憋闷作痛,痛引肩背或内臂,时作时止为辨证要点。

【鉴别诊断】本证可分别由血瘀、痰阻、寒凝、气滞等引起,然而相互兼夹而致病者更为常见,可根据不同病机证候特点以作出准确诊断(表8-3)。

表8-3 心脉痹阻四证鉴别表

证名	常见症状	病因病机	症状特点
心脉痹阻证	心悸怔忡,心胸憋闷作痛,痛引肩背或内臂,时作时止	血瘀心脉	痛如针刺,舌紫暗或见瘀斑瘀点,脉细涩或结代
		痰阻心脉	胸中闷痛,体胖痰多,身重困倦,苔腻,脉沉滑
		寒凝心脉	突发剧痛,遇寒加重,得温痛减,畏寒肢冷,舌淡苔白,脉沉迟或沉紧
		气滞心脉	胀痛,善太息,其发作与情志因素有关,脉弦

七、心火亢盛证

心火亢盛证是指心火炽盛,上炎下移,热扰心神所表现的证候。

【临床表现】心烦失眠,面赤口渴,便秘尿黄,或口舌生疮,腐烂疼痛,或吐血、衄血,或小便赤涩灼痛,甚或狂躁谵语,神志不清,舌尖红绛,脉数有力。

【证候分析】本证多因情志抑郁,气郁化火,或火热之邪内侵,或嗜食辛辣温补之品,久蕴化火,内炽于心所致。

心火内炽,扰乱心神,则心烦失眠;火热闭窍扰神,甚则狂躁谵语,神志不清;火邪伤津,故口渴,尿黄便结;心之华在面,开窍于舌,火上炎面舌,则面赤,口舌生疮,腐烂疼痛;热伤血络,迫血妄行,则见吐血、衄血;心火下移小肠,故小便赤涩灼痛;舌尖红绛,脉数有力,均为实热内盛之征。

【辨证要点】以心烦失眠,口舌生疮与实热见症为辨证要点。

八、痰蒙心神证

痰蒙心神证是指痰浊内盛,蒙蔽心神所表现的证候。

【临床表现】神识痴呆,精神抑郁,表情淡漠,喃喃自语,举止失常;或突然昏仆,不省人事,口吐涎沫,喉中痰鸣;或意识模糊,甚则昏不知人,面色晦滞,脘闷恶心,舌苔白腻,脉滑。

【证候分析】本证多因湿浊酿痰,或因情志不遂,气郁生痰,痰气互结,或痰浊挟肝风内扰,蒙蔽心神所致。

气郁痰凝,痰气搏结,蒙蔽心神,故神识痴呆,精神抑郁,表情淡漠,喃喃自语,举止失常。肝风夹痰,上窜蒙蔽心窍,故突然昏仆,不省人事,口吐涎沫,喉中痰鸣。若湿浊酿痰,痰阻中焦,清阳不升,浊气上泛,则面色晦滞;胃失和降,胃气上逆,则脘闷恶心;痰浊上蒙心窍,则意识模糊,甚则昏不知人;舌苔白腻,脉滑,均为痰浊内盛之征。

【辨证要点】以神志异常与痰浊内盛见症为辨证要点。

九、痰火扰神证

痰火扰神证是指痰火内盛,扰乱心神所表现的证候。

【临床表现】发热气粗,面红目赤,神昏谵语,胸闷气粗,咳痰黄稠,喉间痰鸣,便秘尿黄;心烦失眠,甚则狂躁妄动,打人毁物,不避亲疏,胡言乱语,哭笑无常;舌红苔黄腻,脉滑数。

【证候分析】本证多因七情郁结,气郁化火,灼津为痰,或外感热邪,炼津为痰,痰火扰乱心神所致。

痰火扰神证有外感和内伤之分。外感热病中,邪热内炽,则发热气粗,面红目赤,便秘尿黄;痰火扰乱心神,见神昏谵语;邪热灼津,炼津为痰,痰热交阻气道,气机不畅,故胸闷气粗,咳痰黄稠,喉间痰鸣。内伤杂病中,痰火内扰心神,轻则心烦失眠,重则狂躁妄动,打人毁物,不避亲疏,胡言乱语,哭笑无常;舌红苔黄腻,脉滑数,为痰火内盛之象。

【辨证要点】外感病以神昏谵语与痰火内盛见症为辨证要点;内伤病以心烦,失眠,狂躁不安与痰火内盛见症为辨证要点。

【鉴别诊断】痰蒙心神证与痰火扰神证,均可由情志内伤引起,与痰有关,均可出现神志异常的临床表现。但痰蒙心神证以神识痴呆,精神抑郁,表情淡漠为主,兼有苔白腻、脉滑等为痰浊内盛的症状,无明显火热证表现;痰火扰神证除有痰浊内盛的症状外,其症状以狂躁为主,兼有舌红苔黄、脉数等火热症状。

十、瘀阻脑络证

瘀阻脑络证是指瘀血阻滞脑络所表现的证候。

【临床表现】头晕不已,头痛如刺,痛处固定,经久不愈,或猝然昏倒,不省人事,半身不遂,或心悸,失眠,健忘,或头部外伤后昏不知人,面色晦暗,舌质紫暗或有瘀斑瘀点,脉细涩。

【证候分析】本证多因头部外伤,或久病入络,瘀血内停,阻塞脑络所致。

瘀血阻滞脑脉,不通则痛,故头痛如针刺,固定不移,经久不愈;气血瘀阻,不能上荣清窍,则头晕不已;血瘀于脑,上蒙清窍,甚则猝然昏倒,不省人事,半身不遂;瘀血不去,新血不生,神明失养,故见心悸,失眠,健忘;头部外伤,神无所主,故昏不知人;面色晦暗,舌质紫暗,或有瘀点瘀斑,脉细涩,均为瘀血内阻之征。

【辨证要点】以头部刺痛,头晕与瘀血见症为辨证要点。

十一、小肠实热证

小肠实热证是指心火下移小肠,热迫膀胱,气化失司所表现的证候。

【临床表现】小便赤涩,尿道灼痛,尿血,心烦失眠,面赤口渴,口舌生疮,舌红苔黄,脉数。

【证候分析】本证多因心经之火,下移小肠所致。

心与小肠互为表里,心火下移小肠,热迫膀胱,气化失司,故见小便赤涩,尿道灼痛;热伤血络,迫血妄行,则尿血;心火内扰,则心烦失眠;热灼伤津,则口渴;心火上炎,则面赤,口舌生疮;舌红苔黄,脉数,为实热之征。

【辨证要点】以小便赤涩灼痛与心火炽盛见症为辨证要点。

第三节 脾与胃病辨证

脾与胃同居中焦,以膜相连,经脉相互络属而构成脏腑表里相合的关系。脾主运化、升清和统血,喜燥恶湿,又主肌肉四肢,开窍于口,其华在唇,在志为思,在液为涎。胃主受纳腐熟水谷,其气以降为顺,喜润恶燥。

脾病以运化、升清、统血功能失常为主要病理变化,常见症状有食少、腹胀、便溏、浮肿、困重、慢性出血、内脏下垂等。胃病以受纳腐熟功能障碍及胃失和降,胃气上逆为主要病理变化,常见症状有胃脘胀痛、恶心、呕吐、嗳气、呃逆等。

脾病常见证候有脾气虚证、脾虚气陷证、脾阳虚证、脾不统血证、寒湿困脾证、湿热蕴脾证。胃病常见证候有胃气虚证、胃阳虚证、胃阴虚证、胃火炽盛证、寒滞胃脘证、食滞胃脘证、胃脘气滞证。

一、脾气虚证

脾气虚证是指脾气亏虚,运化功能减退所表现的证候。

【临床表现】食少腹胀,食后尤甚,大便溏薄,肢体倦怠,少气懒言,形体消瘦,面色萎黄,或见肥胖、浮肿,舌淡苔白,脉缓弱。

【证候分析】本证多因饮食不节,或劳累过度,思虑伤脾,或年老体衰,久病耗伤脾气所致。

脾气虚弱,运化无力,见食少腹胀;食后脾气被困,故食后腹胀尤甚;脾虚水湿不运,升清不足,湿走肠间,则见大便溏薄;气虚推动无力,则少气懒言;脾虚气血生化不足,不能充养肢体、肌肉,则形体消瘦,肢体倦怠,面部失荣则面色萎黄;若脾虚水湿不运,泛溢肌肤,则浮肿,或痰湿内生则形体肥胖;舌淡苔白,脉缓弱,均为气虚之征。

【辨证要点】以食少,腹胀,便溏与气虚见症为辨证要点。

二、脾虚气陷证

脾虚气陷证是指脾气亏虚,升举无力反而下陷所表现的证候。

【临床表现】脘腹重坠作胀,食后尤甚,头目眩晕,或便意频频,肛门重坠,或久泻久痢,或脱肛、子宫下垂、胃下垂、肾下垂等,或小便混浊如米泔,神疲乏力,少气懒言,面白无华,食少便溏,舌淡苔白,脉缓或弱。

【证候分析】本证多由脾气虚进一步发展而成,或因久泄久痢,劳倦过度,孕育过多,产后失养等所致。

脾主升清,能升发清阳,举托内脏。脾气亏虚,升举无力,内脏失于托举,则脘腹重坠作胀、肛门重坠,脱肛,子宫下垂,胃下垂,肾下垂;脾气亏虚,清阳不升,头目失养,则头目眩晕;脾不升清,气陷于下,则便意频频,或久泻久痢;脾主散精,脾虚则精微不能正常输布,清浊不分,反注膀胱,故小便浑浊如米泔;脾虚失于健运,则食少便溏;神疲乏力,少气懒言,舌淡苔白,脉缓或弱,均为气虚之征。

【辨证要点】以脘腹、肛门坠胀感,内脏下垂与脾气虚见症为辨证要点。

三、脾阳虚证

脾阳虚证是指脾阳亏虚,虚寒内生所表现的证候。

【临床表现】食少腹胀,腹痛绵绵,喜温喜按,大便稀溏或完谷不化,形寒肢冷,口淡不渴,或见肢体浮肿,小便短少,或带下清稀色白量多,舌淡胖边有齿痕苔白滑,脉沉迟无力。

【证候分析】本证多由脾气虚进一步发展而来,或因过食生冷,误用寒凉药物,损伤脾阳,或肾阳不足,命门火衰,火不生土所致。

脾阳亏虚,运化失健,则食少腹胀,大便稀溏,完谷不化;脾阳亏虚,水湿不化,则口淡不渴;阳虚阴盛,寒凝气滞,则腹痛绵绵,喜温喜按;阳虚不能温煦肌肤,则形寒肢冷;水湿溢于肌肤,则肢体浮肿,小便短少;脾阳亏虚,水湿内生而下注,损伤带脉,带脉失约,则女子带下清稀色白量多;舌淡胖边有齿痕,苔白滑,脉沉迟无力,均为阳虚水湿内停之征。

【辨证要点】以食少,腹胀,腹痛,大便稀溏,浮肿与阳虚见症为辨证要点。

四、脾不统血证

脾不统血证是指脾气虚弱,不能统摄血液所表现的证候。

【临床表现】各种出血症状,如吐血、便血、尿血、肌衄、鼻衄、齿衄,妇女月经过多甚则崩漏等,食少腹胀,便溏,面色无华或萎黄,神疲乏力,少气懒言,舌淡苔白,脉细弱。

【证候分析】本证多由久病气虚,或劳倦过度,损伤脾气,以致气虚统血失权所致。

脾气亏虚,统血无权,血溢脉外,则见各种出血症状,且血色淡、出血势缓。血溢胃肠,则吐血、便血;血溢膀胱,则尿血;泛溢肌肤,则肌衄;溢于齿、鼻,则齿衄、鼻衄;溢于胞宫,则见妇女月经过多,甚或崩漏。脾虚气血生化乏源,复加出血,气血亏虚益甚,故见面白无华或萎黄,神疲乏力,少气懒言;脾气虚弱,运化失职,则食少便溏;舌淡苔白,脉细弱,皆为气血亏虚之象。

【辨证要点】以各种慢性出血与脾气虚见症为辨证要点。

【鉴别诊断】脾气虚证、脾虚气陷证、脾阳虚证、脾不统血证四证均有脾气虚的发病基础,因部分病机不同,故临床表现各有特点。脾气虚证以食少、腹胀、便溏兼气虚见症为特点;脾虚气陷证以脾气虚证加脘腹、肛门坠胀,或内脏下垂为特点;脾阳虚证以脾气虚证加虚寒见症为特点;脾不统血证以脾气虚证加慢性出血症为特点。

五、寒湿困脾证

寒湿困脾证是由于寒湿内盛,脾阳受困,运化失职所表现的证候。

【临床表现】脘腹痞闷,腹痛便溏,纳呆口腻,泛恶欲吐,口淡不渴,头身困重,或身目发黄,色晦暗不泽,或肢体浮肿,小便短少,或妇女白带清稀量多,舌淡胖苔白腻,脉濡缓。

【证候分析】本证多因饮食不节,过食生冷,以致寒湿停滞中焦,或冒雨涉水,或久居寒湿之地,或气候阴冷潮湿,寒湿内侵伤中,或嗜食肥甘,湿浊内生,困阻脾阳所致。

脾喜燥恶湿,与胃互为表里,寒湿内侵,脾阳受困,运化失司,故见纳呆,脘腹痞闷胀痛;胃失和降,胃气上逆则泛恶欲吐;寒湿下注大肠,则便溏;寒湿内盛,湿邪上泛,则口中黏腻,口淡不渴;湿困于脾,其性重浊,流注肢体,阻遏清阳,则见头身困重;寒湿阻滞中焦,土壅侮木,肝胆疏泄失职,胆汁外溢肌肤,则见身目发黄,色晦暗不泽;阳气被寒湿所遏,不能温化水湿,泛溢肌肤,则见肢体浮肿,小便短少;寒湿下注,损伤带脉,带脉失约,可见妇女白带清稀量多;舌淡胖苔白腻,脉濡缓,均为寒湿内盛之征。

【辨证要点】以脘腹痞闷,纳呆便溏与寒湿见症为辨证要点。

六、湿热蕴脾证

湿热蕴脾证是指湿热内蕴中焦,脾胃纳运功能失常所表现的证候。

【临床表现】脘腹痞闷,纳呆呕恶,便溏不爽,渴不多饮,口中黏腻,肢体困重,身热不扬,汗出热不解,小便短黄,或身目发黄色鲜明,或皮肤瘙痒,舌红苔黄腻,脉濡数。

【证候分析】本证多因外感湿热之邪,或过食辛辣肥甘厚味,喜嗜烟酒,酿湿生热,内蕴脾胃所致。

湿热蕴结脾胃,纳运失司,则脘腹痞闷,纳呆;胃失和降,则恶心欲呕;湿热蕴脾,上蒸于口,则口中黏腻;湿为阴邪,易阻气机,湿热下注,则便溏不爽,小便短黄;脾主肌肉,湿性重着,湿困于脾,流注肢体,则肢体困重;湿遏热伏,热郁湿中,郁蒸于内,难以散发,则身热不扬,汗出热不解,渴不多饮;湿热内蕴脾胃,熏蒸肝胆,疏泄失权,胆汁外溢,故身目发黄,黄色鲜明如橘皮,皮肤瘙痒。舌红苔黄腻,脉濡数,均为湿热内蕴之征。

【辨证要点】以脘腹痞闷,纳呆便溏与湿热见症为辨证要点。

【鉴别诊断】寒湿困脾证和湿热蕴脾证均为湿邪困脾,脾失健运,故皆有肢重身困、纳呆、呕恶、身黄、便溏、苔腻、脉濡等症。两者区别在于:寒湿困脾证兼有寒象,如腹痛喜暖、口淡、舌淡胖苔白、脉缓,妇女带下清稀量多;而湿热蕴脾证兼有热象,如身热不扬、尿短黄、皮肤瘙痒、舌红苔黄、脉数。

病案分析

肖某某,男,53岁。2020年5月7日就诊。

主诉:反复胃脘胀痛8年,加重5个月。

患者平素喜食辛辣之品。8年前出现胃脘胀痛,西医检查发现"慢性胃窦炎",HP(++),服用奥美拉唑等药物后有所缓解,但仍不忌口,常食辛辣之物,胃胀胃痛时轻时重,5个月前胃脘胀痛加重,经住院治疗后有所缓解。现症见胃脘胀痛,恶心欲吐,食欲不振,肢体困重,便溏,小便短黄,皮肤瘙痒,身热不扬,舌红苔黄腻,脉滑数。

辨证:脾胃湿热证。

分析:患者因平素喜食辛辣之品,日久酿湿生热,内蕴脾胃而发为本病。湿热蕴结脾胃,纳运失司,则胃脘胀痛,食欲不振;胃失和降,则恶心欲吐;湿为阴邪,易阻气机,湿热下注,则便溏,小便短黄;脾主肌肉,湿性重着,湿困于脾,流注肢体,则肢体困重;湿遏热伏,热难透达,则身热不扬;湿渍肌肤,则见皮肤瘙痒。舌红苔黄腻,脉滑数,均为湿热内蕴之征。

综合病史以及舌脉症,本患者病位在脾胃,病性属实属热,证属脾胃湿热证。

七、胃气虚证

胃气虚证是指胃气亏虚,受纳腐熟功能减退所表现的证候。

【临床表现】胃脘隐痛或痞胀,食后胀甚,按之觉舒,不思饮食,恶心呕逆,时作嗳气,面色萎黄,神疲乏力,少气懒言,舌淡苔薄白,脉弱。

【证候分析】本证多因饮食不节,饥饱失常,或劳倦过度,或久病失养,损伤胃气所致。

胃主受纳腐熟水谷,其气以和降为顺。胃气亏虚,气机失和,则胃脘隐痛或痞胀,不思饮食;食后胃气益困,则胃胀尤甚;病性属虚,故按之觉舒;胃气不降而反上逆,则恶心呕逆,时作嗳气;胃虚日久,气血化源不足,故见神疲乏力,少气懒言;胃气虚影响及脾,脾失健运,化源不足,面失所荣,则面色萎黄;舌淡苔白,脉弱,均为气虚之征。

【辨证要点】以胃脘隐痛痞胀,食少嗳气与气虚见症为辨证要点。

八、胃阳虚证

胃阳虚证是指胃阳不足,失于温养,虚寒内生所表现的证候。

【临床表现】胃脘冷痛,绵绵不已,喜温喜按,食少脘痞,泛吐清水或酸水,口淡不渴,倦怠乏力,畏寒肢冷,舌淡胖苔白滑,脉沉迟无力。

【证候分析】本证多因过食生冷,或过用苦寒之药,或久病伤阳,损及胃阳所致。

胃阳不足,虚寒内生,胃腑失温,故胃脘冷痛,绵绵不已,喜温喜按;胃阳不足,腐熟功能减弱,故食少脘痞;阳虚津液不化,随胃气上逆,故见泛吐清水或酸水;阳气虚弱,推动温煦功能减退,则倦怠乏力,畏寒肢冷;阳虚寒凝,故口淡不渴;舌质淡胖,苔白滑,脉沉迟无力均为阳虚之象。

【辨证要点】以胃脘冷痛,泛吐清水与虚寒见症为辨证要点。

九、胃阴虚证

胃阴虚证是指胃阴亏虚,虚热内生所表现的证候。

【临床表现】胃脘隐隐灼痛,饥不欲食,嘈杂不舒,或干呕呃逆,口燥咽干,大便干结,小便短少,舌红少津,脉细数。

【证候分析】本证多因热病后期,或气郁化火,或过食辛辣,或吐泻太过,耗伤胃阴所致。

胃阴不足,虚热内生,胃失濡养,故胃脘隐隐灼痛,嘈杂不舒;胃失滋润,胃纳失权,则饥不欲食;胃失和降,胃气上逆,则干呕呃逆;胃阴亏虚,阴津不能上承则口燥咽干,阴液不能下润大肠,则大便干结;津液不足,则小便短少;舌红少津,脉细数,为阴虚内热之征。

【辨证要点】以胃脘隐隐灼痛,饥不欲食与阴虚见症为辨证要点。

十、胃火炽盛证

胃火炽盛证是指胃中火热壅盛,胃失和降所表现的证候。

【临床表现】胃脘灼痛,拒按,消谷善饥,渴喜冷饮,或见口臭,或牙龈肿痛溃烂,齿衄,大便秘结,小便短黄,舌红苔黄,脉滑数。

【证候分析】本证多因过食辛辣、肥甘、温燥之品,积滞化火,或情志不遂,肝郁化火犯胃,或邪热内侵,胃火亢盛所致。

胃火炽盛,胃腑气血壅滞,故胃脘灼痛而拒按;胃火炽盛,受纳腐熟水谷亢进,则消谷善饥;热盛伤津,则渴喜冷饮;胃火内蕴,浊气上逆,则见口臭;胃火循经上熏,气血壅滞,则牙龈肿痛,甚则溃烂;热伤血络,迫血妄行,则齿龈出血;便秘,尿黄,舌红苔黄,脉滑数,均为火热炽盛之征。

【辨证要点】以胃脘灼痛,消谷善饥与实热见症为辨证要点。

十一、寒滞胃脘证

寒滞胃脘证是指寒邪犯胃,气机凝滞,胃失和降所表现的证候。

【临床表现】胃脘冷痛,痛势剧烈,得温痛减,遇寒加重,或恶心呕吐,吐后痛减,泛吐清涩,口淡不渴,或形寒肢冷,面白或青,舌淡苔白,脉沉紧或弦。

【证候分析】本证多因过食生冷,或胃脘受凉,寒邪犯胃所致。

寒邪犯胃,气机凝滞,则胃脘冷痛,痛势剧烈,得温痛减,遇寒加剧;寒凝胃脘,胃气上逆,则恶心呕吐,吐后气机暂畅故痛缓;寒凝气滞,津失输布,上逆于口,则泛吐清水;寒为阴邪,津液未伤,则口淡不渴;寒邪伤阳,失于温煦,则形寒肢冷;寒凝血脉,气血不畅,则面白或青;舌淡苔白,脉沉紧或弦,均为阴寒内盛之征。

【辨证要点】以胃脘冷痛,呕吐清涎与实寒见症为辨证要点。

【鉴别诊断】寒滞胃脘证与胃阳虚证都表现为胃部的寒象,二证有相似之处,表现为胃部冷痛,得温痛减,遇寒加重,泛吐清水,但两者有虚实之异。寒滞胃脘证属实寒证,是寒邪侵犯胃腑引起,起病急骤,故见胃部冷痛且痛势剧,舌淡苔白、脉沉紧等实寒之象;胃阳虚证为虚寒证,是胃阳受损所致,病史长,见冷痛绵绵而痛势缓,舌淡胖苔白,脉沉迟无力等阳虚失温养之象。

十二、食滞胃脘证

食滞胃脘证是指饮食停滞胃脘,胃失和降所表现的证候。

【临床表现】胃脘胀满,疼痛拒按,纳呆厌食,嗳腐吞酸,恶心欲吐,或呕吐酸腐食物,吐后胀痛得减,或腹胀腹痛,肠鸣矢气,泻下物酸腐臭秽,舌苔厚腻,脉滑。

【证候分析】本证多因暴饮暴食,或脾胃素弱,过食油腻等所致。

食积胃脘,胃失和降,则胃脘胀满,疼痛拒按;腐熟不及,则纳呆厌食;胃气夹积食、浊气上逆,则嗳腐吞酸,恶心欲吐,呕吐酸腐食物;吐后胃气暂得通畅,故吐后觉舒,胀痛得减;积食下移肠道,阻碍肠腑气机,则腹胀腹痛,肠鸣矢气,泻下物酸腐臭秽;胃中浊气上泛,则见舌苔厚腻;脉滑,为食滞邪实之征。

【辨证要点】以胃脘胀痛,嗳腐吞酸,厌食与气滞见症为辨证要点。

十三、胃脘气滞证

胃脘气滞证是指邪气犯胃,胃腑气机阻滞所表现的证候。

【临床表现】胃脘胀满疼痛,嗳气频作,呃逆,或恶心呕吐,食少纳呆,每因情志不舒而加重,苔白,脉弦。

【证候分析】本证多因情志不遂,肝气犯胃,或饮食不节,胃腑气机阻滞等所致。

胃腑气滞,受纳失职,故胃脘胀满疼痛,食少纳呆;胃气上逆,则见嗳气频作,呃逆,或恶心呕吐;情志不舒,不能调畅气机,故见诸症加重;脉弦,为气郁不畅之征。

【辨证要点】以胃脘胀痛,嗳气、呃逆、呕吐与气滞见症为辨证要点。

第四节 肺与大肠病辨证

肺居胸中,其经脉起于中焦,下络于大肠,与大肠互为表里。肺主气,司呼吸,主宣发肃降,通调水道,肺朝百脉,主治节;肺为娇脏,为脏腑之华盖,肺上通喉咙,开窍于鼻,在体合皮,其华在毛,在志为悲,在液为涕。大肠主司传导,排泄糟粕。

肺病以呼吸功能障碍、宣降失司、卫外功能失调、水液输布失常等为主要病理变化,常见症状有咳嗽、气喘、咯痰、胸痛、咽喉痛、声音异常、鼻塞流涕、水肿、浮肿、痰饮等。大肠病以传导功能失常为主要病理变化,常见症状有便秘、泄泻、腹胀、腹痛、肠鸣、下痢脓血、里急后重等。

肺病常见证候有肺气虚证、肺阴虚证、肺阳虚证、风寒犯肺证、风热犯肺证、燥邪犯肺证、寒痰阻肺证、肺热炽盛证、痰热壅肺证、风水相搏证等。大肠病常见证候有大肠湿热证、肠热腑实证、肠燥津亏证、虫积肠道证等。

一、肺气虚证

肺气虚证是指肺气虚弱,卫表不固,宣降失司所表现的证候。

【临床表现】咳喘无力,少气懒言,语声低怯,动则益甚,咯痰清稀,自汗,恶风,易于感冒,神疲乏力,面色淡白,舌淡苔白,脉弱。

【证候分析】本证多因久病咳喘,耗伤肺气,或脾虚水谷精气化生不足,肺失充养所致。

肺气虚弱,宣降失司,气逆于上,且宗气生成不足,呼吸功能减弱,则咳喘无力,少气懒言,语声低怯;因动则耗气,肺气益虚,故上述症状加重;肺气亏虚,津液不布,聚而为痰,则咯痰清稀;肺气亏虚,卫表不固,腠理失密,则自汗,恶风,易于感冒;面色淡白,神疲乏力,舌淡苔白,脉弱,均为气虚之征。

【辨证要点】以咳喘无力,咯痰清稀,易于感冒及气虚见症为辨证要点。

二、肺阴虚证

肺阴虚证是指肺阴亏虚,虚热内生所表现的证候。

【临床表现】干咳无痰,或痰少而黏,不易咯出,甚或痰中带血,口燥咽干,声音嘶哑,形体消瘦,五心烦热,潮热盗汗,两颧潮红,舌红少苔,脉细数。

【证候分析】本证多因燥热伤肺,或痨虫蚀肺,或热病后期,或素嗜烟酒,或房劳伤阴,或久病咳喘,年老体弱,肺阴亏虚而成。

肺阴不足,肺失滋养,宣降失司,气逆于上,则干咳无痰;虚热内生,炼津为痰,则痰少而黏,不易咯出;虚火灼伤肺络,络伤血溢,则痰中带血;阴虚火旺,机体失润,则口燥咽干,声音嘶哑,形体消瘦;阴虚火旺,虚热内扰,则五心烦热,潮热盗汗,两颧潮红;舌红少苔,脉细数,均阴虚内热之征。

【辨证要点】以干咳无痰,痰少而黏与阴虚见症为辨证要点。

三、肺阳虚证

肺阳虚证是指肺阳亏虚,肺失温煦,虚寒内生所表现的证候。

【临床表现】咳喘无力,咳痰白清稀量多如泡沫,胸闷气短,声低息微,畏寒肢冷,精神萎靡,自汗,易于感冒,面色晦暗或㿠白,小便清长,或面浮肢肿,舌淡紫胖嫩苔白滑,脉沉迟无力。

【证候分析】本证多由肺气素虚,寒邪外袭,损伤肺阳,或久病咳喘,耗损阳气,或先天不足,或年老体弱,阳气耗伤所致。

肺阳虚弱,宣降失司,呼吸功能减弱,肺气上逆,则咳喘无力,胸闷气短,声低息微;肺阳虚弱,肺失通调,津液不布,聚肺成痰,则咳痰白清稀量多如泡沫;阳气虚衰,失于温煦和推动作用,则畏寒肢冷,精神萎靡;肺阳亏虚,卫表不固,腠理失密,则见自汗,易于感冒;阳虚行血无力或水湿不化,则面色晦暗或㿠白,小便清长;水湿不化,溢于肌肤,则面浮肢肿;舌淡紫胖嫩,苔白滑,脉沉迟无力,均为阳气虚弱,气血不畅,痰湿内停之征。

【辨证要点】以咳喘无力,痰白清稀量多与虚寒见症为辨证要点。

四、风寒犯肺证

风寒犯肺证是指风寒之邪外袭,肺卫失宣所表现的证候。

【临床表现】咳嗽,痰清色白,恶寒发热,鼻塞流清涕,喉痒,或头身疼痛,无汗,舌苔薄白,脉浮紧。

【证候分析】本证多因外感风寒,侵袭肺卫,肺卫失宣所致。

风寒犯肺,肺气被束,失于宣降而上逆,则咳嗽;肺失通调,津液不布,聚肺成痰,随气上逆,则痰清色白;风寒外束,卫阳被遏,肌表失于温煦,则恶寒;卫阳被遏,郁而与邪相争则发热;风寒犯肺,肺气失宣,鼻咽不利,则鼻塞流清涕、喉痒;风寒袭表,寒凝气滞,经气不利,则头身疼痛;寒性收引,腠理闭塞,则无汗;舌苔薄白,脉浮紧,均为风寒在表之征。

【辨证要点】以咳嗽,痰清色白与风寒表证并见为辨证要点。

五、风热犯肺证

风热犯肺证是指风热之邪外袭,肺卫失宣所表现的证候。

【临床表现】咳嗽,痰稠色黄,鼻塞流浊涕,咽喉肿痛,发热微恶风寒,口干微渴,舌尖红苔薄黄,脉浮数。

【证候分析】本证多因外感风热,侵袭肺卫,肺卫失宣所致。

风热犯肺,肺失清肃,肺气上逆,则咳嗽;风热阳邪,灼津为痰,则痰稠色黄;风热犯肺,肺气失宣,鼻咽不利,则鼻塞流浊涕、咽喉肿痛;风热袭表,卫气抗邪,则发热;卫气被遏,肌表失于温煦,则微恶风寒;风热在表,伤津不甚,则口干微渴;舌尖红苔薄黄,脉浮数,均为风热袭表之征。

【辨证要点】以咳嗽,痰稠色黄与风热表证并见为辨证要点。

六、燥邪犯肺证

燥邪犯肺证是指燥邪外袭,肺卫失宣,肺失清润所表现的证候。

【临床表现】干咳无痰,或痰少而黏,不易咯出,甚则胸痛,痰中带血,口、唇、舌、鼻、咽、皮肤干燥,或见鼻衄,咯血,发热恶寒,无汗或少汗,舌苔薄而干燥少津,脉浮数或浮紧。

【证候分析】本证多因秋令外感燥邪,或久处干燥之地,肺卫失宣,肺失清润所致。

燥邪袭肺,肺失清肃,肺气上逆,则干咳;燥邪伤津,则无痰,或痰少而黏,不易咯出;燥伤肺络,血溢脉外,甚则胸痛,痰中带血,或见鼻衄,咯血;燥邪伤津,官窍、皮肤失于滋润,则见口、唇、舌、鼻、咽、皮肤干燥,苔薄而干;燥邪袭表,肺卫失宣,则见发热恶寒;夏末秋初,燥与热合,称为"温燥",腠理开泄,则见汗出,脉浮数;秋末冬初,燥与寒并,称为"凉燥",寒主收引,腠理闭塞,则见无汗,脉浮紧。

【辨证要点】以干咳无痰,或痰少而黏与燥淫见症为辨证要点。

七、寒痰阻肺证

寒痰阻肺证是指寒痰互结,交阻于肺,肺失宣降所表现的证候。

【临床表现】咳嗽气喘,痰多色白清稀易咯,胸闷,甚则喉中痰鸣或哮鸣,形寒肢冷,舌淡胖苔白滑或白腻,脉沉紧或弦滑。

【证候分析】本证多因素有宿痰,复感风寒,内客于肺,或因外感寒湿,侵袭于肺,或因脾阳不足,寒从内生,聚湿成痰,上逆于肺所致。

寒痰阻肺,宣降失司,肺气上逆,则咳嗽气喘;肺失通调,津液不布,津聚成痰,随气上逆,则痰多色白清稀易咯;寒痰凝滞于肺,肺气不利,则胸闷不舒;痰气搏结,壅塞气道,则喉中痰鸣或哮鸣;寒邪伤阳,肌肤失煦,则形寒肢冷;舌淡胖苔白腻或白滑,脉沉紧或弦滑,均为寒饮痰浊内停之征。

【辨证要点】以咳喘哮鸣,痰稀色白与寒痰见症为辨证要点。

八、肺热炽盛证

肺热炽盛证是指热邪内盛,肺失宣降所表现的证候。

【临床表现】咳嗽气喘,胸闷胸痛,气息灼热,咽喉红肿疼痛,发热面赤,口渴欲饮,尿黄便秘,舌红苔黄燥,脉洪数有力。

【证候分析】本证多因外感风热之邪入里,或风寒之邪入里化热,蕴结于肺所致。

肺热炽盛,肺失清肃,宣降失司,气逆于上,故见咳嗽气喘;热灼肺伤,肺气不利,气机不畅,则胸闷胸痛,气息灼热;肺热上熏于咽喉,气血壅滞,则咽喉红肿疼痛;里热炽盛,火热炎上,则发热面赤;热盛伤津,则口渴欲饮,尿黄便秘;舌红苔黄燥,脉洪数有力,为热邪内盛之象。

【辨证要点】以咳喘,胸痛,咽喉红肿疼痛与里实热见症为辨证要点。

九、痰热壅肺证

痰热壅肺证是指痰热互结,壅阻于肺,肺失宣降所表现的证候。

【临床表现】咳嗽气喘,气粗息涌,鼻扇,胸闷胸痛,喉间痰鸣,咯痰黄稠量多,或为脓血腥臭痰,发热烦躁,口渴,大便秘结,小便短黄,舌红苔黄腻,脉滑数。

【证候分析】本证多因热邪犯肺,肺热炽盛,灼伤肺津,炼津为痰,或宿痰内盛,郁而化热,痰热互结,壅阻于肺所致。

痰热壅肺,肺失清肃,宣降失司,肺气上逆,则咳嗽气喘,气粗息涌,鼻扇;痰热交阻,肺气不利,气机不畅,则胸闷胸痛;痰热互结,随气上逆,则喉中痰鸣,痰黄稠量多;痰热壅滞肺络,气血腐败,肉腐成脓,则见脓血腥臭痰;里热炽盛,蒸达于外,则见发热;热扰心神,则烦躁;热盛伤津,则口渴,大便秘结,小便短黄;舌红苔黄腻,脉滑数,均为痰热内盛之征。

【辨证要点】以咳喘,痰黄稠或脓血腥臭痰与痰热见症为辨证要点。

病案分析

廖某某,女,27岁。2020年11月21日就诊。

主诉:恶寒发热,咽痒咳嗽3日,加重1日。

患者3天前因气温骤降,见恶寒发热,无汗,咽痒咳嗽,鼻塞声重,时流清涕。因工作繁忙未及时就医。昨晚突发高热,寒战,咳痰黄稠量多,气促,胸痛,胸闷,口干咽痛,不欲饮食,便秘尿黄,遂入急诊。查体温39.2℃,咽红肿,痰多色暗红,味腥臭,咳则胸痛。舌红苔黄腻,脉滑数。

辨证:痰热壅肺证。

分析:患者因外感风寒,卫表被束,故见恶寒发热,无汗;肺失清肃,肺气不利,故见咽痒咳嗽,鼻塞声重,时流清涕;疏于治疗,遂使风寒入里化热,里热炽盛,故高热,寒战;热盛熬津成痰,则咳痰黄稠量多;肺热上熏于咽喉,气血壅滞,故咽喉红肿疼痛;津液被耗,故见口干,便秘尿黄;痰热灼伤肺络,气血壅滞,腐败血肉,则痰色转暗红,带腥臭味;痰热交阻,宣降失司,息道不利,故气促,胸闷,胸痛,咳则胸痛。舌红苔黄腻,脉滑数均为痰热内盛之象。

综合病史以及舌脉症,本患者病位在肺,病性属实属热,证属痰热壅肺证。

十、风水相搏证

风水相搏证是指风邪袭肺,宣降失司,通调水道失职,水液泛溢肌肤所表现的证候。

【临床表现】眼睑头面先浮肿,继而遍及全身,上半身肿甚,来势迅猛,皮薄而亮,小便量少,或见恶寒重,发热轻,无汗,舌苔薄白,脉浮紧;或见发热重,恶寒轻,咽喉肿痛,舌质苔薄黄,脉浮数。

【证候分析】本证多由风邪外感,肺卫失司,宣降无权,通调失职,风遏水停,风水相搏,水溢肌肤而成。

肺为华盖,通调水道,为水之上源;风属阳邪,风邪外袭,肺先受之,宣降失司,通调水道失职,风水相搏,水液泛溢肌肤,则浮肿起于眼睑头面,上半身肿甚,此为阳水;因风邪新感,其性善行而数变,则发病较快,水肿迅速继而遍及全身,皮肤发亮;肺失宣降,水液难以下输于膀胱,则小便量少。若风夹寒侵,则伴见恶寒重,发热轻,无汗,苔薄白,脉浮紧等症;若风夹热袭,则伴见发热重,恶寒轻,咽喉肿痛,舌质红,脉浮数等症。

【辨证要点】以骤起睑面浮肿与表证见症为辨证要点。

十一、大肠湿热证

大肠湿热证是指湿热蕴结大肠,传导失职所表现的证候。

【临床表现】腹痛腹泻,肛门灼热,或暴注下泻,色黄臭秽,或下痢赤白脓血,里急后重,渴不多饮,小便短赤,或伴恶寒发热,或但热不寒,舌红苔黄腻,脉滑数或濡数。

【证候分析】本证多因夏秋之季,暑湿热毒侵袭,或饮食不洁,湿热秽浊,积于大肠,伤及肠道气血所致。

湿热蕴结大肠,气机受阻,则腹痛;湿热内迫肠道,大肠传导失常,则腹泻,肛门灼热;若热迫肠道,湿浊下注,则暴注下泻,色黄臭秽;湿热熏灼,肠络受损,血肉腐败,则下痢赤白脓血黏液便;湿热蕴结大肠,肠道气机阻滞,则里急后重;热灼津伤,湿邪内阻,故渴不多饮;热盛伤津,且水液从大便外泄,则见小便短赤;若属外感,表邪未解,则恶寒发热;热盛于里,则但热不寒;舌红苔黄腻,脉滑数或濡数,均为湿热内盛之征。

【辨证要点】以腹痛腹泻,里急后重与湿热见症为辨证要点。

十二、肠热腑实证

肠热腑实证是指由于热邪入里,与肠中糟粕相搏,腑气不通所表现的证候。

【临床表现】腹部硬满疼痛,拒按,大便秘结,或热结旁流,气味恶臭,壮热,或日晡潮热,汗出,口渴,烦躁,甚则神昏谵语、狂乱,小便短黄,舌红苔黄厚而燥,或焦黑起刺,脉沉数有力,或沉实有力。

【证候分析】本证多因邪热炽盛,汗出过多,或误用发汗,津液外泄,致使肠中干燥,里热更甚,燥屎内结而成。

热结大肠,灼伤津液,肠道失润,肠中燥屎内结,腑气不通,故腹部硬满疼痛拒按,大便秘结;大肠属阳明经,其经气旺于日晡,故日晡潮热。若燥屎内踞而邪热又迫津下泄,所下稀水恶臭不堪,此即所谓"热结旁流"。邪热与燥屎相结而热炽,上熏侵扰心神,可见烦躁,神昏谵语,狂乱;里热炽盛,充斥于外,迫津外泄,故见高热,汗出;热盛伤津,则口渴,小便短黄。实热内结,故舌质红,苔黄厚而干燥,或焦黑起刺,脉沉数有力,或沉实有力。

【辨证要点】以腹满硬痛,便秘及实热见症为辨证要点。

十三、肠燥津亏证

肠燥津亏证是指大肠津液亏虚,肠失濡润,传导失职所表现的证候。

【临床表现】大便干燥,状如羊粪,艰涩难下,数日一行,腹胀作痛,或见左少腹触及包块,口干口臭,或见头晕,舌红少津、苔黄燥,脉细涩。

【证候分析】本证多因素体阴津不足,或年老阴津亏损,或嗜食辛辣之物,或汗、吐、下太过,或失血、产后出血,阴津亏损,肠道失润,或温热病后期,耗伤阴液所致。

肠道津液不足,失于濡润,传导失职,则大便干燥,状如羊粪,艰涩难下,数日一行;肠内燥屎内结,气机阻滞,则腹胀而痛,或左少腹触及包块;阴津亏少,不能上承,则口干;腑气不通,秽浊之气上逆,则口臭,甚则上扰清阳而见头晕;阴津亏损,燥热内生,则舌红少津、苔黄燥;津亏血少,脉道失充,血行涩滞,则脉细涩。

【辨证要点】以大便燥结难下与津亏见症为辨证要点。

十四、虫积肠道证

虫积肠道证是指蛔虫等寄生肠道,耗吸精微,阻滞气机所表现的证候。

【临床表现】胃脘嘈杂,面黄肌瘦,脐腹疼痛,时发时止,反复发作,或腹部可触及条索状物,或大便排虫,或厌食,嗜食异物,或鼻痒,睡中磨牙,面部白斑,白睛蓝斑,下唇黏膜小粟粒状隆起,或突发脘腹剧痛,汗出肢厥,呕吐蛔虫。

【证候分析】本证多因饮食不洁,虫卵随食入口,寄生于肠道所致。

虫居胃肠,争食水谷,耗吸精微,气血乏源,则觉胃中嘈杂不舒,久则面黄肌瘦;虫居肠道,扰乱气机,则脐腹疼痛,虫动则痛,虫静则止,痛无定时,反复发作,或随排便排出;若虫抱成团,堵塞肠道,则腹部可触及条索状物;若虫动扰乱,脾胃失调,则厌食,嗜食异物;阳明大肠经入下齿、环唇口、行面颊,阳明胃经起于鼻、入上齿、布面颊,虫积肠道,气机不畅,浊气循阳明经上熏,则鼻痒,睡中磨牙,面部白斑,下唇黏膜小粟粒状隆起;肺与大肠相表里,白睛属肺,虫居肠道,则白睛蓝斑;若蛔虫上窜,侵入胆道,气机闭塞、逆乱,则突发脘腹剧痛,呕吐蛔虫,甚则汗出肢厥,此为"蛔厥"。

【辨证要点】以腹痛,面黄肌瘦,大便排虫与气滞见症为辨证要点。

第五节 肾与膀胱病辨证

肾位于腰部,左右各一,其经脉于膀胱相互络属,故互为表里。肾藏精,主生长发育和生殖,又主水,主纳气。肾内寄元阴元阳,为脏腑阴阳之根本,故称为"先天之本"。肾在体为骨,骨生髓充脑,其华在发,开窍于耳和二阴,在志为恐,在液为唾。膀胱有贮存和排泄尿液的功能。

肾病以生长、发育和生殖功能障碍,水液输布失常,纳气功能减退等为主要病理变化,常见症状有腰膝酸软或痛,头晕耳鸣,发育迟缓,智力低下,齿摇发脱,男子阳痿遗精、精少不育,女子经少经闭、不孕,水肿,二便异常,呼多吸少等。膀胱病以贮尿和排尿异常为主要病理变化,常见症状有尿频,尿急,尿痛,尿闭,遗尿,小便失禁等。

肾病常见证候有肾精不足证、肾阴虚证、肾阳虚证、肾虚水泛证、肾气不固证、肾不纳气证。膀胱病常见证候有膀胱湿热证。

一、肾精不足证

肾精不足证指肾精亏损,导致生长发育迟缓,生殖功能减退,早衰所表现的证候。

【临床表现】小儿发育迟缓,囟门迟闭,身材矮小,骨骼痿软,智力低下,或成人性欲减退,男子精少不育,女子经少经闭或不孕,或成人发脱齿摇,耳鸣耳聋,健忘恍惚,神情痴呆,足痿无力,腰膝酸软,动作迟缓,舌质淡,脉弱。

【证候分析】本证多因先天禀赋不足,或后天失养,肾精不充,或因久病劳损,或房劳过度,耗伤肾精所致。

小儿肾精不足,精亏无以化生气血,骨髓不充,脑失所养,则小儿发育迟缓,囟门迟闭,身体矮小,骨骼痿软,智力低下;肾精不足,生殖无源,不能兴动阳事,则成人性欲减退,男子精少不育,女子经少经闭或不孕;成人肾精亏损,精少髓亏,则发脱齿摇,耳鸣耳聋;脑为髓海,脑髓不充,脑失所养,则健忘恍惚,神情呆痴;肾精不养腰府,则腰膝酸软;精亏骨失充养,则两足痿软,行动迟缓;舌质淡,脉弱,均为精血亏虚之征。

【辨证要点】以小儿生长发育迟缓,成人生殖功能减退,早衰与精亏见症为辨证要点。

二、肾阴虚证

肾阴虚证指肾阴亏虚,虚热内扰所表现的证候。

【临床表现】腰膝酸软而痛,眩晕耳鸣,失眠多梦,形体消瘦,五心烦热,潮热盗汗,咽干颧红,男子阳强易举,遗精早泄,女子经少经闭,或见崩漏,舌红少津、少苔或无苔,脉细数。

【证候分析】本证多因禀赋不足,肾阴素亏,或年老体弱,阴液自亏,或温病后期,灼伤肾阴,或房室不节,或虚劳久病,或过服温燥,耗伤肾阴所致。

肾阴亏虚,腰膝失养,则腰膝酸软而痛;阴虚髓减,脑失所养,则眩晕耳鸣;肾阴亏虚,水火失济,心火偏亢,心神不宁,则失眠多梦;肾阴不足,失于滋润,阴不制阳,虚火内扰,则形体消瘦,五心烦热,潮热盗汗,咽干颧红;肾阴亏虚,相火妄动,则男子阳强易举;精室被扰,精关不固,则遗精早泄;女子以血为用,肾阴亏虚,经血乏源,则女子经少经闭;阴虚火旺,迫血妄行,则见崩漏;舌红少津、少苔或无苔,脉细数,均为阴虚内热之征。

【辨证要点】以腰酸耳鸣,男子遗精或女子月经失调与阴虚内热见症为辨证要点。

三、肾阳虚证

肾阳虚证是指肾阳虚衰,失于温化,虚寒内生所表现的证候。

【临床表现】腰膝酸软冷痛,畏寒肢冷,下肢尤甚,头晕眼花,面色㿠白或黧黑,精神萎靡,或性欲冷淡,男子阳痿早泄,滑精,女子宫寒不孕,白带清稀量多,或尿频清长,夜尿频多,或五更泄泻,舌淡苔白,脉沉细无力,尺部尤甚。

【证候分析】本证多因素体阳虚,年高肾亏,房劳过度,或久病伤阳所致。

肾主骨,腰为肾之府,肾阳虚衰,腰膝失于温煦,则腰膝酸软冷痛;肾阳不足,阴寒内盛,则畏寒肢冷,下肢尤甚;阳虚推动无力,气血失荣于头面,则头晕眼花,面色㿠白;肾阳衰惫,阴寒内盛,肾脏本色外现,则面色黧黑;阳虚不能鼓舞精神,则精神萎靡;肾阳不足,命门火衰,则性欲冷淡,男子阳痿,女子宫寒不孕;肾阳虚弱,精关不固,则男子滑精早泄;带脉失固,则女子白带清稀量多;肾阳不足,气化失司,膀胱失约,则尿频清长,夜尿频多;肾阳亏虚,火不暖土,则脾失健运,虚寒内生,故见五更泄泻;舌淡苔白,脉沉细无力,尺部尤甚,均为阳虚之征。

【辨证要点】以腰膝冷痛,性欲冷淡,夜尿频多与虚寒见症为辨证要点。

病案分析

刘某某,男,52岁。2020年5月18日就诊。

主诉:反复腰膝酸软6年,加重3个月。

患者长期在外应酬,6年前感觉腰膝酸软,长期自服补肾药后有所缓解(用药不详),3个月前腰膝酸软加重,且伴有腰膝冷痛。现症见腰膝酸软冷痛,畏寒肢冷,面色黧黑,神疲乏力,性欲冷淡,偶有阳痿,五更泄泻,小便清长,夜尿频多,舌淡苔白,脉沉细无力。

辨证:肾阳虚证。

分析:患者长期在外应酬,生活不规律,其腰膝酸软自服补肾药后有所缓解,提示患者有肾虚之虞。因肾主骨,腰为肾之府,若肾阳虚衰,腰膝失于温煦,则腰膝酸软冷痛;肾阳不足,阴寒内盛,则畏寒肢冷;肾阳衰惫,阴寒内盛,肾脏本色外现,则面色黧黑;阳虚不能鼓舞精神,则神疲乏力;肾阳不足,命门火衰,则性欲冷淡,阳痿;肾阳亏虚,火不暖土,则脾失健运,虚寒内生,故见五更泄泻;肾阳不足,气化失司,膀胱失约,则小便清长,夜尿频多。舌淡苔白,脉沉细无力,均为阳虚之征。

综合病史以及舌脉症,本患者病位在肾,病性属虚属寒,证属肾阳虚证。

四、肾虚水泛证

肾虚水泛证是指肾阳亏虚,气化无权,水液泛溢所表现的证候。

【临床表现】身体浮肿,腰以下尤甚,按之没指,小便量少,腰膝酸软冷痛,畏寒肢冷,腹部胀满,或心悸气短,或咳喘痰鸣,舌淡胖苔白滑,脉沉迟无力。

【证候分析】本证多素体虚弱,久病及肾,或房劳伤肾,肾阳亏虚所致。

肾阳不足,气化失司,水液内停,泛溢肌肤,则身体浮肿,小便量少,此为阴水;因水性趋下,故腰以下肿甚,按之没指;肾阳虚衰,失于温煦,则腰膝酸软冷痛,畏寒肢冷;水液内停,脾失健运,气机阻滞,则腹部胀满;水气凌心,心神不安,则心悸气短;水寒射肺,肺失宣降,则咳喘痰鸣;舌淡胖苔白滑,脉沉迟无力,均为阳虚水湿内停之象。

【辨证要点】以浮肿,腰以下为甚,小便量少与肾阳虚见症为辨证要点。

五、肾气不固证

肾气不固证指肾气亏虚,失于封藏、固摄所表现的证候。

【临床表现】腰膝酸软,神疲乏力,耳鸣耳聋,小便频数清长,夜尿频多,或尿后余沥不尽,或遗尿,或小便失禁,男子滑精早泄,女子月经淋漓不尽,带下清稀量多,或胎动易滑,舌淡苔白,脉弱。

【证候分析】本证多因年幼肾气未充,或年高肾气亏虚,或房劳过度,或久病伤肾所致。

肾气亏虚,骨髓、耳窍失养,故腰膝酸软,耳鸣耳聋;气虚失养,推动无力,则神疲乏力;

肾气亏虚,气化失司,膀胱失约,则小便频数清长,尿后余沥不尽,夜尿频多,甚则遗尿,小便失禁;肾气亏虚,封藏失职,精关不固,则男子滑精早泄;带脉失固,则女子带下清稀量多;肾气不足,冲任失约,则月经淋漓不尽;胎元不固,胎动不安,则易滑胎;舌淡苔白,脉弱,均为气虚之征。

【辨证要点】以腰膝酸软,小便、精液、经带、胎元等失于固摄与气虚见症为辨证要点。

六、肾不纳气证

肾不纳气证是指肾气虚衰,纳气无权所表现的证候。

【临床表现】久病咳喘,呼多吸少,气不得续,动则喘甚,腰膝酸软,自汗,神疲乏力,声音低怯,舌淡苔白,脉弱,或喘息加剧,冷汗淋漓,肢冷面青,脉浮大无根。

【证候分析】本证多因久病咳喘,肺病及肾,或劳伤太过,年老体弱,肾气亏虚,纳气无权所致。

肺为气之主,司宣发肃降,肾为气之根,主摄纳肺气。咳喘迁延不愈,肺病及肾,肺肾气虚,肾不纳气,气不归元,则呼多吸少,气不得续,动则喘息益甚;肾气不足,失其充养,则腰膝酸软;气虚失养,推动无力,则神疲乏力;宗气不足,则声音低怯;卫气不固,腠理失密,则见自汗;舌淡苔白,脉弱,均为气虚之征;肾气虚极,肾阳亦衰,虚阳欲脱,则喘息加剧,冷汗淋漓,肢冷面青,脉浮大无根。

【辨证要点】以久病咳喘,呼多吸少,动则尤甚等与气虚见症为辨证要点。

【鉴别诊断】肾虚六证鉴别(表8-4)。

表8-4 肾虚六证鉴别表

证名	性质	病机	共同症状	不同症状	舌象	脉象
肾精不足证	虚证	肾精亏虚,生长发育生殖功能减退	腰膝酸软,眩晕耳鸣	小儿发育迟缓,男子不育,女子不孕,成人早衰	舌淡	弱
肾阴虚证	虚证	肾阴亏虚,相火妄动		形体消瘦,潮热盗汗,咽干颧赤,男子遗精早泄,女子经少	舌红少津,少苔或无苔	细数
肾阳虚证	虚证	命门火衰,虚寒内生		畏寒肢冷,男子阳痿早泄,女子宫寒不孕,小便频数而清,或五更泄泻、水肿	舌淡胖,苔白	沉细无力
肾气不固证	虚证	肾气亏虚,封藏固摄功能减退		小便频数而清,余沥不尽,男子滑精早泄,女子月经淋漓不尽,胎动易滑	舌淡,苔白	弱
肾不纳气证	虚证	肾气虚衰,纳气无权		咳喘无力,呼多吸少,动则尤甚,或自汗、神疲,或面青肢冷	舌淡,苔白	弱或浮大无根
肾虚水泛证	虚实夹杂	肾阳亏虚,气化无权,水湿泛滥		身体浮肿,腰以下为甚,按之没指,小便短少,畏冷肢凉	舌淡胖、苔白滑	沉迟无力

七、膀胱湿热证

膀胱湿热证是指湿热蕴结膀胱,气化不利所表现的证候。

【临床表现】尿频尿急,尿道灼痛,小便短黄,或浑浊,或尿血,或尿有砂石,或小腹胀痛,或腰、腹掣痛,或发热,舌红苔黄腻,脉滑数或濡数。

【证候分析】本证多因外感湿热,蕴结膀胱,或饮食不节,嗜食辛辣,湿热内生,下注膀胱,膀胱气化不利所致。

湿热蕴结膀胱,气化不利,下迫尿道,则尿频尿急,尿道灼痛;湿热内蕴,熏灼津液,则小便短黄,或浑浊;热伤血络,迫血妄行,则见尿血;湿热久羁,煎熬尿浊,结成砂石,则尿有砂石;膀胱湿热,气化不利,气机不畅,则小腹胀痛;若累及肾脏,则腰、腹掣痛;湿热外蒸,邪正交争,则发热;舌红苔黄腻,脉滑数或濡数,均为湿热内蕴之征。

【辨证要点】以尿频尿急,尿痛尿黄与湿热见症为辨证要点。

第六节 脏腑兼证辨证

人体各脏腑之间,即脏与脏、脏与腑、腑与腑之间,是一个有机联系的整体。它们在生理上既分工又合作,共同完成各种复杂的生理功能,以维持生命活动的正常进行,因而在发生病变时,又常相互影响,或由脏及脏,或由脏及腑,或由腑及腑等。凡两个或两个以上脏腑的病证同时并见者,称为脏腑兼证。

脏腑兼证并非多个脏腑证候的简单相加,而是发生兼证的脏腑之间存在着较密切的生理病理联系,如脏腑之间的表里、生克、乘侮关系及功能联系。因此,辨证时应当注意辨析脏腑之间有无先后、主次、因果及生克等关系,这样才能明确其病理机制,作出恰当的辨证论治。

脏腑兼证辨证应注意三点:一是兼证是由哪些脏腑的哪几个证型组成;二是这些证型之间存在着什么关系,如因果、主次、并列关系等;三是兼证的辨证要点。脏腑兼证临床甚为多见,其证候较为复杂,现将临床常见的十二个脏腑兼证做扼要介绍。

一、心肾不交证

心肾不交证是指心肾水火既济失调,心肾阴虚火旺所表现的证候。

【临床表现】心烦失眠,惊悸多梦,头晕耳鸣,健忘,腰膝酸软,五心烦热,潮热盗汗,口干咽燥,或男子遗精,女子梦交,舌红少苔或无苔,脉细数。

【证候分析】本证多因久病虚劳,房室不节,耗伤肾阴,或思虑太过,情志忧郁化火,或外感热病等致心肾水火不济所致。

肾阴亏损,水不济火,不能上养心阴,心火偏亢,扰动心神,则心烦失眠,惊悸多梦;肾阴亏虚,骨髓失充,脑髓失养,则头晕耳鸣,健忘;腰膝失养,则腰膝酸软;阴虚阳亢,虚热内生,则五心烦热,潮热盗汗;阴虚失润,则口咽干燥;若虚火内炽,相火妄动,则见男子遗精,女子梦交。舌红少苔或无苔,脉细数,均为阴虚火旺之征。

【辨证要点】以心烦失眠,腰膝酸软,或男子遗精,女子梦交与阴虚见症为辨证要点。

二、心肾阳虚证

心肾阳虚证是指心肾阳气俱衰,温煦失职,气化失司所表现的证候。

【临床表现】心悸怔忡,肢体浮肿,小便不利,腰膝酸冷,畏寒肢冷,神疲乏力,或嗜睡,唇甲青紫,舌淡暗或青紫,苔白滑,脉沉细无力。

【证候分析】本证多因心阳虚衰,久病及肾,或肾阳亏虚,气化无权,水气凌心所致。

心肾阳虚,鼓动无力,或肾阳不足,水气上凌于心,心动失常,则心悸怔忡;阳虚则寒,温煦失职,形体失养,则腰膝酸软,畏寒肢冷;肾阳亏虚,气化失司,决渎不利,水湿内停,外溢肌肤,则肢体浮肿,小便不利;阳气虚衰,推动无力,则神疲乏力,嗜睡;阳虚温运无力,气血运行不畅,则唇甲青紫,舌淡暗或青紫;苔白滑,脉沉细无力,均为阳虚水湿内停之征。

【辨证要点】以心悸怔忡,浮肿尿少与虚寒见症为辨证要点。

三、心肺气虚证

心肺气虚证是指心肺两脏气虚,其功能活动减退所表现的证候。

【临床表现】胸闷心悸,咳嗽气喘,少气懒言,动则尤甚,咯痰清稀,面色淡白,头晕神疲,自汗恶风,舌淡苔白,脉沉弱或结代。

【证候分析】本证多因久病咳喘,耗伤肺气,累及于心,心气不足;或心气不足,久病及肺,肺气虚衰;或禀赋不足,年老体虚,劳倦太过,精气渐损所致。

心气亏虚,鼓动无力,气机不畅,则胸闷心悸;肺气亏虚,肃降无权,肺气上逆,则咳嗽气喘;肺气虚弱,宗气不足,则少气懒言;心肺气虚,津液输布无力,水液停聚为痰,则咯痰清稀;气虚脏腑功能减弱,机体失养,运血无力,则头晕神疲乏力,面色淡白;肺气亏虚,卫表不固,腠理失密,则自汗恶风;劳则耗气,气虚益甚,则活动后诸症加重;舌淡苔白,脉沉弱,为气虚之象;若心脉之气不续,则脉见结代。

【辨证要点】以心悸咳喘,胸闷与气虚见症为辨证要点。

四、心脾两虚证

心脾两虚证是指心血不足,脾虚气弱所表现的证候。

【临床表现】心悸怔忡,失眠多梦,眩晕健忘,食欲不振,腹胀便溏,神疲乏力,面色萎黄或淡白,或见各种慢性出血,妇女月经量少色淡或淋漓不尽,舌淡白,脉细弱。

【证候分析】本证多因久病失调,思虑过度,暗耗气血,或饮食劳倦,损伤脾胃,气血生化不足,或慢性失血,气血亏耗,引起心血不足、脾气虚弱所致。

心血不足,心失所养,心动不安,则见心悸怔忡;心神失养,神不守舍,则见失眠多梦;脾气虚弱,运化失职,则见食欲不振,腹胀便溏;脾气亏虚,气不摄血,血不归经,则见各种慢性出血,妇女月经淋漓不尽;气虚脏腑功能减弱,机体失养,则神疲乏力;血液亏虚,冲任失充,则妇女月经量少色淡;气血亏虚,头面失养,则见眩晕健忘,面色萎黄或淡白;舌淡白,脉细弱,均为气血不足之征。

【辨证要点】以心悸失眠,食少便溏,慢性出血以及气血两虚见症为辨证要点。

🩺 病案分析

胡某某,女,42岁,大学教师,2020年5月30日就诊。

主诉:反复心悸9年,加重3个月。

患者自述工作以来长期熬夜备课或撰写论著,且经常不能按时就餐。9年前开始出现心悸,以后每因熬夜或劳累后心悸反复发作,3个月前因整理出版著作连续熬夜1周而出现心悸加重,自购速效救心丸服用有所缓解。现症见心悸怔忡,失眠多梦,头晕健忘,面色萎黄,食欲不振,腹胀便溏,神疲乏力,月经延迟且量少色淡,舌淡苔白,脉细弱。

辨证:心脾两虚证。

分析:患者因长期熬夜备课或撰写论著,思虑过度,导致心脾受损。因思虑易暗耗心血,致使心血不足,心失所养,心动不安,故见心悸怔忡;心神失养,神不守舍,故见失眠多梦;血虚不能上荣于头面,故见头晕健忘、面色萎黄等症状;思虑伤脾,且患者长期不能按时就餐,导致脾气受损,运化失职,故见食欲不振、腹胀便溏等症状;脾气受损,气血生化不足,故见月经延迟且量少色淡。而神疲乏力,舌淡苔白,脉细弱,均为气血不足之征。

综合病史以及舌脉症,本患者病位在心脾,病性属虚,证属心脾两虚证。

五、心肝血虚证

心肝血虚证是指心肝两脏血液亏虚,失于濡养所表现的证候。

【临床表现】心悸怔忡,失眠多梦,头晕健忘,视物模糊,爪甲不荣,肢体麻木,甚则震颤拘挛,面白无华,妇女月经量少色淡,甚则闭经,舌淡白,脉细。

【证候分析】本证多因思虑过度,暗耗心血,肝血失藏;或失血过多,或久病亏损,气血乏源,心肝血虚,失于濡养所致。

心血亏虚,心失所养,心神不安,神不守舍,则心悸怔忡,失眠多梦;血虚头面失养,则头晕健忘,面白无华;肝血不足,目失所养,则视物模糊;爪甲、筋脉失于濡养,则爪甲不荣,肢体麻木,肢体震颤拘挛;女子以血为本,心肝血虚,血海空虚,冲任失养,则月经量少色淡,闭经;舌淡白,脉细,为血虚之象。

【辨证要点】以心悸,失眠,目、筋失养与血虚见症为辨证要点。

六、肺脾气虚证

肺脾气虚证是指由于肺脾两脏气虚,其功能活动减退所表现的证候。

【临床表现】久咳不止,气短而喘,咳痰清稀,食欲不振,腹胀便溏,面白无华,神疲乏力,少气懒言,自汗恶风,或面浮肢肿,舌淡苔白滑,脉缓弱。

【证候分析】本证多因久病咳喘,肺虚及脾,或饮食不节,劳倦伤脾,脾病及肺所致。

肺气虚损,呼吸功能减弱,宣降失职,气逆于上,则久咳不止,气短而喘;肺气虚,不能输布水津,聚湿生痰,故咳痰清稀;脾气亏虚,运化失职,则食欲不振,腹胀便溏;脾虚不能运化水液,水气泛溢肌肤,则面浮肢肿;气虚运血无力,面部失养,则面白无华;气虚全身脏腑功能活动减退,则神疲乏力,少气懒言;气虚卫表不固,腠理失密,则自汗恶风;舌淡苔白滑,脉缓弱,均为气虚痰饮内停之征。

【辨证要点】以咳嗽气喘,食少腹胀便溏与气虚见症为辨证要点。

七、肺肾阴虚证

肺肾阴虚证是指肺肾两脏阴液亏虚,虚火内扰所表现的证候。

【临床表现】干咳痰少,或痰中带血,口燥咽干,或声音嘶哑,腰膝酸软,形体消瘦,骨蒸潮热,颧红盗汗,或男子遗精,女子经少或崩漏,舌红少苔,脉细数。

【证候分析】本证多因久咳伤肺,肺阴及肾,或痨虫、燥热耗伤肺阴,病久及肾,或房劳过度,肾阴亏虚及肺所致。

肺肾两脏,金水相生。肺阴亏损,失于滋养,虚火内生,清肃失职,则干咳少痰;虚火伤络,血溢脉外,则痰中带血;虚火熏灼,咽喉失润,则口燥咽干,声音嘶哑;肾阴亏虚,腰膝失养,则腰膝酸软;阴虚火旺,扰动精室,精关不固,则男子遗精;阴液亏虚,冲任失养,则女子月经量少;若虚火内盛,迫血妄行,则女子崩漏;肺肾阴亏,失于滋养,虚热内生,则形体消瘦,骨蒸潮热,颧红盗汗;舌红少苔,脉细数,为阴虚内热之象。

【辨证要点】以干咳少痰,腰膝酸软,遗精,月经不调与虚热见症为辨证要点。

八、肝火犯肺证

肝火犯肺证是指肝火炽盛,上逆犯肺,肺失清肃所表现的证候。

【临床表现】胸胁灼痛,急躁易怒,头胀头晕,咳嗽阵作,痰黄黏稠,甚则咳血,面红目赤,烦热口苦,舌红苔薄黄,脉弦数。

【证候分析】本证多因郁怒伤肝,气郁化火,循经犯肺,或邪热内蕴,肝火炽盛,上犯于肺,肺失清肃所致。

肝气郁结,气郁化火,经气不利,肝失条达,则胸胁灼痛,急躁易怒;肝火上扰,气血上逆,则头胀头晕,面红目赤;肝火炽盛,上逆犯肺,木火刑金,肺失清肃,肺气上逆,则咳嗽阵作;火热灼津,炼液成痰,则痰黄黏稠;火灼肺络,迫血妄行,络损血溢,则为咳血;热蒸于胆,胆气上逆,则烦热口苦;舌红,苔薄黄,脉弦数,为肝火内盛之象。

【辨证要点】以咳嗽,咳血,胸胁灼痛,急躁易怒与实热见症为辨证要点。

九、肝郁脾虚证

肝郁脾虚证是指肝失疏泄,脾失健运所表现的证候。

【临床表现】情志抑郁,善太息,或急躁易怒,胸胁胀满窜痛,纳呆腹胀,腹痛欲泻,泻后痛减,或便溏不爽,肠鸣矢气,或溏结不调,舌苔白,脉弦或弦缓。

【证候分析】本证多因情志不遂,郁怒伤肝,肝失条达,木郁乘土,或饮食劳倦伤脾,脾失健运,反侮肝木所致。

肝失疏泄,气机不畅,则情志抑郁,善太息;若气郁化火,肝失柔顺,则急躁易怒;肝失疏泄,经气郁滞,则胸胁胀满窜痛;肝气不舒,横逆犯脾,脾失健运,水谷不化,气滞湿阻,则纳呆腹胀,便溏不爽,肠鸣矢气,或大便溏结不调;肝气横逆犯脾,气机郁滞,运化失调,则腹痛欲泻;泻后气机条畅,则泻后痛减;舌苔白,脉弦或弦缓,为肝郁脾虚之象。

【辨证要点】以情志抑郁,胸胁胀痛,纳呆腹胀便溏为辨证要点。

十、肝胃不和证

肝胃不和证是指肝郁气滞,横逆犯胃,胃失和降所表现的证候。

【临床表现】情志抑郁,善太息,或急躁易怒,胃脘、胁肋胀痛或窜痛,胃脘痞满,嗳气呃逆吞酸嘈杂,食少纳呆,舌苔薄白或舌红薄黄,脉弦或弦数。

【证候分析】本证多因情志不遂,肝气郁结,横逆犯胃,胃失和降所致。

肝失条达,情志失和,则精神抑郁,善太息;气郁化火,肝性失柔,则急躁易怒;肝失疏泄,肝气横逆犯胃,胃气郁滞,则胃脘、胁肋胀痛或窜痛,胃脘痞满;胃失和降,胃气上逆而见嗳气呃逆;木郁作酸,肝气犯胃,则吞酸嘈杂;胃不受纳,则食少纳呆。苔薄白,脉弦,为肝气郁结之象;若气郁化火,则见舌红苔薄黄,脉弦数。

【辨证要点】以情志抑郁,胃脘、胁肋胀痛或窜痛,嗳气吞酸为辨证要点。

十一、肝肾阴虚证

肝肾阴虚证是指肝肾两脏阴液亏虚,虚热内扰所表现的证候。

【临床表现】头晕目眩,胁肋隐痛,两目干涩,耳鸣健忘,失眠多梦,腰膝酸软,口燥咽干,五心烦热,颧红盗汗,男子遗精,女子经少,舌红少苔,脉细数。

【证候分析】本证多因久病失调,或情志内伤,或房劳太过,或温病后期,劫伤肝肾之阴,阴不制阳,虚热内扰所致。

笔记栏

肝肾阴亏,水不涵木,肝阳上扰,则头晕目眩;肝肾阴虚,肝络失滋,肝经经气不利,则胁肋隐痛;肝肾阴亏,目失濡养,则两目干涩;肾阴亏虚,髓海不充,脑失所养则耳鸣健忘,腰府失养则腰膝酸软;虚火上扰,心神不安,则失眠多梦;肝肾阴亏,相火妄动,扰动精室,精关不固,则男子遗精;肝肾阴亏,血海不充,冲任失养,则女子月经量少;阴虚失润,虚热内盛,则口燥咽干,五心烦热,盗汗颧红;舌红少苔,脉细数,为阴虚内热之象。

【辨证要点】以眩晕耳鸣,胁肋隐痛,腰膝酸软与虚热见症为辨证要点。

十二、脾肾阳虚证

脾肾阳虚证是指由于脾肾两脏阳虚,温化失职,虚寒内生所表现的证候。

【临床表现】腰膝或腹部冷痛,久泻久痢,或五更泄泻,粪质清稀或完谷不化,或面浮肢肿,小便短少,形寒肢冷,面色㿠白,舌淡胖苔白滑,脉沉迟无力。

【证候分析】本证多因久病,脾肾失于温养,或久泄久痢,脾病及肾,或阳虚水泛,肾病及脾等所致。

脾主运化,肾司二便。脾肾阳虚,运化、吸收水谷精微及排泄二便功能失职,则见久泻久痢不止;脾肾阳虚,不能腐熟水谷,则见完谷不化,大便清冷;寅卯之交,阴气极盛,阳气未复,命门火衰,阴寒凝滞,则黎明前腹痛泄泻,称为五更泄;脾肾阳虚,不能温化水液,泛溢肌肤,则为面浮肢肿,面色㿠白,小便短少;腰膝失于温养,故腰膝冷痛;阳虚阴寒内盛,气机凝滞,故下腹冷痛;阳虚不能温煦全身,则形寒肢冷;舌淡胖苔白滑,脉沉迟无力,均为阳虚水饮内停之征。

【辨证要点】以腰腹冷痛,久泻久痢,浮肿与虚寒见症为辨证要点。

● (车志英 陈少东 唐永祥 董昌武 魏 嵋 李晓红)

复习思考题

1. 肝阳上亢证与肝火炽盛证如何鉴别?
2. 肝风内动四证如何鉴别?
3. 心阴虚证与心血虚证如何鉴别?
4. 痰蒙心神证与痰火扰神证如何鉴别?
5. 脾气虚证、脾虚气陷证、脾阳虚证、脾不统血证如何鉴别?
6. 简述风水相搏证的概念、病因病机及临床表现。
7. 简述肾精不足证的概念、病因病机及临床表现。
8. 简述肝郁脾虚证的概念、病因病机及临床表现。

扫一扫
测一测

08 章
微课视频

第九章

其他辨证方法简介

📐 **学习目标**

1. 掌握六经辨证、卫气营血辨证、三焦辨证各病证临床表现和辨证要点。
2. 熟悉六经辨证、卫气营血辨证、三焦辨证各病证的概念及证候分析。
3. 了解六经、卫气营血、三焦病证的传变关系。
4. 了解经络辨证中十二经脉病证、奇经八脉病证和十五络脉病证的特点。

其他辨证方法主要包括六经辨证、卫气营血辨证、三焦辨证和经络辨证。这些辨证方法是中医学在长期的临床实践中,随着中医学术的发展,在不同时代、不同条件下逐渐形成的,它们从不同角度对疾病的本质进行了分析探讨和概括归类,是中医辨证学理论体系中的重要组成部分。

第一节 六 经 辨 证

六经辨证源于《伤寒论》,是张仲景在《素问·热论》六经分证理论的基础上,创造性地把外感病错综复杂的证候及其演变规律加以总结而创立的一种外感病的辨证方法。它以六经所系的脏腑经络、气血津液的病理变化为基础,结合人体抗病能力、病因、病势等因素,对外感病发生发展过程中的各种症状进行综合分析,判断证候类型的一种辨证方法。

六经,即太阳、阳明、少阳、太阴、少阴、厥阴。六经辨证中六经的含义与经络学说中的六经含义不尽相同。六经病证候是外感病过程中不同的阶段正邪交争所表现证候类型,是外感疾病发展过程中的不同阶段的相互联系又相互独立的证候,故又称"六经病证"。

六经辨证以阴阳来划分病性和病位。三阳经主表而病发于阳,其中又分为太阳主表,阳明主里,少阳主半表半里;三阴皆属里而病发于阴。三阳病证以六腑病变为基础,多实,多热,为正盛邪实,抗病力强,病势亢奋所致;而三阴病以五脏病变为基础,多虚,多寒,为正气虚衰,抗病力弱,病势虚衰所致。因此,六经病证实质上仍是脏腑、经络、气血津液等病理变化的反映。六经辨证的重点在于分析外感风寒所引起的一系列病理变化及其传变规律。

一、太阳病证

太阳病证是指外感伤寒病初期所表现的证候。太阳为六经之藩篱,主一身之肌表,统摄营卫,司肌腠开合。外邪由口鼻、肌腠皮毛侵袭人体,机体卫阳(卫气)奋起抗邪,因此首先表现出太阳病证。

太阳病证包括太阳经证(中风证、伤寒证)和太阳腑证(蓄水证、蓄血证)。

(一) 太阳经证

太阳经证是指风寒之邪侵袭肌表,邪正相争,营卫失和所表现的证候。由于患者感受邪气轻重的不同和体质的差异,表现为太阳中风证与太阳伤寒证。

1. 太阳中风证 是指外感风邪,营卫失调所表现的证候。

【临床表现】发热,恶风,头痛,自汗出,脉浮缓。或见鼻鸣干呕。

【证候分析】太阳主表,统摄营卫,风邪外袭,营卫失调,肌表失于温煦则恶风;阳气外浮与邪相争则发热;风邪伤表,卫外不固,营阴不能内守则汗出。即"阳浮者热自发,阴弱者汗自出"之意。风邪袭表,汗出肌腠疏松,营阴不足,故脉浮缓。肺开窍于鼻,外邪侵袭,气失条畅,则鼻鸣、干呕等症状。

【辨证要点】以恶风,发热,汗出,脉浮缓为辨证特点。

2. 太阳伤寒证 是指寒邪侵袭,卫阳被束,营阴郁滞所表现的证候。

【临床表现】恶寒,发热,头项强痛,肢体骨节疼痛,无汗而喘,脉浮紧。

【证候分析】外感寒邪,束于肌表,卫阳被郁,温煦失职,故见恶寒;卫阳被遏,势必郁滞化热,是以发热;故表伤于寒者,多恶寒发热同时并见。卫阳既遏,寒凝收引,营阴郁滞,筋骨失于营阴正常濡养,故见头项强痛、肢体骨节疼痛。寒束于表,腠理闭塞,故而无汗。肺司呼吸,与皮毛相为表里,邪束肌表,肺气不宣,则见喘促。正气欲驱邪于外,而寒邪紧束于表,肌腠紧密,营阴壅滞,故脉象浮而紧。

【辨证要点】以恶寒,无汗,头身疼痛,脉浮紧为辨证要点。

(二) 太阳腑证

太阳腑证是指太阳经邪不解,循经内传膀胱、小肠所表现的证候。因其病机和临床表现的不同,又有蓄水证、蓄血证的区别。

1. 太阳蓄水证 是指太阳经邪内传,膀胱气化不行,水气停蓄所表现的证候。

【临床表现】发热,恶寒,少腹满,小便不利,口渴欲饮,水入则吐,脉浮或浮数。

【证候分析】太阳经证未解而内传,故有恶寒、发热、脉浮等表证。邪热内传膀胱,与水内结,气化不利,故少腹满,小便不利。邪水互结,气不化津,津不上承,故见口渴欲饮。口渴因津液不升,水停不化,胃失和降,则见水入即吐。

【辨证要点】以太阳经证与少腹满、小便不利并见为辨证要点。

2. 太阳蓄血证 是指太阳经邪化热内传,邪热与瘀血互结于少腹所表现的证候。

【临床表现】少腹急结、硬满,小便自利,如狂或发狂,善忘,大便色黑如漆,脉沉涩或沉结。

【证候分析】太阳经证不解,化热内传,瘀热内结于下焦,则见少腹急结、硬满胀痛。邪在血分,膀胱气化如常,则小便自利。瘀热互结,上扰心神,轻则如狂、善忘,重则发狂;瘀热下行,随便而出,则见便黑似漆。脉沉涩或沉结,乃瘀热内阻,脉道不畅所致。

【辨证要点】以少腹急硬,小便自利,如狂,便黑为辨证要点。

二、阳明病证

阳明病证是指伤寒病发展过程中,阳热亢盛,胃肠燥热所表现的证候。病入阳明,为外感热病中正邪交争的极期,特点为阳热炽盛。太阳病未愈,邪气入里逐渐亢盛,伤津化燥;而阳明多气多血,正气奋起抗邪。阳明病证属于里实热证,随其燥热与肠中糟粕是否相结,而有热证、实证之分。

（一）阳明热证

阳明热证是指邪热弥漫全身,燥热未与肠中糟粕相结所表现的证候。

【临床表现】身大热,大汗出,大渴引饮,面赤心烦,舌苔黄燥,脉洪大。

【证候分析】邪入阳明,正邪交争,热邪亢盛,充斥内外,故周身大热;阳明之脉荣于面,热势上腾,则面赤;热扰心神,则心烦;热迫津液外泄,故大汗出;热灼津伤,则口大渴而喜饮。热盛津亏,故舌苔黄燥;热壅阳明之经,气血充溢脉道,故脉洪大。

【辨证要点】以大热、大汗、大渴、脉洪大四大症为辨证要点。

（二）阳明实证

阳明实证是指邪热与肠中糟粕相搏,燥屎内结,腑气不通所表现的证候。

【临床表现】日晡潮热,手足濈然汗出,脐腹胀满硬痛而拒按,大便秘结,甚则谵语、狂乱、不得眠,舌苔黄厚干燥,边尖起刺,甚则焦黑燥裂,脉沉迟而实或滑数。

【证候分析】多因阳明经证,大热汗多,或误用汗法,使津液外泄,以致热邪与肠中糟粕相搏,燥屎内结,腑气不通而致。阳明经气旺于日晡,实热弥漫于经,则身热而日晡尤甚;四肢为阳明所主,热蒸津泄,则手足濈然汗出;邪热与糟粕结于肠中,腑气不通,则腹胀满硬痛而拒按,大便秘结不通;邪热蒸腾,上扰心神,则见谵语、狂乱、不得眠等症。邪热内结而津液耗伤,则舌苔黄厚干燥,边尖起刺,甚则焦黑燥裂;燥热内结于肠,脉道壅滞,则脉沉迟而实,或滑数。

【辨证要点】以日晡潮热,手足濈然汗出,便秘,腹胀满硬痛,苔黄燥,脉沉实等为辨证要点。

三、少阳病证

少阳病证是指邪气入侵,已离太阳之表,而未入阳明之里,邪正分争于半表半里之间,以致枢机不利,气失条畅所表现证候。

【临床表现】寒热往来,胸胁苦满,口苦、咽干、目眩,默默不欲饮食,心烦喜呕,脉弦。

【证候分析】邪正交争于半表半里之间,正胜于邪则发热;邪胜于正则恶寒,则见寒热往来。足少阳经脉循于胁肋,邪郁少阳,经气不舒,则胸胁苦满;少阳受病,邪热熏蒸,胆热上腾必致口苦,津为热灼则咽干,少阳风火上逆,所以目为之眩。胆热木郁,横犯胃腑,胃失和降,胃气上逆,故默默不欲食,甚或时时欲呕;胆热上逆,内扰心神,故心中烦扰;脉弦为肝胆病主脉。

【辨证要点】以寒热往来,胸胁苦满,口苦、咽干、目眩,脉弦等为辨证要点。

四、太阴病证

太阴病证是指脾阳虚衰,邪从寒化,寒湿内生所表现的证候。

【临床表现】腹满欲吐,食不下,自利,口不渴,时腹自痛,舌淡苔白滑,脉沉缓而弱。

【证候分析】中焦虚寒则寒湿内生,气机不利,故腹部胀满,腹痛阵发;寒湿中阻,脾失健运,胃失和降,升降失司,故时欲吐,食不下;寒湿下注,水走肠间,则下利;脾阳虚衰,阴寒偏盛,温煦失职,故口不渴,舌淡苔白滑;中阳不振,寒湿内阻脉道,故脉沉缓而弱。

【辨证要点】以腹满时痛,自利,口不渴等虚寒之象为辨证要点。

五、少阴病证

少阴病证是指全身性阴阳衰惫所表现的证候概括。病至少阴,心肾功能衰退,正气不足,抗病能力减退,或从阴化寒或从阳化热,而在临床上有少阴寒化、少阴热化两种证候。

(一) 少阴寒化证

少阴寒化证是指阳气虚衰,邪从阴化寒所表现的虚寒证候。

【临床表现】无热恶寒,但欲寐,四肢厥冷,下利清谷,呕不能食,脉微细;或食入即吐,脉微欲绝,甚则身热反不恶寒,面赤。

【证候分析】少阴阳气虚衰,阴寒内盛,失于温养,故无热恶寒;"阳气者,精则养神",阳气衰微,神失所养,则见但欲寐之神情衰惫状态;阳衰失于温运,不能达于四末,则四肢厥冷;阳气虚衰,火不暖土,脾胃纳运失常,升降失调,故下利清谷,呕不能食,或食入即吐;阳气虚衰不能鼓动血行,是以脉微细甚则欲绝。若阴寒极盛,格阳于外,虚阳外越,则见身热反不恶寒或面红如妆的假热征象。

【辨证要点】以无热恶寒,肢厥,下利,脉微为辨证要点。

(二) 少阴热化证

少阴热化证是指少阴病邪从火化热而伤阴,致阴虚阳亢所表现的虚热证候。

【临床表现】心烦不得眠,口燥咽干,舌尖红少津,脉象细数。

【证候分析】邪入少阴从阳化热,灼耗阴液,不能上承,则口燥咽干;心肾不交,水火失济,水亏则不能上济于心,心火独盛,心神被扰,则心烦不得眠;舌尖红少津,脉细数为阴虚阳亢的征象。

【辨证要点】以心烦不得眠,舌红少津,脉象细数为辨证要点。

六、厥阴病证

厥阴病证是指病至厥阴,出现阴阳对峙、寒热交错、厥热胜复所表现的证候。

【临床表现】消渴,气上冲心,心中疼热,饥而不欲食,食则吐蛔。

【证候分析】因厥阴为阴尽阳生之义,邪入厥阴,阴阳各趋其极,阴阳交争,寒热错杂。阳并于上则上热,木火循经上炎,故见气上冲心,心中疼热;热甚伤津,故消渴饮水。阴并于下则下寒,寒邪损伤中阳,脾失健运,中焦气机逆乱,肠道虚寒,故见饥而不欲食,强食则吐。上热下寒,蛔虫喜温而恶寒,肠寒则蛔动,蛔虫不安,则可随呕吐而出。

【辨证要点】以上热下寒,寒热交错为辨证要点。

七、六经病证的传变

六经病证的传变,取决于正气的强弱、感邪的轻重、治疗的当否等多方面的因素。六经病证循着一定的趋向发展和变化,无论病证由表入里,由阳入阴,还是由里出表,由阴出阳,皆谓之传变。传变的基本规律是:由表入里,由浅入深,由轻而重,由寒转热,由实致虚,反之则由里出表、由虚致虚实夹杂。六经病证的传变方式表现为传经、合病、并病、直中等。

(一) 传经

病邪从外侵入,逐渐由表向里传变,由一经证候转变为另一经证候,称为"传经"。传经方式有以下三种:

1. 循经传 即按六经的顺序相传。太阳病不愈,传入阳明,阳明不愈,传入少阳;三阳不愈,传入三阴,首传太阴,次传少阴,终传厥阴。

2. 越经传 即不按循经传次序,隔一经甚或隔两经相传。如太阳病不愈,不传阳明,而传少阳,或直传太阴。多由病邪亢盛,正气不足所致。

3. 表里传 即表里之经相传。如太阳传入少阴,阳明传入太阴等。从阳经传入阴经者,多为邪盛正虚,由实转虚,病情加重之恶兆;从阴经传出阳经者,则为正能胜邪,病情向愈之佳兆。

(二) 合病

两经或三经的证候同时出现,称为"合病"。《伤寒论》中有太阳阳明合病、太阳少阳合病和三阳合病等。

(三) 并病

一经证候未罢,又出现他经证候,两经证候合并出现,称为"并病"。并病的两经证候出现有先后之分。例如:太阳阳明并病或太阳少阳并病,乃先出现太阳证候,而后出现阳明或少阳证候。

(四) 直中

凡伤寒病初起,病邪不从阳经传入,而直接侵袭三阴经发病者,称为"直中"。其特点是一发病就呈现三阴经的证候。

第二节 卫气营血辨证

卫气营血辨证是清代叶天士在其所著的《温热论》一书中创立的一种诊察外感温热病的辨证方法。叶天士根据《黄帝内经》及历代医家关于卫气营血的认识,将外感温热病发展过程的病机与证候分为卫分、气分、营分、血分四个层次和阶段,用以说明外感温热病的病位深浅、病势轻重及其传变规律,并有效地指导着温热病的诊疗实践。卫气营血辨证的理论与临床实践,极大地丰富了治疗外感热病(包括某些急性传染性疾病)的辨证治疗手段和内容,弥补了六经辨证的不足,完善了外感疾病的辨证方法。

叶天士说:"大凡看法,卫之后,方言气。营之后,方言血。"指出病邪由卫入气,由气入营,由营入血,病情逐渐加重。卫分主表,病位在肺与体表;气分主里,病位在肺、胸膈、胆、三焦、胃、肠等脏腑;营分为热邪进入心营,病位在心与包络;血分为热邪深入血分,动血耗血,瘀热内阻,病位在心、肝、肾,病情危重。

一、卫分证

卫分证是指温热病邪侵犯肌表,人体卫外功能失常,肺卫失宣所表现的证候。

【临床表现】发热,微恶风寒,无汗或少汗,舌边尖红,脉浮数;常伴头痛,鼻塞,口干微渴,咳嗽,咽喉肿痛等。

【证候分析】温热邪气袭表,卫气郁遏,故见发热,微恶风寒;热为阳邪,故多见发热重而恶寒轻。卫气郁遏,腠理开合失司,故无汗或少汗;热性炎上,气血壅滞,故咽喉肿痛,舌边尖红;温热在表,故脉浮数。风热上扰清空,可见头痛;热伤津液,可口渴;肺合皮毛,开窍于鼻,卫气被郁,肺气失宣,故鼻塞、咳嗽。

【辨证要点】以发热,微恶风寒,舌边尖红,脉浮数为辨证要点。

二、气分证

气分证是指温热病邪内传脏腑,正盛邪实,阳热亢盛所表现的里实热证。

【临床表现】发热,不恶寒反恶热,汗出,心烦,口渴,尿赤,舌红苔黄,脉数而有力。热壅于肺,表现为咳喘、胸痛、痰稠色黄;或热扰胸膈,表现为心烦懊侬,坐卧不安;或胃热亢盛,表现为日晡潮热、腹满胀痛拒按,时或热结肠道,表现为谵语、狂乱,便秘或旁流稀水;或热郁胆腑,表现为胁痛,口苦,干呕,脉弦数等。

【证候分析】多由卫分证不解,传入气分或温邪直中气分,或气分伏热外发,或邪热由

笔记栏

营转气所致。温热病邪,入于气分,正邪剧争,阳热亢盛,故必发热恶热;热甚蒸腾,迫津外泄则汗出;热盛伤津,故口渴;热扰心神,则心烦;热盛血涌,故舌红苔黄,脉数有力。

邪热壅肺,炼液成痰,肺气上逆,肺失清肃,可兼见咳喘,胸痛,痰稠色黄等症。

热扰胸膈,郁而不宣,心神不宁,可兼见心烦懊侬,坐卧不安等症。

胃热亢盛,胃燥津伤,可兼见壮热,胃脘灼痛,大渴喜冷饮,大汗出,苔黄燥,脉洪大。

热结肠道,腑气不通,里热盛实,可兼见日晡潮热,腹满胀痛拒按,便秘;若热灼津液,燥屎结于肠中,粪水从旁而下,则谓"热结旁流";热扰心神,则谵语、狂乱。

热郁胆腑,枢机不利,胆气上逆,可兼胁痛,口苦,干呕,脉弦数等症。

【辨证要点】以发热,不恶寒反恶热,舌红苔黄,脉数有力为辨证要点。

气分证具有病变范围较广,兼症繁杂的特点。凡温热病邪不在卫分,又不及营分、血分的一切证候,均属于气分证。故辨证时除抓住主症外,还必须依据兼症之特点,进一步判断病变所在的脏腑。

三、营分证

营分证是温热病邪气内陷,劫伤营阴,心神被扰所表现的证候。是温热病发展过程中病邪内陷较为深重的阶段。营气源于水谷精微,为血中之气,行于脉中,营养全身,通于心气,故营分证以热损营阴与热扰心神为病变的特点。常见有营分热盛和热陷心包两种。在临床上,亦常出现气营两燔、营血两燔的证候。

【临床表现】身热夜甚,口不甚渴或不渴,心烦不寐,甚或神昏谵语,斑疹隐现,舌红绛,脉细数。

【证候分析】多由气分证不解,内传入营;或卫分证逆传直入营分,称为"逆传心包";或营阴素亏,温邪乘虚内陷营分所致。温邪入营,灼伤营阴,阴虚阳亢,则身热夜甚;邪热蒸腾营阴之气上潮于口,故口不甚渴或不渴;热扰心神,故心烦不寐,甚则神昏谵语;邪入营分,灼伤血络,则斑疹隐现;营分有热,损伤阴液,故舌质红绛无苔,脉细数。

【辨证要点】以身热夜甚,心烦或谵语,舌红绛,脉细数为辨证要点。

营分介于气分和血分之间,若病势由营转气,是病情好转的表现;若由营入血,则表示病情加重。

四、血分证

血分证是指温热病邪深入血分,热盛动血、耗阴、动风所表现的证候。血分证是温热病发展过程中最深重的阶段。其病变涉及心、肝、肾三脏,病证有热盛动血、热极生风、热伤阴血、虚风内动等多种证型。

【临床表现】身热夜甚,烦热躁扰,甚则昏狂、谵妄,斑疹显露,色紫或黑,吐血、便血、尿血,舌质深绛,脉细数。或兼抽搐,颈项强直,角弓反张,目睛上视,牙关紧闭等;或见持续低热,暮热早凉,五心烦热,口干咽燥,神倦,耳聋,形瘦;或见手足蠕动,瘛疭等。

【证候分析】多由营分证病邪不解传入血分,或气分邪热直入血分,或因温邪久羁,劫烁肝肾之阴而成。血分热盛,阴血受损,故见身热夜甚;血热扰心,心神不宁,则烦热躁扰;心神失守,则见昏狂谵妄;热盛迫血妄行,故见斑疹紫暗,吐血、衄血、尿血、便血等出血诸症。血分热炽,故舌质深绛或紫;血热伤阴耗血,故脉细数。

若血热燔灼肝经,引动肝风,则可见抽搐、项强、上视、角弓反张、牙关紧闭等"热极生风"诸症。

若邪热久羁血分,劫灼肝肾之阴,阳热内扰,则可见持续低热,暮热早凉,五心烦热,肝肾之体窍失养则见口干咽燥,耳聋,形瘦等;甚则筋脉失养,而见手足蠕动,瘛疭等虚风内动的症状。

【辨证要点】以身热夜甚,昏狂谵妄,斑疹紫暗,出血动风,舌深绛,脉细数为辨证要点。

血分证病位最深,病情危重。心主血,肝藏血,邪入血分,势必影响心肝两脏;若邪热久羁,耗血伤阴,真阴亏损,病又多及于肝肾两脏。故血分证实热者多以心、肝血热神乱为主,虚热者则多以肝、肾阴亏为主。

【鉴别诊断】卫气营血辨证鉴别(表9-1)。

表9-1　卫气营血辨证鉴别表

证名	病机	证候	辨证要点
卫分证	温邪袭表,肺卫失宣	发热,微恶风寒,无汗或少汗,咳嗽,口微渴,舌边尖红,脉浮数	发热,微恶风寒,口微渴,舌边尖红,脉浮数
气分证	邪入气分,热炽津伤	身体壮热,不恶寒,但恶热,汗多,多渴喜凉饮,心烦,尿赤,舌红苔黄,脉数有力	但热不寒,口渴,舌红苔黄,脉数有力
营分证	热灼营阴,心神被扰	身热夜甚,口干但不甚渴饮,心烦不寐,时有神昏谵语,斑疹隐隐,舌质红绛少苔,脉细数	身热夜甚,心烦谵语,舌质红绛,脉细数
血分证	动血耗血,热瘀交结	身热夜甚,烦热躁扰,甚则昏狂、谵妄,斑疹密布显露,色紫或黑,吐血、便血、尿血,舌质深绛或紫,脉细数	身热夜甚,昏狂谵妄,斑疹紫暗,出血动风,舌质深绛,脉细数

五、卫气营血证的传变

温热病卫气营血的传变规律,一般是由浅入深,由表及里,由轻转重,主要有顺传和逆传两种传变方式。

顺传:是指温热病邪循卫、气、营、血的次序传变,为温热病发展一般规律。由卫分开始,渐次内传入气,然后入营,最后入血。标志着邪气步步深入,病情逐渐加重。

逆传:是指温热病邪不按上述次序及规律传变。如卫分证不经气分,而邪陷心包或直传营分、血分;或发病初期未出现卫分证,即出现气分、营分或血分证等,表现为神昏、谵语等急危重症。常提示邪气太盛或正气太虚,传变迅猛,病情重笃。

此外,临床上卫气营血四个阶段相互联系,相互转化也可出现两证合并,如卫分证未罢,又出现气分证,即"卫气同病";气分证未罢,又出现营、血分证,即"气营(血)两燔"等。

📖 **知识链接**

卫气营血辨证的现代临床应用

卫气营血辨证在温病学中占有极其重要的地位,在严重急性呼吸综合征(SARS)、人类猪链球菌病、人感染高致病性禽流感、新型冠状病毒肺炎等突发公共卫生事件的防治过程中发挥了重要作用。瘟疫多为外感温热疫毒引起,按卫气营血分期论治,可以发挥积极的防治作用。由于瘟疫病情变化迅速,临床并非完全遵循卫气营血逐步深入的传变规律,因此必须根据临床实际具体分析、灵活运用,并进一步拓展卫气营血辨证的运用范围,多为人类健康谋福利。

第三节 三 焦 辨 证

三焦辨证是清代吴鞠通在其《温病条辨》中所创立的一种温热病辨证方法。吴鞠通根据《黄帝内经》三焦部位划分的概念,在六经辨证和卫气营血辨证的基础上,结合温热病的传变规律,把温热病的证候分别纳入上、中、下三焦病证范围,用以阐述三焦所属脏腑在温病过程中证候特点及其传变规律。

在三焦辨证中,上焦病证包括手太阴肺经和手厥阴心包经的病变,其中手太阴肺经的证候多为温病的初起阶段,病较轻浅。中焦病证主要包括手阳明大肠经、足阳明胃经和足太阴脾经的病变。脾胃同属中焦,阳明主燥,太阴主湿,邪入阳明而从燥化,多呈现里热燥实证;邪入太阴从湿化,多为湿温病证。因此,中焦病证多见于温热病的中期或极期,病情较重。下焦病证主要包括足少阴肾经和足厥阴肝经的病变,多为肝肾阴虚之候,属温热病的末期,病情深重。

一、上焦病证

上焦病证是指温热之邪侵袭肺卫或陷入心包所表现的证候。

【临床表现】发热,微恶风寒,头痛,鼻塞,咳嗽,微汗,口干,舌边尖红,脉浮数;或身热烦渴,咳嗽,气喘,汗出,口渴,苔黄,脉数;甚则高热,神昏谵语或昏愦不语,舌謇肢厥,舌质红绛。

【证候分析】温热之邪自口鼻、皮毛而入,而肺外合皮毛,开窍于鼻,故肺常先受邪。肺主表统卫,热邪犯表,卫气被郁,肺气失宣,故见发热,微恶风寒,鼻塞,咳嗽。热邪上炎则头痛,伤津则口干,腠理开泄则汗出。舌边尖红,脉浮数,是风热在表之象。

若表邪入里,热邪壅肺,肺失宣降,肺气上逆,则咳嗽,气喘;里热亢盛,充斥内外,则身热、烦躁;迫津外泄则汗多、口渴;苔黄、脉数,均为肺热炽盛之象。

若肺卫热邪不解,内陷心包,灼伤心神,故神昏谵语,舌謇或不语;热邪壅盛,格阴于外,故胸腹壮热而四肢厥冷;舌质红绛,为里热炽盛之征。

【辨证要点】以发热汗出,咳嗽气喘,或神昏谵语等为辨证要点。

二、中焦病证

中焦病证是指温热之邪侵袭脾胃,邪从燥化或从湿化所表现的证候。

【临床表现】身热恶热,日晡益甚,面目俱赤,呼吸气粗,口干唇裂,渴喜冷饮,腹满便秘,苔黄或焦黑,脉沉实;或身热不扬,头身困重,胸脘痞闷,泛恶欲吐,小便短黄灼热,大便不爽或溏泄,舌苔黄腻,脉濡数。

【证候分析】阳明主燥,温热之邪传至阳明,邪从燥化则燥热炽盛,身热恶热,日晡益甚;热性上炎,则面目俱赤;邪热壅盛,则呼吸气粗。热炽津伤,故口干唇裂,渴喜冷饮;胃肠津亏,邪热与燥屎内结,腑气不通,故见便秘而腹满胀痛。苔黄或焦黑,脉沉实,均为燥热内结,气机不畅之象。

太阴主湿,邪入中焦,邪从湿化则脾气受困,运化失司,升降反常,故见胸脘痞闷,泛恶欲吐,小便短黄灼热,大便不爽或溏泄。湿遏热伏,故身热不扬;湿性重着,滞留肌腠,故头身重痛。舌苔黄腻、脉濡数,为湿热内蕴之象。

【辨证要点】以发热口渴,腹满便秘,或身热不扬,胸脘痞闷,便溏等为辨证要点。

三、下焦病证

下焦病证是指温热之邪犯及下焦,劫灼肝肾之阴所表现的证候。

【临床表现】低热,手足心热甚于手足背,口干舌燥,颧赤,耳聋,神倦,舌红少苔,脉虚数;或手足蠕动,或瘈疭,心中憺憺大动,甚则时时欲脱。

【证候分析】肾藏精,肝藏血,同居下焦。温热之邪,深入下焦,最易耗损肝肾精血。精血既亏,神失所养,则神倦;耳失所养,故耳聋。阴虚阳亢,虚热内扰,故见低热,手足心热甚于手足背,颧赤;阴虚津乏,则口干舌燥。舌红少苔,脉虚数,皆为阴虚内热之象。

肝体阴而用阳,属风木而主筋,赖肾水之涵养。邪热久羁,真阴被灼,水亏木枯,筋失所养,则虚风内动,故见手足蠕动,或时发抽搐,心悸怔忡,严重时则阴不敛阳,阳气有时时欲脱之势。

【辨证要点】以身热颧赤,手足蠕动,或瘈疭,舌红少苔等为辨证要点。

【鉴别诊断】三焦辨证鉴别(表9-2)。

表9-2 三焦辨证鉴别表

证名		病机	证候	辨证要点
上焦病证	手太阴(肺)	邪袭肺卫,肺气失宣	发热,微恶风寒,头痛,汗出,口微渴,咳嗽,舌边尖红,脉浮数等	发热恶寒,咳嗽,口微渴,脉浮数
		热邪壅肺,肺气闭郁	发热,咳嗽,气喘,口渴,汗出,苔黄,脉数等	发热,口渴,咳喘,苔黄,脉数
	手厥阴(心包)	邪陷心包,清窍阻闭	高热,神昏谵语或昏愦不语,舌謇肢厥等	神昏谵语,舌謇肢厥
中焦病证	足阳明(胃)	胃经热盛,熏蒸于外	身热面赤,汗多,渴喜冷饮,呼吸气粗,苔黄燥,脉洪大等	壮热,汗多,渴饮,苔黄燥,脉洪大
	手阳明(大肠)	肠道热结,腑气不通	日晡潮热,腹满便秘,苔焦黑起刺,脉沉实有力等	日晡潮热,便秘,苔焦黑起刺,脉沉实有力
	足太阴(脾)	湿热困脾,气机郁阻	身热不扬,头身重痛,胸脘痞闷,泛恶欲吐,大便不爽或溏泄,舌苔黄腻,脉濡数等	身热不扬,脘痞苔腻,脉濡数
下焦病证	足少阴(肾)	热邪久留,肾阴耗损	低热颧红,手足心热甚于手足背,口干舌燥,耳聋,脉虚数神倦等	手足心热甚于手足背,口干舌燥,脉虚数神倦
	足厥阴(肝)	水不涵木,虚风内动	手足蠕动,或瘈疭,神疲肢倦,心中憺憺大动,舌干绛而痿,脉虚弱等	手足蠕动或瘈疭,舌干绛而痿,脉虚弱

四、三焦病证的传变

三焦病证的传变,一般多由上焦手太阴肺卫开始,传入中焦,进而传入下焦,此为"顺传",标志着病情由浅入深,由轻到重的病理进程。若病邪从肺卫而传入心包者,称为"逆传",说明邪热炽盛,病情重笃。

在温病的发展过程中,三焦病证自上而下的传变,是一般的规律。然而,由于病邪的性质不一,感邪的轻重不同,患者的体质各异,其传变亦有其他形式。例如:有邪犯上焦,经治而愈,不传变者;有自上焦直达下焦者,亦有起病即见下焦病证者,更有两焦病证并见和病邪弥漫三焦者。因此,对三焦病证病势的判断,应综合临床资料全面、综合地分析。

第四节　经络辨证

经络辨证是以经络理论为指导,对临床病情资料进行综合分析,以判断病属何经、何脏、何腑,从而进一步确定发病原因、病变性质、发病机理的一种辨证方法。

就疾病的传变途径而言,内脏病变可以通过经络反映于体表,反之体表受邪又可以借助经络内传于脏腑,因此,经络既是气血流通的道路,又是病邪传变的途径。而且,每当脏腑发生病变时,可在相应的经络上,尤其是经气聚集的腧穴处,出现各种异常反映,如《素问·脏气法时论》说:"肝病者,两胁下痛,引少腹……肺病者,喘咳逆气,肩背痛。"临床上,可通过这些症状,推断疾病发生在何经、何脏、何腑,从而进一步确定其病变性质及发展趋势。由此可见,经络辨证是对局部症状、体征进行辨析以确定病位的重要手段,是脏腑辨证的必要补充。

经络辨证的适用范围较广,在针灸、推拿等专科诊治中尤为常用。经络辨证的内容,以十二经脉病证、奇经八脉病证和十五络脉病证为主,在此仅对其病证特点进行简要论述。

一、十二经脉病证要点

各经病证包括其循行部位及所属脏腑的病变。虽然各经脉循行部位及所联属的脏腑不同,临床表现各异,但其辨证仍有一定的规律可循。具体可归纳为以下几个共同特点。

(一)经脉病证的临床表现多与经脉循行部位有关

如外邪痹阻足太阳膀胱经,可见头、颈、背、腰、尻、腘、踹及脚部疼痛,足小指不用等;痹阻手阳明大肠经,可见上肢外侧前缘酸楚疼痛,痿痹不用,臂痛不举,大指次指不用等。

(二)脏腑病候与其经脉循行所属部位的病候常相兼出现

如手太阴肺经受病,既可见咳喘、肺胀、胸满、喉痛等肺气上逆的肺脏症状,又可见缺盆、肩背、臑臂内侧前缘疼痛等肺经所属部位经气不利的症状。

(三)一经受病可累及他经

常表现为多经,尤其是表里两经病证共见。十二经脉循环往复,阴脉属脏络腑,阳脉属腑络脏。这种经脉、脏腑的阴阳、表里等联系,是其在病理上容易相互影响的重要基础。因此,一经受邪可累及他经,表现为多经合病之象,尤其是表里两经症状伴随出现更为常见。例如:足少阳胆经有病时可见胁痛而不能转侧,善太息等足厥阴肝经之候;而足厥阴肝经病变时,不仅可兼见足少阳胆经之候,更可见呕逆、飧泄、嗌干、遗尿、癃闭等脾、胃、肺、肾等多经合病的症状。

十二经病证是经络系统病证的主体。临床辨证时,抓住以上十二经病证的共同规律及其临床特点,掌握各经脉的循行部位及其联属脏腑,便能据此推断十二经脉、五脏六腑的病机和证型,达到执简驭繁的诊断目的。

二、奇经八脉病证要点

奇经八脉具有联系和整合十二经脉,调节和平衡人体阴阳气血的作用。奇经八脉病证辨证,要紧抓各奇经循行部位的病候特点和所具有的特殊功能的异常。

(一) 督、任、冲、带四脉病证以生殖功能异常为主

督脉行身后中线,为阳脉之海,总摄一身之阳;任脉行身前中线,为阴脉之海,总承一身之阴;冲脉行任脉两侧,为十二经脉之海,总领诸经气血。三脉皆起于小腹而与肾肝、命门密切相关。带脉总束诸脉,环腰一周,与十二经脉及督、任、冲脉交互沟通,共同调气血、主生殖。因此,督、任、冲、带四脉的病证多与人体的先、后天精气有关,常表现为生殖功能障碍及阴阳气血失调等,如妇女月经不调、流产、滑胎、不孕、赤白带下,男子阳痿、遗精、早泄、不育等症。

(二) 阴跷脉、阳跷脉病证以肢体运动障碍为主

"跷"者,捷也,含提足敏捷和健步行走之意。阴跷脉从下肢内侧上行于头面,阳跷脉从下肢外侧上行于头面,交通一身之阴阳,调节肢体运动。故其病多见中风偏瘫、风湿痹痛、腰背强直、手足麻木等症。

(三) 阴维脉、阳维脉病证以疼痛、寒热为主

阴维脉起于诸阴交,上行腹、胸部,与足太阴经相合,以维系诸阴经,故阴维病为里证,多见心、胸、胃、前阴疼痛等;阳维脉起于诸阳会,经胁肋上肩,与督脉会合于风府,以维系诸阳经,故阳维病主表证,多见寒热、腰痛等。

三、十五络脉病证要点

十五络脉是指十二络脉和任、督二络,加上脾之大络,总共十五条,是所有络脉的主体,通常称十五大络。具有渗灌血气,沟通阴阳,濡养周身的作用。

十五络脉的病证与其循行及分布特点相关,具有以下三个要点:

(一) 大络病证的表现与本经病证基本相同

大络具有沿经的分布性,络自经别出后多沿本经分布,或内达于脏腑组织,或外布于皮毛肌腠,络与经气相通。如手厥阴之络(内关),沿手厥阴经本经上系心包,联络于心系,其病实证为心痛,虚证为烦心,与其本经病候基本一致。

(二) 大络病证常兼表里两经的病证

大络的分布具有沟通表里的特点,阴经的络脉走向与它相表里的阳经,阳经的络脉走向与它相表里的阴经,进一步增强了表里经的联系。正因为如此,大络的病证常兼有表里两经的病候。例如:足阳明胃经之络(丰隆),既表现为消谷善饥、腹胀痛、呕吐、喉痹等足阳明经的病证,又可见面浮、肢肿、身重等足太阴经的病证,还可见脾不统血的崩漏、月经不调等病证。

(三) 大络的色形等局部变化能反映经脉、脏腑的病变

大络内通脏腑,外络体表,经脉、脏腑气血的病变可导致络脉中气血发生变化,而由络脉的色形反映出来。因此,诊察络脉的色形能测知相关经脉、脏腑的病变。例如:以络色辨寒热,色青白主寒,色黄赤主热;以络形辨虚实,络脉长而隆起者多主邪气实,短而陷下者多主正气虚。

(陈云志　王雪梅　薛飞飞)

复习思考题

1. 太阳伤寒证的辨证要点和病机是什么?
2. 简述六经病变循经传的次序。
3. 卫分证、气分证、营分证、血分证的含义是什么? 各证的辨证要点是什么?
4. 简述上焦病证的概念及临床表现。
5. 简述十五络脉病证的辨证要点。

扫一扫
测一测

09章
微课视频

下篇

综合运用

❖❖❖ 第十章 ❖❖❖

诊 断 思 路

✎ 学习目标

1. 掌握中医诊断思维的临床应用。
2. 熟悉中医证候和疾病诊断思路、辨证和辨病相结合的临床意义。
3. 了解中医诊断的基本思维方法。

第一节　病情资料的综合处理

四诊所收集的各种病情资料,为辨证辨病做准备,是中医诊断的初级阶段。由于病情资料是识别病证的原始依据,为使诊断结论准确而可靠,对病情资料的综合处理应注意以下五个方面。

一、判断病情资料的完整性和系统性

患者的症状和体征有表有里,有全身亦有局部,有单一亦有复合;其他临床信息亦多种多样,涉及诸多方面。因此,收集病情资料应力求完整而系统。忽视病情资料的完整性,甚至有所遗漏或过于简单,可能会导致误诊、漏诊;忽视病情资料的系统性,杂乱无章,主次不分,则难以作出准确判断。故在处理临床资料时,要求从四诊合参的原则出发,不能只凭一个症状或体征便仓促作出诊断,也不能片面强调或夸大某种诊法的作用,而必须对患者进行全面而系统的检查,发挥医者的主导作用,将各种诊法综合运用,多层次、多角度、多方面收集病情资料。如问诊时,应以患者的主诉为中心,尽量涵盖"十问"的内容,以免遗漏,女性之经、带、胎、产及小儿之出生情况、发育史及预防接种史等也应详细询问。

病情资料的完整性和系统性,还反映在人与自然、社会的关系等方面。应考虑四时气候、地域水土、生活环境、职业性质、工作条件、生活习惯、性格爱好、精神情志、体质强弱等对病情的影响。诚如《素问·疏五过论》《素问·征四失论》所告诫的,医生不注意对患者作全面的了解,尤其是不知道患者所处的社会环境和心理状态等,将会造成诊治的失误。因此,在病情资料的收集上,不仅要重视症状和体征,还要发掘疾病深层次的社会、心理因素,按整体观、动态观要求,做到察形与神、察人体与环境的统一。

二、评价病情资料的准确性和客观性

各种疾病的病因错综复杂,临床表现多种多样,加之患者主观因素的影响,难免造成有些病情资料不够准确和客观,从而妨碍正确地诊断和治疗。为了使病情资料真实可靠,必须

认真应用每一种诊法,那种"按寸不及尺,握手不及足"的不认真态度,早已被批评;同时,应防止主观性和片面性,避免先入为主、主观臆测或暗示的方法,如问诊时不应只"问其所需"或"录其所需",否则不仅影响病情资料的完整性,也损害到病情资料的客观性。对有诊断或鉴别诊断意义的病情资料尤其应当明确并予以分级量化,如对"少气""气短"等症状的记述不能含糊其词,似是而非。必须采取实事求是的态度,对关键的病情资料应反复核实和动态观察,并借助现代医学的各种实验室检查、仪器检测等手段,以证实病情资料的可靠性。

当然,病情资料的准确和客观与否,还涉及患者是否能如实地、准确地反映病情。患者由于受年龄、文化程度、表达能力、神志状况等因素的影响,而表达不准确、欠全面,甚至有隐讳、夸大等情况时,医生应及时发现,设法加以修正,以保证病情资料的准确可靠。

三、分析病情资料的一致性程度

在多数情况下,各种病情资料与其所揭示的临床意义,即所主病证是一致的,也即所患病证和所表现的症状和体征一般是一致的,可用统一的病机加以解释,称为"舌脉相应""脉症相应"等。如患者纳少腹胀,或腹痛绵绵,喜温喜按,或畏寒肢冷,少气懒言,神疲乏力,面白不华或虚浮,或口淡不渴,大便稀溏,或见肢体浮肿,小便短少,或见带下量多而清稀色白,舌质淡胖或有齿痕,苔白滑,脉沉迟无力等,均为脾阳虚证,或中焦虚寒证。这种病情资料单纯、明显,说明疾病不甚复杂,医生认识其本质比较容易。

但是,临床上也存在病情资料不完全一致,其所反映的临床意义不相同,甚至存在着矛盾的情况,即所谓"舌脉不符""脉症不相应"等,它反映了疾病的复杂性和疾病发展过程中的特殊性。如八纲辨证中的寒热真假、虚实真假,即所谓真热假寒证之"热深者厥亦深",或真寒假热证之"虚阳浮越"以及"至虚有盛候""大实有羸状"等。此时,医者应核实所收集的病情资料,全面分析病机,辨明主次,排除假象,从而抓住疾病的本质。

病情资料之所以出现不一致,可有多方面的原因。一是病情本来复杂,有多种病机存在,如寒热错杂、虚实错杂等;二是病情不断地动态变化,如表里出入、标本转化,有些症状、体征已发生了变化,而有些则仍停留在原有状态;三是可能受到治疗因素的影响,如热性患者因大量输液而小便已不短黄,或消渴患者服降糖药后症状变得不典型等,需仔细分析,方可抓住病机之关键。

关于病情资料所出现的不一致性,古人有"舍症从脉""舍脉从症"等说法。但对于这种"舍"与"从",应具体加以分析,切不可简单地舍弃某些病情资料,即使是相互矛盾的病情资料。因为任何病情资料均有其自身的临床价值,均可从不同侧面反映病证的本质。如在真热假寒证中,所谓"假寒"的程度恰恰反映出"真热"的程度,即"热深厥亦深"。因此,当病情资料不一致时,要求医者善于透过纷纭复杂的疾病现象,去识别疾病的本质。

四、辨别病情资料的主次

所谓主症,是患者所有病情资料中的主要症状或体征,它一般由医者从患者的主诉中加以分析确定。而所谓主诉,是患者就诊时最感痛苦或要求医生最先解除的症状和体征及其持续时间。确定主症,要求重点突出、高度概括、简明扼要。

主症,多是患者的主诉或主诉的一部分,也是其前来就诊的主要原因。任何病证都有包括主症在内的基本临床表现,这是辨病辨证的主要依据。所以在诊断过程中,应及早确定主症,并围绕它收集资料,从而避免漫无目的地罗列症状。确定了主症,才能系统条理、重点突出、主次分明。中医各科疾病名中,有许多是以症状命名的,如咳嗽、头痛、心悸、失眠等,它们既是病名,又是确定该病名的主症。

对于主症,尤其应注意了解、辨别其发生的部位、性质、程度、持续时间、缓解或加重因素等。以头痛为例,就其部位而言应辨明头痛连项、两侧、前额还是颠顶部,就其性质而言应辨明头痛是刺痛、胀痛、隐痛或重痛。在复杂疾病中,主症可能是一个,也可能是几个。次症是与主症密切相关的伴随症,其反映的病机与主症相同;而兼症则是与主症反映的病机不同的伴随症。

次症和兼证作为辨证相对次要的病情资料,对主症分别起着辅助、旁证、补充乃至反证等作用。在疾病发展过程中,主、次、兼症可能发生变化,这尤其可能发生在证候兼夹、转化的时候。

例如:某女,35 岁。8 天前起两胁疼痛,右侧较剧。刻下寒热往来,两目发黄,胁肋疼痛,胸闷恶心,食欲不振,口苦尿赤,大便干结,前额胀痛,右臂酸痛麻木,舌尖边红,苔白腻,中根色黄,脉濡数。

上述病情资料中,主症为胁肋疼痛,右胁较剧,寒热往来;次症为食欲不振,胸闷恶心,两目发黄,口苦尿赤,大便干结,舌尖边红,苔白腻,中根色黄,脉濡数;兼症为前额胀,右臂酸痛麻木。诊断病名为胁痛,证名为肝胆湿热证。

在确定主症时,不同系统的疾病有不同的重点,如肺系疾病以咳、喘、痰为主,心系疾病以心悸、心痛、失眠为主等。若从病情的轻重缓急出发,一般又以急者、重者为主症,缓者、轻者为次症。

五、分析病情资料的属性

对病情资料属性的分析,是要求对患者的自觉症状、临床体征、发病过程、诊治经过以及生化、仪器检查的异常结果等进行辨别、分析、判断、分类,为辨别病证提供方向和依据。

(一)病情资料属性的分类

对病情资料属性的划分,是根据它们在辨病辨证中的作用、意义和性质而确定的。一般可划分为必要性资料、充要性资料、偶见性资料和否定性资料。

1. 必要性资料　指这种资料是某种疾病或证候必然见到的,缺少了就不能诊断为这种病或证。所谓必要性资料有两种情况。一种是病证的主症,在诊断该病证时必不可少,但不是特异性依据,因为它还可以见于其他病证。如咳嗽是咳嗽病的主症,它为咳嗽病的必要性资料,无它则不能诊断为咳嗽病;但是也不能仅凭咳嗽就能诊断为咳嗽病,因为咳嗽还可见于哮喘、肺痨等病中。又如热郁胸膈证必见烦躁,没有烦躁不能诊断为该证;但烦躁还可见于心阴虚证、肝火炽盛证及其他证候之中。另一种是病证的特异性症状,仅为该病证所独有,如口吐涎沫并发出羊叫声,为痫病所特有。

因此,必要性资料并不是排他性资料,即某症为某病或某证的诊断所必有,但不等于此症只见于此病或此证。

2. 充要性资料　这种资料仅见于该种疾病或证候,而不见于其他病证,但该种病证并不一定都能见到这种症状。因此,只要出现这种资料,即可诊断为该种病证;若没有这种资料,也不能除外该病证的可能性。如大便排出蛔虫,只见于蛔虫病,而不见于其他疾病,故只要见到便蛔,便可诊断为蛔虫病;但是没有便蛔也不能排除患蛔虫病的可能性。又如只要见盗汗便可诊断为阴虚证,但是没有盗汗也不能排除阴虚证的可能,因为还可凭骨蒸潮热、五心烦热、舌红少苔、脉象细数等诊断为阴虚证。

有些充要性资料主要是一些非特异性资料的有机组合,然而对该病证的诊断却有高度的特异性。如阳明经证的大热、大汗出、大烦渴、脉洪大等"四大症",就每一症单独而言,对阳明经证的诊断无特异性;但将其组合在一起则可确立本证的诊断,从而具有特异性。

3. 偶见性资料　是指这些资料在病证中的出现率较低,或可出现,或可不出现,随个体差异而定。一般认为,偶见性资料的诊断价值不大。如《伤寒论》第 96 条载:"伤寒五六日,中风,往来寒热,胸胁苦满,嘿嘿不欲饮食,心烦喜呕。或胸中烦而不呕,或渴,或腹中痛,或胁下痞硬,或心下悸、小便不利,或不渴、身有微热,或咳者,小柴胡汤主之。"可见诊断少阳病小柴胡汤证的主要病情资料为"往来寒热、胸胁苦满、嘿嘿不欲饮食、心烦喜呕",而自"或胸中烦而不呕"以后,皆为或然症,也即偶见性资料。但是,有些偶见性资料可提示病证的转化,不可忽视。如对于胃脘痛来说,便血为偶见性资料,但若有便血则提示胃络损伤;又如经常干咳少痰,虽偶见痰中带血,也应怀疑肺癌的可能性。

4. 否定性资料　是指某些症状或某些阴性资料,对于某些病或证的诊断具有否定意义,亦即指某一病或证在任何情况下都不可能出现的症状,如果出现,就能否定该种病证。因此,否定性资料对于病证的鉴别诊断有一定的意义。若能把握住相关病证的否定性资料,则往往使诊断变得果断迅速。如子肿病只见于妊娠期妇女,如果浮肿患者不是妊娠妇女,则可否定子肿病;又如肝风内动证有肝阳化风、热极生风、血虚生风和阴虚动风等,若患者"动风"时并无高热症状,则可否定热极生风的可能。

总之,必要性资料和充要性资料是诊断病证的主要依据;偶见性资料提示诊断的可能性,但难以确定诊断;否定性资料则能为鉴别诊断提供依据。因此,在病情资料中,不仅要有揭示病证的阳性症状或体征,而且要有鉴别病证的阴性症状或体征。

(二) 病情资料属性的变化

病情资料的属性不是一成不变的,随着疾病的不同阶段而变化。如肺痈病溃脓期症见咳吐大量脓血腥臭痰,是必要性资料;而它对于肺痈病初期、成痈期则是否定性资料。又如消瘦可见于许多病证,一般为非特异性,但若身体急剧消瘦而无其他原因时,便应考虑有恶性肿瘤的可能,这时消瘦已不再是非特异资料。再如《伤寒论》第 120 条载:"太阳病,当恶寒发热,今汗自出,反不恶寒发热,关上脉细者……此为小逆。"恶寒发热为太阳病表证的必要性资料,现在患者不恶寒,亦不发热,为否定性资料,说明太阳病表证已去,病情起了质的变化。

第二节　证候诊断思路

所谓辨证,是在中医理论和辨证纲领的指导下,运用正确的思维,对从四诊获得的病情资料进行辨别、分析、综合、推理活动,求得证名结论。因此,研究证候诊断的思维法则和要求,以正确的方法和步骤进行辨证,是提高临床证候诊断水平的重要途径。

一、辨证的思维法则

辨证的思维法则是辨证时必须遵循的思维规律,只有遵循这些规律才能准确辨证,概括起来有以下六条。

(一) 以主症为中心进行辨证

在四诊过程中,以主症为中心收集病情资料,可使病情资料条理清晰、重点突出、主次分明。到了辨证阶段,仍应抓主症并以主症为中心进行。若不能辨清主症、次症、兼症,势必将辨证引入歧途。如见患者咳嗽、痰稀色白、恶寒发热、头身疼痛、无汗、苔薄白、脉浮紧等,若确定主症是咳嗽、痰稀色白时,应辨为风寒束肺证;若主症是恶寒发热、无汗时,则应辨为风寒表实证。

抓住主诉,开展有序的望、闻、问、切四诊收集病情资料,坚持和运用司外揣内、知常达变、四诊合参等原则和方法,依靠中医学基本理论,询问病史、探讨病因、落实病位、阐明病机、分清病性、详悉病势、确定证名、依证立法、按法制方、验证疗效,并适当结合现代医学视、触、叩、听的诊断方法与新技术条件下的生化及仪器检查,应该可以基本准确地对患者进行证候诊断。

通过对主症的辨析,可以初步确定病位和病性。例如:患者咳喘、心悸并见,如咳喘为主症,主要病位在肺;心悸为主症,则主要病位在心。又如同为咳嗽,若以咳而呕吐痰涎、脘痞食少为主症,则病位在脾肺,病性为肺脾气虚,痰湿内阻之虚实夹杂证;若以咳而腰脊酸痛、小便失禁为主症,则病位在肺肾,病性为肺肾气虚之虚证。

主症虽是当前辨证的最重要线索和依据,但对于证候的正确诊断,需要对主症与其他伴随症状进行综合分析才能完成。因为所有的症状、体征都从不同的侧面反映出证的本质属性,若仅辨析少数病候,哪怕是主症,也难以完全反映其病机;而且主、次、兼症的划分是相对的,是相互比较而存在的,尤其辨证之初,在未全面辨析所有病候之时,何为主症尚无定论,"以主症为中心辨证"自然也无法进行。所以,只有将收集到的所有症状、体征结合在一起分析、综合,才能完整地揭示证的本质。如咳嗽而痰稀色白可为风寒束肺证、寒饮阻肺证、心肺气虚证等的主症,若结合恶寒发热、头身疼痛等症分析,应辨为风寒束肺证;若结合哮喘苔滑、形寒肢冷等症分析,应辨为寒饮阻肺证;若结合胸闷心悸、气短乏力等症分析,则应辨为心肺气虚证。

辨证时,次症、兼症的价值不容忽视。这不仅由于它们对主症起着辅助、证实、补充等作用,而且在特定条件下还可对辨证起到关键作用。例如:在寒热、虚实错杂或真假证候中,少数或个别症状与多数症状病性相反时,往往决定着整个证的诊断结论。此外,舌象、脉象是中医临床重要的体征,虽一般情况下并不作为主症,但对于中医判断病机、识别证候,发挥着不可替代的重要作用。例如:当代名中医刘渡舟教授曾治一未婚女青年,患月经淋漓不止已有数月,面色萎黄、疲乏无力;问其睡眠为心烦难寐,偶尔得睡又乱梦纷纭,反增疲倦;切其六脉皆滑数,察其舌红而舌尖尤甚。从病情分析,患者主诉月经淋漓不止数月,当然应视为主症;索其前服之方,俱属温补涩血之品。刘教授抓住"心烦难寐"这一症状及舌尖红脉滑数的体征,按《伤寒论》第303条"少阴病,得之二三日以上,心中烦,不得卧,黄连阿胶汤主之"的经旨,诊断患者月经淋漓不止乃心火迫血而不归经所致,投黄连阿胶汤5剂而经血止。

(二)力求一证概括全部表现

临证时,对患者的临床表现应力求以一种证候来概括。也即对所有临床表现力求以同一病机进行解释。如果概括的证候过多,势必难以抓住重点,以致治疗缺乏针对性,给立法处方带来困难。

由于病情的复杂性及脏腑的相关性,两种及两种以上证候的复合、兼夹是不可避免的。因此,若出现难以用单一证候来统一临床表现时,可以考虑复合证、兼夹证的存在,如肝胃不和证、心脾两虚证、肝火犯肺证等。对于多种证候并存的诊断,要求能分清并体现各证之间的主次、因果、并列等具体关系。

(三)首先考虑常见证与多发证

常见证和多发证在临床上出现的概率最高,因此,辨证时应首先考虑常见证与多发证,这种直接的思维方法可删繁就简,减少辨证过程中的非必要环节。但是疑难杂证、危急重证等,则应考虑少发证与罕见证。例如:怪病从痰、瘀证论治;按常见证久治不愈的患者,尤应考虑到罕见证之可能性。本教材各辨证方法中所列诸证,如脾气虚证、血虚证、太阳中风证、卫分证等均为常见证和多发证。

新的病种不断出现,而现行教材中所列常见证有限,加之临床病情复杂,多不典型,因而教材所列证候往往与临床所见不能"对号入座"。这就要求医生能根据临床实际,灵活而简明地概括出具体证名,而不能受教材证候的拘泥。当然,对于非常见、非典型证候的命名,也应力求规范,而不应滥造。

(四) 在辨证过程中修正完善

临床辨证,有一个由表及里、从现象到本质、从感性到理性的认识过程。因此,诊断初期或首次认定的证名诊断,其正确与否还有待于验证,需要在诊疗过程中不断予以修正和完善。之所以如此,从主观看,医生的学识有限,对疾病的认识必须经历一个不断加深的过程;从客观看,疾病的暴露也有一个由少到多、由片面到全面的过程,而且患者的病情总是处于不断变化之中。例如:一位咳嗽患者,初起由外邪犯肺所致,病变以肺为中心,病机为外邪壅肺,肺气不利;若病久不愈、反复发作或治疗失误,病变渐累及心、肾等脏,病机亦可由实转虚或虚实夹杂。

由于病情变化,特别是主症变化,要求证名诊断也应随之而变化,故辨证是一个动态过程,需要不断予以修正和完善。

(五) 辨证的逻辑思维方法

辨证过程中,既有分析、判断、推理的一般逻辑思维方法的运用,也有辨常见证、疑似证、危急重证的特定思维方法。诊与断交替进行,感性认识与理性认识之间循环上升,逐渐达到对病机的正确判断。

在对病情资料分析的基础上,辨证的常用逻辑思维方法有类比法、归纳法、演绎法、反证法等。

1. 类比法　将患者临床表现和已知某一证候进行比较,若两者的主要特征相吻合,此证的诊断即可成立。如患者表现发热恶风、汗出、脉浮缓等,这与《伤寒论》所载"太阳病,发热汗出,恶风,脉缓者,名为中风"之说相符,因而便可以诊断为太阳中风证。可见,掌握各种证候的临床表现和辨证要点,是采用类比法的先决条件。类比法,这种直接的思维具有迅速、简捷的特点,它不需要作更大范围内的思考,而凭借直接印象作出诊断。当然患者的典型表现和该证候吻合愈多,其诊断的准确率就愈高。

2. 归纳法　是将必要性资料和充要性资料加以归类、综合,从而得出辨证结论的思维方法。它是在对病情资料属性进行分析的基础上进行的。每个症状都从不同侧面反映了证的属性,归纳全部或大多数症状的属性,进而加以综合分析,即可得出证候诊断。例如:一患者下肢水肿、尿少、舌体胖大苔滑,为水液内停;若病程长,伴有疲乏无力、畏寒、肢冷、苔白、脉弱,为阳虚之征;若兼有纳呆、腹胀、便溏,为病位在脾;若又有腰膝酸软、性欲减退、夜尿清长,为肾阳虚。将以上归类的病情资料进行分析,该病涉及水、脾、肾、阳虚等辨证要素,将这些要素综合起来,便可诊断为脾肾阳虚证。

3. 演绎法　是根据认识论对事物本质的认识由浅入深、从粗到精的原理,对病情进行层层深入的辨证分析方法。通常是从脏腑、气血、经络等功能的一般性前提出发,结合病情资料,分析其病因、病性、病位等,从而确立证的诊断。演绎法需要运用各种辨证的基本方法、技能,并按具体步骤逐级进行,一般应辨出证之因、性、位等。如一患者为新病,并有感受外邪的病史,为外感病范畴;发热明显,已不恶寒,并有口渴、舌红、脉数,为表邪入里的里热证;主要表现为咳嗽明显、气喘、咯黄黏痰,则病位在肺,由以上辨证过程,便可诊断为痰热壅肺证。又如,辨证从内伤久病→虚证→气虚证→心气虚证逐步深入具体,亦是演绎法。另外,根据脏腑、气血等的生理功能而推导其病理变化,判断为"久痛入络""久病及肾"等,也可视为演绎法的具体应用。

4. **反证法** 又称为"否定法",是指对疑似证难以从正面进行鉴别时,可从反面寻找不属于某证的依据,通过否定而达到确定诊断的目的。如《伤寒论》第61条载:"下之后,复发汗,昼日烦躁不得眠,夜而安静,不呕,不渴,无表证,脉沉微,身无大热者,干姜附子汤主之。"六经皆有"烦躁",此究竟是何证呢?仲景用"无表证"否定其为太阳病证,用"不呕"否定其为少阳病证,用"不渴"否定其为阳明病证;于是病证范围缩小至三阴,结合"脉沉微,身无大热",便可确认其为少阴阳虚证,而用干姜附子汤治疗。

5. **其他方法** 辨证思维尚有一些其他的方法,如所谓"预测法",是根据疾病发生发展的一般规律或证候之间的相互联系,判断或预测新的病情或证候。如患者本为肝阳上亢证,可预测其进一步发展为肝阳化风证。此外,结合患者体质,前人有"从阳化热""从阴化寒""瘦人多火""肥人多痰"等论述,均可视之为预测法。临床上还可通过治疗而肯定或否定某证,这种以方测证的方法,称为"试探法",或称"试治法"。如患者便秘数日,可用小承气汤试下之,药后若转矢气者为燥结腑实证,若便溏者则为脾气虚证。

以上几种辨证的逻辑思维方法,彼此联系,一般适宜于对常见证与多发证的诊断,但这种诊断只不过是一种推测,尚待实践验证。因此,在辨证过程中,应发挥主动的积极性思维,克服惰性思维,在诊治过程中进一步修正、完善先前的辨证结论,以避免诊断僵化或停滞不前。对于一些疑难证、疑似证、危重证的诊断,还应运用特殊的逻辑思维方法,如对疑难杂证,可用经验再现、线索追溯、病因穷举以及试验性治疗等。成就卓著的中医之所以对疑难杂证辨证准确且疗效好,无不与其掌握了熟练的逻辑思维技巧和丰富的辨证论治经验有关,故继承、发扬名老中医的这些特长和经验,并在临床中反复实践和运用,将有助于辨证水平的提高和思路的拓宽。对疑似证的诊断与鉴别,关键在于应有求异的思维,因疑似证之间的临床表现相似,但部分症状及病机则不相同,因此要特别注意运用同中求异的思维方法。对危急重证的诊断,应有准确、果断、迅速的思维,并注意诊治并举,急救为先。

在长期的医疗实践中,中医理论不断发展,对辨证的认识也不断深入,逐渐创立出行之有效的多种辨证方法,包括八纲辨证、病因辨证、气血津液辨证、脏腑辨证、六经辨证、卫气营血辨证、三焦辨证和经络辨证等。以上八种中医常用的辨证方法各有其特点与应用范围,相互补充而不能相互取代,形成了辨证体系的纵横交叉的网络,故要求临证时将这些辨证方法灵活地综合运用。

八纲辨证是各种辨证的基本纲领,阴阳、表里、寒热、虚实,可以反映证的总体性质和部位,其他辨证方法均是它的具体化。脏腑辨证、气血津液辨证、经络辨证是主要适用于内伤杂病的辨证体系,但以脏腑辨证为中心,因为脏腑辨证是以脏腑理论为基础,尤其是五脏在人体的生理功能和病理变化中居于核心地位,因此脏腑证候可以综合反映人体多方面的病变,其他辨证方法所涉及的证候也大多要落实在脏腑病机上,所以脏腑辨证是中医辨证体系的主体。若患者气血津液病证的表现突出,则结合应用气血津液辨证;若经络循行部位的症状比较明显,则与经络辨证相结合。

六经辨证、卫气营血辨证和三焦辨证,可以反映不同阶段、不同层次的外感病病机的演变。六经辨证开创了外感热病辨证论治的先河,主要适用于伤寒,强调寒邪致病的临床特点和病变规律;卫气营血辨证弥补了六经辨证的不足,强调温热与湿热之邪侵犯人体后不同层次和不同阶段的病机和证候特点,适用于温病;三焦辨证则是在卫气营血辨证的基础上,提出了自上而下的温病传变规律,尤详于湿热温病。而病因辨证则以辨别六淫、疫疠、七情、饮食、劳倦等不同的病因病邪为目的,无论内伤与外感病证,均需要结合病因辨证以探求病因。

证素辨证,首次提出以"证素"为核心的辨证新体系,是综合了上述多种辨证方法的共性,抓住病位和病性证素,并作出证名诊断的一种辨证方法,有执简驭繁的作用。

灵活地运用各种辨证方法,要求辨证时,根据每个患者的具体病情及特点选择最适宜的辨证方法进行辨证。中医学的生命力在于如何提高临床疗效,而提高疗效的关键是辨证的准确无误。因此,正确地选用、灵活地运用上述八种辨证方法,具有重要的临床意义。

(六)辨证的具体要求

辨证是论治的前提,辨证的结论必须准确地揭示疾病现阶段的本质。为此,具体应做到如下四方面。

1. 掌握辨证要点,鉴别证间差异　所谓辨证要点是对某一证候临床表现的重点和特殊性的高度概括,可对辨证起到提纲挈领、执简驭繁的作用。因此,掌握证的辨证要点,有利于该证的诊断和鉴别诊断,从而提高辨证的准确性。气虚证以全身功能活动低下的表现,如气短懒言、声低息弱、神疲乏力等为辨证要点;血虚证以体表肌肤黏膜组织呈现淡白及眩晕心悸为辨证要点。对于辨证要点不可僵化看待,因其运用主要适宜于典型证候的诊断与鉴别,而对于复杂证候则应综合多方面的病机要素,切忌以偏概全。

2. 分清证的主次,注意证间转化　在复合证候等复杂病情中,应辨明其中居主导地位的证候,即为主要证候;也可从病因病机角度进行比较,最能反映病理本质,且对病情发展起决定性作用的证候,即为主要证候。辨主要证候仍要以主症为中心,通过辨析主症及其相关症状而确定。例如:一患者证候比较复杂,先有胁肋胀痛、头晕目胀、情绪不宁等肝郁气滞证表现,继有纳呆、腹满、便溏等脾气虚证表现,且每因情志不舒时而诱发或加重。若按发病先后及病情主次分析,应确定肝气郁结为主要证候,而脾气虚证则为次要证候或兼夹证。

又如《伤寒论》小青龙汤证,主治风寒客表、水饮内停之恶寒发热、无汗、喘咳、痰多而稀、不得平卧,或身体疼重、头面四肢浮肿,舌苔白滑、脉浮者。该证的主要证候为风寒表实证,次证或兼证为水饮停肺证。

主要证候在疾病过程中并非一成不变,在一定条件下,诸如体质、药物治疗、情志、饮食、调护等因素影响下,可以转化。如一胃脘痛者,病情急性期症见胃脘灼痛、吞酸嘈杂、烦躁易怒、舌红苔薄黄、脉弦等,初诊为肝胃不和证;经过疏肝和胃药物治疗及饮食调护后,患者胃脘灼痛、吞酸嘈杂二症消失,却出现纳食不馨、腹胀便溏、倦怠肢软,脉象由弦转细,此为脾气虚证。此时,主要证候已由实转虚。一般而言,疾病的主症变,则主证也随之相应变化。

3. 详审证间标本,区分先后因果　辨证间标本,区分证候之间的因果关系,是辨证的重要内容之一。所谓本,是指原发病证,为主要矛盾或矛盾的主要方面;所谓标,是指继发病证,为次要矛盾或矛盾的次要方面。一切复杂的病证,总不离乎标与本,区分两个证候之间的因果先后关系,就可以辨出标本,从而抓住病变的主要矛盾或矛盾的主要方面,进而以标本缓急的原则确定治疗。如脾肾阳虚证,若因肾阳虚衰不能温养脾阳,致脾肾阳气俱伤,则原发证肾阳虚证为本,继发脾阳虚证为标,治疗的重点应放在温补肾阳。

4. 辨明寒热虚实,识别证候真假　在辨证过程中,典型的证候较易识别,不典型的证候,尤其是证候中有些症状互相矛盾,甚至出现假象,辨证就比较困难。最常见的是寒热、虚实真假,即所谓"真寒假热""真热假寒""大实有羸状""至虚有盛候";还有危急重证,濒死的患者可出现假神,即"回光返照"等。因此,应注意现象与本质的关系,要辨清孰真孰假,不为假象所迷惑。辨真假,首先要注意其出现的时机性,因为假象易出现在"极"的关键之时,如寒极、热极时分别出现似热、似寒的假象,大实、至虚时分别出现羸状、盛候等。其次,应从四诊合参中,找出关键性指征,如古人多以脉象为凭识别虚实真假,诚如张介宾所说:"虚实之要,莫逃乎脉。如脉之真有力、真有神者,方是真实证;似有力、似有神者,便是假实证。"

二、辨证的具体要求和目标

辨证的目的是寻找疾病发生发展某一阶段的病因、病性、病位等病理要素,并进而归纳病机,确定证名。所以辨证就要在分别探求病因、分清病性、落实病位等的基础上,最终作出证名诊断。

(一)辨病因

辨病因就是探求病证发生的根本原因,是辨证的重要内容。任何病证都可寻求到其发病的原因,一般可通过问诊,直接询问发病时的内外致病因素,如湿痹多因久居湿地、淋雨涉水所致,泄泻多因饮食不洁、过食生冷所致,肝气郁结多因情志不畅、肝失疏泄所致等。但有些病因不能直接获得,更重要的是通过审症求因,即从对病情资料的分析来探求病证之因。如外感病,病因是风寒或是风热,只有对临床表现进行分析后才可以确定;又如气滞、瘀血、食积、痰饮等病理产物作为继发性病因,也是通过审症而求得的。

(二)辨病位

辨病位就是确定病证发生在人体的部位。病因作用于人体而发病时,一般总是有一定的病变部位,如脏腑、经络、五官九窍、四肢百骸以及气血津液等都可能成为病位。病位并不等同于个别症状发生的部位,而是运用中医整体观和脏腑经络理论,分析综合了一切临床资料后作出的疾病的整体定位。病位不仅要落实在脏腑等具体部位上,而且应该结合其具体病理变化来探求病位之所在,如心气虚证、脾阳虚证等,其中心气、脾阳均可理解为病位。另外,病证传变的层次也可视作病位,如表与里是病位,卫、气、营、血也是病位。辨病位在辨证中具在重要意义,因为病位与病邪、病性、病势等密切相关。常用的定病位方法有如下四种。

1. 表里定位法　是病证横向传变的定位方法,在外感病证中运用广泛。六经病证中,太阳主表,少阳为半表半里,阳明和三阴主里;而卫气营血病证,病位由表入里按顺序排列。

2. 上下定位法　是病证纵向传变的定位方法,多在六淫邪气致病和温病中运用。如风邪侵上,湿邪伤下;湿热温病有上、中、下三焦部位的划分。

3. 气血定位法　是辨别病证在气、在血的定位方法,通常运用于杂病辨证。一般新病在气,久病及血;温病轻浅者邪在卫分、气分,病情深重者则邪已入营血。

4. 脏腑定位法　是辨别病证在不同脏腑的定位方法,适用于一切疾病。此定位法涉及的范围较广,可结合脏腑与病因方面的关系定位,如风伤肝、火伤心、湿伤脾、燥伤肺、寒伤肾等;可结合脏腑与季节相应的关系定位,如春病在肝、夏病在心、长夏病在脾、秋病在肺、冬病在肾等。结合脏腑所属经络循行路线定位,如肝之经脉绕阴器、抵少腹、布胁肋等,因此上述部位的病证可定位在肝;可结合五脏与五体、五志、五液等的关系定位,如肝开窍于目、在体为筋、其华在爪、在志为怒、在液为泪,故以上诸方面的病证可定位在肝;可结合脏腑与体表局部的对应关系定位,如寸、关、尺脉分候脏腑等;亦可结合脏腑各自生理特点和临床病理表现定位,如肺主气司呼吸,以宣降为顺,因此见咳、痰、喘等可定位在肺。

(三)辨病性

辨病性就是分清病证的基本性质。病证的发生,根本在于邪正斗争引起的阴阳失调,故病性总体表现为阴阳的偏盛偏衰和邪正的力量对比,具体体现在寒、热、虚、实四种属性上。所以寒、热、虚、实是最基本的病性。

1. 寒热定性　有从病因的寒热定性者,如过食生冷多为寒证,感受暑热多为热证;但主要应根据临床表现定性,如寒证以冷、凉表现为特点,热证以温、热表现为特点。一般证的寒热属性,在外感病中,常可揭示邪气的性质;在内伤杂病证中,则常揭示体内阴阳盛衰的变化,如阳盛则热、阴盛则寒,阳虚则寒、阴虚则热等。应注意在某些情况下,病性与病因不一致,如阳盛体质之人,感受寒邪可从阳化热而表现为热证;也应注意在内伤杂病中,某些证并无明显的偏寒或偏热的属性,如脾气下陷证、肾精不足证等。

2. 虚实定性 从病因定性,邪气盛则实,故六淫、痰饮、食积、瘀血等病邪侵入或内停体内所致病证可定性为实;精气夺则虚,故先天不足、后天失养、久病重病、房劳过度等所致病证多定性为虚。从病程特点定性,新病多实,久病多虚。从体质特点定性,素体强壮者多实,素体虚弱者多虚。从临床表现特点定性,凡人体处于虚弱、衰退、不足状态,抗病能力低下者,可定性为虚;凡人体处于亢盛、兴奋、有余状态,邪正交争剧烈者,可定性为实。

对病证属性的定性,除寒与热、虚与实两端外,同样要注意它们之间的错杂与真假。

(四) 辨病势

辨病势就是辨别病情的轻重、缓急的程度,预测病证发展、演变的趋势。病势主要决定于患者正气和病邪在体内斗争的力量对比及其激烈程度。具体而言,是对患者体质、病邪性质及受邪轻重、病位浅深、治疗及调养等因素综合考虑和估量的结论。例如:一般表证病轻,里证病重;新病多急,久病多缓;外感病证病势急,内伤杂病病势缓;感受火热之邪病势多急,感受寒湿之邪病势多缓;体质强而感邪重者病势急,体质弱而感邪轻者病势缓;体质强或感邪轻者病较轻,体质弱或感邪重者病较重;感邪轻浅者预后较好,感邪深重者预后较差;正气胜邪者病向愈,病邪胜正者病恶化;治疗调养得当者病愈,反之则病当加重或内传。然而,目前对病势的判断仍较粗略和模糊,有待于量化和规范。

(五) 辨病机

辨病机就是阐明病证发生发展变化的机理,换言之,就是将病因、病位、病性、病势等病理要素综合地表述出来,以得出对病证本质的整体、动态的概括性认识。病因、病位、病性、病势等都只是侧重于表明疾病过程中某一侧面的病理要素,而证候的病机综合、概括了这些要素,因而能全面地解释所有临床表现产生的总机理,揭示疾病现阶段的病理实质及其特征。病机主要从临床表现的分析中获得,有的单一症状或体征即可反映部分病机,如盗汗为阴虚,舌红苔少亦为阴虚;但有的症状病机复杂,需结合其他伴随症状、体征等病情资料辨别、分析,如潮热,可由阳明腑实、湿温、阴虚等多种病机引起,因而仅凭潮热一症难以确定其病机。

(六) 辨证名

辨证名就是确定辨证的最后结论。实际上,证名就是以病机命名的证候,因此证名诊断,就是用规范性术语高度概括疾病现阶段的病机类型;对证名的诊断,必须建立在辨病因、辨病性、辨病位、辨病势的基础上。例如:肝胆湿热证,病位在肝胆,病性为湿热,病机为肝胆湿热;风寒束肺证,病因为风寒,病位在肺,病性为寒。

关于证名的确定,一是要求文字精练,证名一般包括病因、病位、病性等内容,因此文字要求具有高度的概括性,如肝胆湿热证、水气凌心证等;二是要求术语规范,可参照中华人民共和国国家标准《中医临床诊疗术语》(包括疾病部分、证候部分、治法部分),或历版《中医诊断学》教材。

第三节　疾病诊断思路

中医的病名诊断简称辨病。临床时,在中医学理论的指导下,按照有关"病"的定义,对患者的各种病情资料进行分析、综合,确定患者所患病种的思维过程,称之为"辨病"。辨病的具体内容将在中医临床各科中进一步深入学习。

一、辨病诊断的意义

每一种疾病都有各自的病因可寻、病机可究、规律可循、治法可依、预后可测,所以应高度重视对疾病的诊断,以便总揽病变全局,实施针对性强的治疗等。诚如朱肱《南阳活人书》所说:"因名识病,因病识证,如暗得明,胸中晓然,无复疑虑,而处病不差矣。"

(一)总揽病变全局

任何疾病,均有自身的临床特点和演变规律,以此把握疾病的全局,有利于选择对该病特有的及时的治疗。例如:麻疹的根本矛盾是麻毒内伏,在其初起阶段,易与感冒、风温肺病等外感病混淆,若不能辨别病名,就会忽视麻毒内伏的关键;发热三四日后,疹点出现于皮肤,若能明确麻疹的诊断,便胸有成竹,知其从疹点透发的情况及伴随症状判断病变之顺逆,当病势顺时,即使有发热、咳嗽、喷嚏流泪等症,也可不必做特殊治疗;但当麻疹难以外透时,则应及时透疹,并防热毒闭肺、疹毒内陷之可能。又如中风病,可分为三个阶段:平素经常出现头晕头痛、肢麻欲仆以及一时性语言障碍等,为中风先兆,病机为肝肾阴虚、肝阳上亢、欲作化风之势;而一旦出现突然昏仆、昏不知人等症,为卒中,系肝风夹痰夹瘀、气血上逆、蒙蔽清窍而成;神清之后,往往脉络闭阻兼见气虚,表现为半身不遂、口眼㖞斜、语言不利等中风后遗症。此病不同阶段出现了不同的证候,但始终沿上述基本病机的变化规律发展,这就为总揽全局,采取预防性治疗以截断传变、减轻症状及预测其转归等,提供了可能。因此,中医病名诊断,不能由证名诊断所代替;同时,由于中西医的基本理论和对疾病的认识角度上的差异,它也不能由西医病名诊断所取代。

(二)治疗针对性强

以辨病为主所进行的专方专药治疗,是中医学术发展和中医临床的一个重要内容。专病专方,如少阳病用小柴胡汤,百合病用百合类方,肠痈用大黄牡丹汤或薏苡附子败酱散,郁病用逍遥散,脏躁用甘麦大枣汤,蛔厥用乌梅丸等;专病专药,如海藻、昆布消瘿,水银、硫黄疗疥,常山、青蒿截疟,黄连、鸦胆子止痢等,都有很强的针对性,其临床疗效是辨证处方及其随证加减所代替不了的。

二、疾病诊断一般途径

疾病诊断也称病名诊断,简称辨病。是根据各种疾病的临床表现和特征,确定患者所患疾病的名称。辨病是中医学认识和治疗疾病的重要环节。中医学认为,无论外感热病还是内伤杂病,均有其符合自身规律的发生、发展、传变过程,表现出各自不同的临床症状和特征。根据每种疾病的不同表现和传变规律,不但可以区别疾病种类,也可以深入认识每种疾病在不同发展阶段或不同类型之间的区别,这对于掌握其证治规律,从而准确地辨证论治和遣方用药是十分必要的。

疾病诊断的一般途径,主要是根据每种疾病的病因、发病特点,尤其是临床表现,结合疾病流行情况、特定的发病人群等因素综合分析。

主症,尤其是某些疾病具有的特征性症状是疾病诊断的最主要线索和依据,此类症状或体征常属于上述必要性病情资料。如尿中有砂石,或患者腰腹疼痛,伴有血尿,X线检查显示肾盂或输尿管内有结石影者,即可诊断为石淋。再如,患者表现为发作性神志不清,猝然昏倒,不省人事,牙关紧闭,四肢抽搐,甚则角弓反张,伴有口吐涎沫,喉有痰声者,应诊断为痫病。

除主症或特征性症状外,明确的病因病史也是疾病诊断的重要途径,很多疾病均有明确的病因,如能将目前症状与病因联系起来,可以对疾病的正确诊断和治疗起到重要作用。如风寒感冒多有汗出当风或冒雨涉水等病史；再如患者出现黄疸，又有长期酗酒史，可考虑酒疸。另外，考虑到疾病的发展和转归，既往史对疾病诊断有积极意义，如患者原有心胸闷痛，时作时止，痛引肩背，此次突见心胸刺痛或闷痛加重，伴有四肢厥冷，冷汗淋漓，神识模糊，脉微欲绝等表现，应为胸痹日久，阳气虚极，心血瘀阻之真心痛。

发病特点也是疾病诊断的重要提示，如均为水肿，若表现为新起水肿，起病急骤，蔓延快，水肿从头面开始，眼睑颜面肿甚，伴有恶寒发热，鼻塞流涕或咽喉肿痛等表证者，当属阳水，或曰风水；若水肿为缓慢起病，或反复出现，病程较长，肿势进展缓慢但消退困难，以腰以下肿为主，甚则出现胸腔积液、腹腔积液者，当属阴水，或曰正水、石水。

也可以参考患者的年龄、性别、职业等因素，从特定的发病人群来考虑。如小儿由于脏腑精气未充，为稚阴稚阳之体。多有五软五迟、食积、惊风等常见病。老年人则由于年高体弱，脏腑精气虚衰，并常伴有痰饮、瘀血等病理产物的停积，易发肺胀、眩晕、胸痹、中风等疾病。女性有经、带、胎、产的特殊生理病理现象。故女性就诊，应针对其主诉及发病时期，着重考虑月经病的月经先期、月经后期、月经先后无定期及带下、妊娠恶阻、产后便难等疾病。男性则有阳痿、早泄、遗精等特定疾病。

另外，疾病诊断不是一次完成的，往往需要详细地鉴别诊断。某些疾病在临床表现上类似，很容易混淆。如癫、狂、痫三种疾病，总的来讲，均属神志异常类疾病，但临床表现却各有特点。其中癫病者以沉默痴呆，语无伦次，静而多喜为特征；狂病者以躁扰不宁，动而多怒为特征，痫病则以猝然昏倒，不省人事，四肢抽搐，口吐涎沫为特征。

三、正确对待中医病名

中医病名具有悠久的历史，中医学对疾病的命名很多是以主症、临床特点及病因病机为基础的，具有简明、形象、科学的特征。例如：伤寒、中暑、痹证、痿证、厥证、鼓胀、破伤风、鹅口疮、痄腮、带下、崩漏等，精练简要，形象生动，见其名便知其义，易于掌握。有的病名，如痢疾、疟疾、白喉、癫痫、哮喘、感冒、麻疹、水痘等，也一直为现代西医所沿用。

当然，中医病名亦有不足之处，如命名的标准不统一，病、证、症的名称概念时有混淆，一病多名或多病一名的现象较多，有的病名的定义欠确切，内涵与外延不够清楚，病种分化不够，有的病名实为病类概念等。随着中医学术的发展和现代化进程的加快，这些问题将逐步得到解决。

四、合理参照西医病名

中医学病名是历代医家长期临床实践的总结，但不可否认，中医学病名尚有不足之处。随着人类对疾病认识的不断深入，很多疾病的诊断方法和预后判断也更加精细和准确。中医临床可以适当参考西医病名进行辅助诊断。比如患者出现多饮、多食、多尿、消瘦，按照中医诊断标准，可判为消渴，参考西医学诊断方法，可让患者进行空腹血糖、餐后血糖、血清胰岛素、糖耐量和C肽释放等实验室检查，以判断是否符合糖尿病的诊断标准，使患者得到最佳诊治。

第四节　辨证与辨病相结合

辨证与辨病是诊断疾病的两种方法，中医诊断要求证名和病名的双重诊断。正确认识辨证与辨病各自的优势与适应范围，是提高临床诊治水平的重要途径。

一、辨病在先,以病限证

临床中,面对复杂的病情,通过辨病,将辨证局限于某一疾病之中,可以缩小辨证范围,减少辨证的盲目性。

每种疾病都有其基本病机和传变规律,疾病的基本病机贯穿于疾病的全过程,但是作为证候特征的各阶段的具体病机却存在差别;证候的转化,即各阶段的具体病机的变化可揭示出疾病的传变规律。另外,不同的疾病有各自的规律和特点,因此,辨病可区分疾病的不同性质;而掌握临床各科各系统疾病的特点,就能有力地指导辨证。

二、从病辨证,深化认识

辨病可以获得对疾病的整体本质和全过程病变规律的认识。由此进一步辨证,又可以获得对疾病中不同阶段病机特点的具体认识。因为辨证是对疾病发生发展至某一阶段病因、病性、病位等所得出的概括性结论,所以,一方面证受到病的限定,辨证的范围缩小;另一方面证又受到诸如体质、情志等个体因素的制约,使辨证比辨病对疾病的认识更加深刻而丰富。先辨病继而辨证,可使中医诊断不断深入和具体化,显示出中医诊断的特色。

中医的理法方药基本上是以证为基础的,中医临床突出辨证论治便说明了这一点。辨证是在对疾病感性认识的基础上所进行的理性认识,是高度概括的综合概念。因此,从病辨证,有利于反映疾病现阶段的基本特点和发展趋势,从而为论治提供准确可靠的依据。

三、辨病辨证,相得益彰

在辨病的基础上进一步辨证,既有全局观念和整体认识,又有灵活机动性和阶段性认识。辨病有助于提高辨证的准确性,重点在全过程;辨证又有助于辨病的个体化,重点在现阶段。对病的治疗有专方专药,其针对性强;对证的治疗为辨证论治,其灵活性强。因此,辨病与辨证相互补充,不可偏废。

此外,由于中医辨病辨证主要是在四诊所收集的症状、体征上进行的,对疾病特异性的诊断较模糊,适当利用现代检测手段进行辨病(西医病名)与辨证结合也是必要的。一方面,西医辨病或微观辨证,可以摆脱中医有时无症可辨的困境;另一方面,对于一些西医检查诊断得不出阳性结果无法确诊的疾患,按照中医辨证进行论治则可收到良好的疗效,故辨证又可以弥补西医无病可辨的不足。

(梁　岩)

复习思考题

1. 怎样正确对待"舍症从脉""舍脉从症""舍舌从症"之类的提法?
2. 试述症、病、证三者之间的关系。

11章PPT

PPT 课件

第十一章

病 历 书 写

学习目标

1. 掌握中医病历书写的基本要求、重点内容、书写格式。
2. 了解病历的沿革与意义。

病历,又称诊籍、脉案、医案、病案,是指医务工作者在临床工作中用于记载患者疾病发生发展、演变预后、诊断治疗、防护调摄及其结果的原始档案,它是医务工作者在医疗活动过程中形成的文字、符号、图表、影像、切片等资料的总和,包括门(急)诊病历和住院病历。而中医病历有着悠久的历史,在浩如烟海的中医古籍中,保存了大量防治疾病的临床经验和学术思想。

第一节　病历的沿革与意义

一、病历的沿革

殷商时代甲骨文中对某些疾病的记述,已具备病历的雏形,是最早的原始病历记载。《史记·扁鹊仓公列传》记载了西汉淳于意所治疗的 25 个"诊籍"(病案),其格式包括姓名、身份、病史、症状、诊断、治疗和疗效等内容。此后,在晋代葛洪的《肘后备急方》、隋代巢元方的《诸病源候论》及唐代孙思邈的《备急千金要方》《千金翼方》等医著中,都能见到一些散在的病历记录。唐宋以后,医案开始流行,而宋代许叔微所撰的《伤寒九十论》可谓我国第一部医案专著,该书记载了用伤寒法来施治的 90 例病案。

明清时期,收集和研究病案的工作受到重视,有不少医案名著至今仍被借鉴,如明代江瓘在《名医类案》中收集了明代以前历代名医的验案,内容丰富,涉及临床各科,病案格式包括姓名、性别、年龄、病史、症状、诊断、治疗和疗效等内容;而清代魏之琇的《续名医类案》和清代俞震的《古今医案按》等,也均是广泛收集前人医案编辑而成。此外,明清时期还出现了大量个人医案专著,如明代汪机的《石山医案》、薛己的《薛氏医案》,清代喻昌的《寓意草》及清代叶天士的《临证指南医案》等。其中喻昌的《寓意草》载有"议病式",所列项目较全,可谓近代中医病历书写的雏形。

近代也出现了不少著名医案,如何廉臣的《全国名医验案类编》、秦伯未的《清代名医验案精华》、徐衡之和姚若琴的《宋元明清名医类案》等。虽然前人在病历格式研究上进行了大量努力,但由于历史条件限制,传统的医案都是以行医者的个人习惯记录,无论在格式还是内容上,都存在较大差异,使中医病历格式未能做到统一。

新中国成立后,随着大批中医药院校及中医院的建立,对中医病历书写的规范要求日趋迫切。1953 年卫生部召开医教会议,将诊籍、医案、病历等正式定名为病案。1982 年拟定了《中医病历书写格式和要求》,1988 年完成了《中医病案书写规范》(征求意见稿),并于 1991 年在国家中医药管理局组织下正式制定了《中医病案书写规范(试行)》,2000 年国家中医药管理局还发布了《中医病案规范(试行)》。及至 2002 年,卫生部、国家中医药管理局发布了《中医、中西医结合病历书写基本规范(试行)》,其内容包括中医病案书写的基本要求、门(急)诊病历书写要求及内容,住院病历书写要求及内容等,并且将"病案"改名为"病历"。而在 2010 年,卫生部和国家中医药管理局在总结全国各地执行 2002 年《规范》情况的基础上,结合当前医疗机构管理和医疗质量管理面临的新形势和新特点,对《规范》进行了修订,制定了《中医病历书写基本规范》,这一新《规范》与 2002 年《规范》相比较,更能体现中医诊疗特色,如在中医门(急)诊的初诊、复诊病历记录中都应包括中医四诊的情况等。本《规范》自 2010 年 7 月 1 日起施行。

二、病历的意义

书写中医病历具有十分重要的意义。其一,中医病历是记载疾病发生发展、诊疗措施、防护调摄及其预后结果的原始档案,为医疗、教学、科研提供了第一手信息和资料;其二,中医病历是复诊、转诊、会诊等的重要资料,也是解决医疗纠纷、判定法律责任和医疗保险等的重要证据;其三,中医病历的书写是中医临床工作者必备的基本功训练,还是考察中医医务人员工作质量、科学态度和业务水平的重要依据。

可见,中医病历是理论联系临床实践最有价值的资料,对培养学生独立分析和解决实际问题的能力起着重要作用,故书写好中医病历,应该作为中医院科学管理的一项重要内容,医院和所有临床工作人员以及患者都应重视病历,慎重保管,不可损坏、涂改或丢失。

第二节 病历的要求和内容

病历书写的要求和内容,依照 2010 年卫生部和国家中医药管理局制定的《中医病历书写基本规范》执行。

一、中医病历书写要求

病历书写是中医临床医务人员的基本功,可反映医务工作者医疗技术、科学作风和文化修养的水平。而规范中医病历书写格式并加强其质量管理,目前已成为中医医疗机构科学管理的重要工作。

(一) 文字、格式及用语要求

1. 中医病历要求内容完整,重点突出,主次分明,条理清晰,语句精练,书写整洁,字迹清晰,表述准确,应规范使用医学术语,而中医术语的使用应依照相关标准、规范执行。其中,简化字应以《通用规范汉字表》为准。

2. 病历中所涉及的计量单位按我国有关标准书写,数字采用阿拉伯数字。

3. 病历书写一律使用阿拉伯数字书写日期和时间,采用 24 小时制记录。

4. 病历中每页上均应填写患者姓名、病历号和页序号。

5. 医师签名位于右侧,字迹必须清晰易辨,而计算机打印的病历也应有医师的手写签名。

6. 病历书写应当使用中文,通用的外文缩写和无正式中文译名的症状、体征、疾病名称等则可以使用外文。

7. 病历中护理记录按照国家中医药管理局颁发的有关护理文件书写要求执行。

(二) 病历书写人员资格要求

1. 入院记录由经治医师书写;首次病程记录由经治医师或值班医师书写;门(急)诊病历记录应当由接诊医师书写。

2. 日常病程记录由经治医师书写,也可以由实习医务人员或试用期医务人员书写,但应有经治医师的签名。

3. 手术记录由手术者书写,而在特殊情况下由第一助手书写时,应有手术者签名。

4. 进修医务人员由医疗机构根据其胜任本专业工作的实际情况,认定后方可书写病历。

5. 有关拥有书写病历资格的其他部分人员可参见《中医病历书写基本规范》相关条款。

(三) 病历书写的时限

1. "门诊记录"和"急诊记录"中的各种记录及"有创诊疗记录""手术记录""转入记录""接班记录""会诊记录""病程记录"等要求及时完成。

2. 入院记录、再次或多次入院记录应于患者入院后 24 小时内完成;24 小时内入出院记录应于患者出院后 24 小时内完成;而 24 小时内入院死亡记录则应于患者死亡后 24 小时内完成。

3. "首次病程记录"要求在患者入院 8 小时内完成。

4. 主治医师首次查房记录应于患者入院 48 小时内完成。

5. 手术记录应在术后 24 小时内完成。

6. "交班记录""转出记录""出院记录"要求事前完成。

7. "死亡病例讨论记录"要求在患者死亡 1 周内完成。

8. "病历首页"实行按科室(或病区)签署首页制度,要求在出院后 2 周内完成。

(四) 病历的修改

1. 病历是重要的医疗文书。病历书写过程中若出现错字时,应当用双线画在错字上,保留原记录清楚可辨,并注明修改时间、修改人签名。不得采用刮、粘、涂等方法掩盖或去除原来字迹。

2. 上级医务人员有审查修改下级医务人员所写病历的责任。实习医务人员、试用期医务人员书写的病历,应当经过本医疗机构注册的医务人员审阅、修改并签名。主治医师、副主任医师、主任医师及科室(病区)主任应经常检查病历的书写质量,发现问题应及时纠正。

3. 住院病历经各级医师签署首页并归档后,不能再做任何修改。

(五) 病历书写基本要求

1. 病历书写应当客观、真实、准确、及时、完整、规范。

2. 每份病历一般应体现出三级医师查房制度。

3. 各项化验、检查报告单,要求使用专用化验单、检查报告单粘贴纸进行分类粘贴。粘贴时整齐有序,标记清楚。

4. 存档于医疗机构的病历按国家有关档案管理法规保存。

5. 病历书写应当使用蓝黑墨水、碳素墨水,需复写的病历资料可以使用蓝色或黑色油水的圆珠笔。

6. 计算机打印的病历应当符合病历保存要求。

7. 病历书写应当使用中文,通用的外文缩写和无正式中文译名的症状、体征、疾病名称等则可以使用外文。

8. 病历应当按照规定的内容书写,并由相应医务人员签名。

9. 病历书写中涉及的诊断,包括中医诊断和西医诊断,其中的中医诊断还包括疾病诊断与证候诊断;而中医治疗也应遵循辨证论治的原则。

10. 对需取得患者书面同意方可进行的医疗活动,应由患者本人签署知情同意书。患者不具备完全民事行为能力时,应由其法定代理人签字;患者因病无法签字时,应由其授权的人员签字;为抢救患者,在法定代理人或被授权人无法及时签字的情况下,则可由医疗机构负责人或者授权的负责人签字。

因实施保护性医疗措施不宜向患者说明情况时,应将有关情况告知患者近亲属,由患者近亲属签署知情同意书并及时记录。患者无近亲属或患者近亲属无法签署同意书时,则由患者法定代理人或者关系人签署同意书。

(六) 病历排列顺序

1. 住院期间的住院病历排列顺序

(1)体温单(按日期先后倒排)。

(2)长期医嘱单(按日期先后倒排)。

(3)临时医嘱单(按日期先后倒排)。

(4)住院记录。

(5)首次病程记录。

(6)病程记录(顺接在首次病程记录之后)(按页数次序顺排)。

(7)术前小结。

(8)术前讨论记录。

(9)手术同意书。

(10)麻醉术前访视记录。

(11)麻醉同意书。

(12)手术记录。

(13)麻醉记录单。

(14)手术清点记录。

(15)手术安全核查记录。

(16)手术护理记录单。

(17)术后首次病程记录(与术前病程记录分开,另页书写)。

(18)会诊记录单(按会诊日期先后顺排)。

(19)各种特殊检查报告单(如心电图、超声、放射性核素检查等)(按检查日期先后顺排)。

(20)放射检查报告单(包括 X 线摄片报告单、X 线造影报告单、CT 检查报告单、MRI 检查报告单、介入检查报告单等)(按检查日期先后顺排)。

(21)特殊治疗记录单(如血液透析记录单、放射治疗记录单、物理治疗记录单等)。

(22)病理检查报告单(按检查日期先后顺排)。

(23)检验报告单。

(24)其他原始资料,如病重(危)通知书、知情同意书等。

(25)有关护理记录。

(26)住院病历首页。

(27)住院证。

(28)前次住院病历或门诊病历或急诊病历等。

(29)外院诊疗资料。

(30)有关医疗证明(患者工作单位的介绍信,外院诊断书,医疗、行政、司法部门的医疗文件副本等)。

2. 出院后的住院病历装订顺序

(1)病历首页。

(2)出院记录或死亡记录。

(3)住院证。

(4)至(18)同"住院期间的住院病历排列顺序"之(4)至(18)。

(19)死亡病例讨论记录。

(20)其他原始资料,如病重(危)通知书、知情同意书等。

(21)至(25)同"住院期间的住院病历排列顺序"之(19)至(23)。

(26)长期医嘱单。

(27)临时医嘱单。

(28)体温单。

(29)同"住院期间的住院病历排列顺序"之(30)。

(30)前次住院病历、死亡病例的门诊病历或急诊病历。

(31)院外医疗资料。

(32)随访记录。

(凡两次以上住院病历,按住院顺序先后装订)。

二、中医病历书写的主要内容

中医病历书写的主要内容包括主诉、现病史和中医病、证的诊断。

(一)主诉的确定和正确书写

1. 主诉的确定 主诉是调查、认识、分析、处理疾病的重要线索,是疾病的主要矛盾所在,具有重要诊断价值,需经医生问诊或检查、分析思考之后才能确定。确定主诉有如下临床意义:

(1)主诉的确定可提示病情轻重缓急及防治原则,如以大出血、剧烈呕吐、昏迷等作为主诉者,常应急救处理。

(2)询问和检查都应围绕主诉进行,但根据主诉可确定询问、检查的先后主次秩序。

(3)主诉的确定是明确病种、辨别病位病性的主要依据,如寒热往来而定时发作者常为疟疾;胁肋胀痛者病位多在肝胆等。

(4)主诉的确定是区分现病史与既往史书写的时间界限。

2. 主诉的书写要求 书写主诉,要求重点突出、高度概括、简明扼要。

(1)主诉仅能以症状或体征表述来书写,而不能用病名、证名代替。如不能表述为感冒5天、风湿痹证反复发作4年、患肝炎3年等。

(2)主诉一般只允许表述1~3个主要症状或体征,而次要症状或体征则不宜作为主诉。如"恶寒发热无汗2天"中的无汗就不应作为主诉,因无汗虽对辨证有意义,但不是患者的主要痛苦。

(3)每一主诉必须标示明确时间,如年、月、日、时、分钟等。对于2个以上复合主诉则应按主诉出现的时间先后顺序排列,如反复咳喘15年,发热3天。

(4)尽可能描述主诉症状的确切部位、性质及程度等,如阵发性脘腹胀痛、右胁下肿块、经常耳鸣等。

(5)使用精练的医学术语来表达主诉。如心里想吐、晚上睡不着、嘴巴里发苦等,都是不允许的,而应写为恶心、失眠、口苦等。

(二)现病史与既往史的划分

现病史是指患者当前所患病症的情况,包括本次疾病发生、演变、诊疗的全过程,以及就诊时的全部自觉症状;而既往史则是指患者过去的健康和疾病情况。两者的时间界定主要根据主诉所标记的时间为准,即主诉所述病症及其时间之内者属于现病史内容。

当然,有时现病史与既往史也难以截然划分。因现在与过去是一个相对的概念,现在就诊的疾病可能既往已经存在,而既往所患疾病现在还有可能并未完全消除,若所指同一病症属何种病史,应以主诉所标记的时间为准。同时主诉只能以1~3个主要症状或体征来表述,而患者就诊时的症状可能有很多,这么多的症状孰为现在,孰为既往?其界定的主要依据要看这些症状或体征是否为主诉所指的病症。可见,正确划分现病史与既往史,首先要确定主诉的内容和时间,还要根据具体病情进行综合分析后方可确定。

(三)现病史的书写要求

现病史的书写要求是:要系统、完整、准确、翔实地表述病史。具体要求如下:

1. 如实记录发病原因、发病诱因、发病缓急等,弄清与主要疾病有关的各个方面,切忌提笔就写"无明显诱因"以防失实。必须注意的是,应标明主要症状出现、加重、发展的时间。一般而言,病史1年以上者精确到季或月,1年以内者精确到旬或周,1月以内者精确到天,1天以内者则精确到时或分。

2. 详细记录患者入院前在其他医院的相关诊治情况(描述时宜加引号),尤其是检查内容及结果,治疗药物、方法、时间及效果。要具体写明就诊医院,不能写"当地医院"或"某医院",以便判定和评估其检查、治疗水平的可信度。

3. 明确表述现在症状。中医辨证主要根据现在表现的症状、体征来进行,因此,可围绕主症、伴随症及结合"十问歌"的内容来书写现在症状。

(四)病历中"诊断"的内容

中医、中西医结合病历书写中所规定的"诊断"内容,应包括中医诊断和西医诊断,而中医诊断还应包括病名诊断和证名诊断,中医诊断应注意以下几点:

1. 使用中医病名、证名,不能以西医病名、综合征等代替,也不能满足于从教材所列的名称中选取病名和证名,而应从实际出发,准确给疾病下结论,所用病名和证名一般应以中华人民共和国国家标准《中医临床诊疗术语》所列者为依据。

2. 病名与证名是不同的诊断概念,不能将病名与证名合并进行诊断,如不能使用肾虚腰痛、脾虚腹泻、血虚眩晕等诊断名称。

3. 若同时存在几种疾病,应按重要的、急性的、本科的在先,次要的、慢性的、他科的在后的顺序分行排列诊断名称,如感冒、腰痛、内痔、闭经。

4. 若对具体病种尚不能当即明确诊断时,可采用"××(症)待查""暑瘟待删""疫毒痢?"等诊断形式,一旦病名诊断明确,则应及时予以纠正。

5. 证名诊断一般应将病位、病性等综合为一个完整名称,如肝郁脾虚证、心肝火旺证等。患者同时有多种疾病时,不能每种疾病后分别写出一个证,而应给予一个全面、统一的证名。证名不能只有病位而无病性,如"里证""足太阴脾经证"等,都不能作为正式的证名诊断。同时也不能将证名写成病机分析的格式,如"肝郁血瘀,气血不利,不通则痛"等,其后两句都不是证名所包含的内容,而是病机解释,故应删除。

第三节 病历书写格式

门(急)诊病历、住院病历都包涵了很多具体内容的书写,尤其是住院病历,包括住院病历首页、住院志、体温单、医嘱单、化验单(检验报告)、医学影像检查资料、特殊检查(治疗)同意书、手术同意书、麻醉记录单、手术及手术护理记录单、病理资料、护理记录、出院记录(或死亡记录)、病程记录(含抢救记录)、疑难病例讨论记录、会诊意见、上级医师查房记录、死亡病例讨论记录等内容,这些内容都有其具体的书写格式和要求,限于篇幅,这里依照2010年卫生部和国家中医药管理局制定的《中医病历书写基本规范》,仅选取入院记录和门诊病历书写格式进行简单介绍,以作示范。

一、入院记录

【规范要求】

1. 入院记录是指患者入院后,由经治医师通过望、闻、问、切及查体、辅助检查等获得有关资料,并对这些资料进行归纳分析后书写而成的记录。可分为入院记录、再次或多次入院记录、24小时内入出院记录、24小时内入院死亡记录。

入院记录、再次或多次入院记录应于患者入院后24小时内完成;24小时内入出院记录应于患者出院后24小时内完成;24小时内入院死亡记录应于患者死亡后24小时内完成。

2. 入院记录的要求及内容。

(1)一般情况包括姓名、性别、年龄、民族、婚姻状况、出生地、职业、入院时间、记录时间、发病节气、病史陈述者。

(2)主诉是指患者就诊时的主要症状(或体征)及其持续时间。

(3)现病史是指患者本次疾病发生、演变、诊疗等方面的详细情况,应按时间顺序书写,并结合中医问诊记录目前情况。内容包括发病情况、主要症状特点及其发展变化情况、伴随症状、发病后诊疗经过及结果、睡眠和饮食等一般情况的变化,以及与鉴别诊断有关的阳性或阴性资料等。

①发病情况:记录发病时间、地点、起病缓急、前驱症状、可能的原因或诱因。

②主要症状特点及其发展变化情况:按发生先后顺序描述主要症状的部位、性质、持续时间、程度、缓解或加剧因素,以及演变情况。

③伴随症状:记录伴随症状,并描述伴随症状与主要症状之间的相互关系。

④发病以来诊治经过及结果:记录患者发病后至入院前,在院内、院外接受检查与治疗的详细经过及效果。对患者提供的药名、诊断和手术名称需加引号("")以示区别。

⑤发病以来一般情况:结合十问歌简要记录患者发病后的寒热、饮食、睡眠、情志、二便、体重等情况。

与本次疾病虽无紧密关系但仍需治疗的其他疾病情况,可在现病史后另起一段予以记录。

(4)既往史是指患者过去的健康和疾病情况。内容包括既往一般健康状况、疾病史、传染病史、预防接种史、手术外伤史、输血史、食物或药物过敏史等。

(5)个人史、婚育史、月经史、家族史。

个人史:记录出生地及长期居留地,生活习惯及有无烟酒、药物等嗜好,职业与工作条件及有无工业毒物、粉尘、放射性物质接触史,有无冶游史。

婚育史、月经史:婚姻状况、结婚年龄、配偶健康状况、有无子女等。女性患者记录经带胎产史,初潮年龄、行经期天数、间隔天数、末次月经时间(或闭经年龄)、月经量、痛经及生育等情况。

家族史:父母、兄弟、姐妹的健康状况,有无与患者相类似的疾病,有无家族遗传倾向的疾病。

(6)中医望、闻、切诊应记录神色、形态、语声、气息、舌象、脉象等内容。

(7)体格检查应按系统循序进行书写。内容包括体温、脉搏、呼吸、血压、一般情况、皮肤、黏膜、全身浅表淋巴结、头部及其器官、颈部、胸部(胸廓、肺部、心脏、血管)、腹部(肝、脾等)、直肠、肛门、外生殖器、脊柱、四肢、神经系统等。

(8)专科情况应根据各专科检查要求扼要记录。

(9)辅助检查指入院前所做的与本次疾病相关的主要检查及其结果。应分类按检查时间顺序记录检查结果,如系在其他医疗机构所做的检查,应写明该机构名称及检查号。

(10)初步诊断是指经治医师根据患者入院时的情况,综合分析所作出的诊断结论。如初步诊断为多项时,应当主次分明。而对于待查病例,则应列出可能性较大的诊断。

(11)书写入院记录的医师签名。

3.再次或多次入院记录,是指患者因同一种疾病再次或多次住入同一医疗机构时书写的记录。要求及内容基本同入院记录。这类情况的主诉是记录患者本次入院的主要症状(或体征)及其持续时间,而现病史中则要求首先对本次住院前历次有关住院诊疗经过进行小结,然后再书写本次入院的现病史。

【格式体例】

入院记录

姓名: 职业:
性别: 入院时间: 年 月 日 时
年龄: 记录时间: 年 月 日 时
民族: 发病节气:
婚姻状况: 病史陈述者:
出生地:

主诉:主诉是指促使患者就诊的主要症状(或体征)及其持续时间。要求重点突出、高度概括、简明扼要。

现病史:现病史是指患者本次疾病发生、演变、诊疗等方面的详细情况,应按时间顺序书写,并结合问诊记录目前的情况。内容包括发病情况、主要症状特点及其发展变化情况、伴随症状、发病后诊疗经过及结果、睡眠和饮食等,以及与鉴别诊断有关的阳性或阴性资料等。重点描述主要症状及其持续时间、入院前经过的检查和治疗(写明主要检查结果、治疗方法、药物及用法、时间与效果)。

既往史:重点记录重要的过去病史。内容包括既往一般健康状况、疾病史、传染病史、预防接种史、手术外伤史、输血史、食物或药物过敏史等。

个人史:记录出生地及长期居留地,生活习惯及有无烟酒、药物等嗜好,职业与工作条件及有无工业毒物、粉尘、放射性物质接触史,有无冶游史。

婚育史(月经史):婚姻状况、结婚年龄、配偶健康状况、有无子女等。

女性患者需要记录经带胎产史,而月经史记录格式为:

初潮年龄 $\frac{行经期天数}{经期间隔天数}$ 闭经年龄或末次月经时间

家族史:父母、兄弟、姐妹的健康状况,有无与患者相类似的疾病,有无家族遗传倾向的疾病。

体格检查:按照体温、脉搏、呼吸、血压、一般情况、皮肤、黏膜、全身浅表淋巴结、头部及其器官、颈部、胸部(胸廓、肺部、心脏、血管)、腹部(肝、脾等)、直肠、肛门、外生殖器、脊柱、四肢、神经系统等顺序书写,扼要记录查体的阳性体征及有鉴别诊断意义的阴性体征。

专科情况:按各专科检查要求扼要记录。

辅助检查:入院前所做的与本次疾病相关的主要检查及其结果。应分类按检查时间顺序记录,并写明该机构名称及检查号。如果尚未进行任何检查,则写明目前尚无检查资料。

初步诊断:包括中、西医双重诊断。如初步诊断为多项时,应当主次分明。对于待查病例则应列出可能性较大的诊断。

书写入院记录的医师签名

如修正诊断、确定诊断、补充诊断时,应写在原诊断的左下方,并签上医师姓名和诊断时间。

【应用举例】

入 院 记 录

姓名:何××	职业:退休教师
性别:女	入院时间:2015 年 11 月 6 日 11 时
年龄:61 岁	记录时间:2015 年 11 月 6 日 11 时
民族:汉族	发病节气:立冬
婚姻状况:已婚	病史陈述者:患者本人
出生地:重庆市	

主诉:反复胸痛 9 年,加重 2 个月。

现病史:患者于 2006 年 11 月无明显诱因出现胸痛,每次发作持续 1~2 分钟,随后可自行缓解,有时疼痛牵掣及后背,在当地医院心电图示 ST-T 改变,给予"硝酸异山梨酯"等口服治疗,病情时好时坏,2013 年 2 月在当地医院检查心电图仍为 ST-T 改变,冠状动脉造影显示:左前降支一段狭窄 65%,右冠状动脉狭窄 58%,诊断为"冠心病不稳定型心绞痛"。患者拒绝医院有创治疗,随后根据病情服用速效救心丸或硝酸甘油等药物,时有缓解。近 2 个月来因带孙子劳累,胸痛发作频繁,病情加重,遂来院门诊。心电图显示:ST-T 波改变,运动试验阳性,给予硝酸甘油服用缓解不明显,故收入住院治疗。刻下症:神疲乏力,胸痛掣及后背,每次发作时间持续数分钟至半小时,休息后可以缓解,偶有心悸汗出,无呼吸困难,伴失眠多梦,舌淡暗有瘀斑瘀点,苔薄白,脉沉弦细。

既往史:既往有高血压病史 30 余年,最高血压 186/108mmHg,长期服用降压药(药名不详),血压控制尚可。否认糖尿病、关节炎等慢性病病史;否认肝炎、结核等传染病病史;否认药物及食物过敏史。

个人史:出生生长于重庆,久居本地,未到过自然疫源地及地方病流行区,居住及工作环境良好,无粉尘、毒物、放射性物质、传染病接触史等;否认冶游史。

婚育史:24 岁结婚,育有 1 女,配偶及女儿身体健康。

月经史:

14 岁 $\dfrac{5-7}{28-32}$ 49 岁

家族史:家族中无类似症状患者,否认家族遗传病史。

体格检查:T:36.7℃   P:72 次/分   R:19 次/分   BP:136/78mmHg

发育正常,营养中等,体形偏胖,面色淡白,自动体位,查体合作,对答切题。全身皮肤巩膜无黄染,浅表淋巴结未触及肿大。头颅大小形态正常,双侧瞳孔等大等圆,对光反射存在。耳鼻无异常分泌物,口唇无明显发绀,咽部不红,无扁桃体肿大。颈软,无抵抗,颈动脉搏动正常,颈静脉轻度怒张,肝颈静脉反流征阴性,气管居中,甲状腺无肿大。胸廓对称,无畸形及异常搏动,双肺呼吸音清,未闻及干湿性啰音。心前区无隆起,心尖搏动不弥散,无震颤,心浊音界不大,心率 72 次/分,心律齐,A2>P2,各瓣膜听诊区未闻及杂音。腹软无压痛,无反跳痛,肝脾肋下未触及,双肾区无叩击痛,双下肢不肿。生理反射正常,病理反射未引出。面色淡白,形体偏胖,舌淡暗有瘀斑瘀点,苔薄白,脉沉弦细。

辅助检查:冠状动脉造影显示左前降支一段狭窄 65%,右冠状动脉狭窄 58%;心电图显示 ST-T 波改变;运动试验阳性。

初步诊断:

  中医诊断:胸痹

     气虚血瘀证

  西医诊断:1. 冠状动脉粥样硬化性心脏病

      不稳定型心绞痛

       心功能 Ⅱ 级

     2. 高血压病 3 级(极高危组)

医师签名:×××

二、门诊病历

(一)门诊初诊记录

【规范要求】

门诊初诊病历记录书写内容应包括就诊时间、科别、主诉、现病史、既往史,中医四诊情况,阳性体征、必要的阴性体征和辅助检查结果,诊断及治疗意见和医师签名等。

门诊初诊病历记录应当由接诊医师在患者就诊时及时完成。

【格式体例】

门诊初诊记录

就诊时间: 年 月 日   科别:

姓名: 性别:

年龄: 职业:

主诉:主诉是指促使患者就诊的主要症状(或体征)及其持续时间。

现病史:主症发生的时间、主要病情的发展变化、本次就诊前的诊治经过及目前情况。

既往史:记录与本次就诊疾病有关的重要既往病史、个人史和过敏史等。

中医四诊情况:运用中医术语,简明扼要记录望、闻、问、切情况,特别要注意舌象、脉象。

体格检查:记录生命体征、与本病相关的阳性体征及具有鉴别意义的阴性体征。

辅助检查:记录就诊时已获得的相关检查结果。

初步诊断:

包括中医、西医双重诊断。如初步诊断为多项时,应当主次分明。

治疗意见:

指即刻的处理用药措施。内容包括:

1. 中医论治：记录治法、方药、用法等。

2. 西医治疗：记录具体用药、剂量、用法等。

3. 拟行检查治疗项目的具体名称。

4. 随诊要求、注意事项。

【应用举例】

门诊初诊记录

就诊时间：2015 年 7 月 15 日　　　　　　　科别：中医科

姓名：朱 × ×　　　　　　　　　　　　　　性别：男

年龄：5 岁　　　　　　　　　　　　　　　　职业：无

主诉：咳嗽 6 天，加重伴发热 2 天。

现病史：患儿于 2015 年 7 月 10 日因受凉后出现咳嗽，伴鼻塞、流清涕，外院诊断为"上感"，给予西药、中成药治疗（药名不详）4 天，患儿鼻塞、流涕缓解，但仍然咳嗽。昨日吹空调后咳嗽加重，出现发烧。刻下症：咳嗽，痰多难咯，色黄，伴发热，咽痛，流黄涕，夜卧不安，食少，大便偏干，小便黄，舌边尖红，苔薄黄，脉浮数。

既往史：无麻疹、水痘、痄腮等病史；无肝炎、结核等病史；无外伤、手术、输血等病史；否认药物及食物过敏史。

中医四诊情况：咳嗽，痰多难咯，色黄，伴发热，咽痛，流黄涕，夜卧不安，食少，大便偏干，小便黄，舌边尖红，苔薄黄，脉浮数。

体格检查：T:38.3 ℃，P:106 次 / 分，R:23 次 / 分，WT:23kg；口唇无明显发绀，咽红，无扁桃体肿大；胸廓对称，双肺呼吸音粗，未闻及干湿啰音；胸片提示：支气管炎；血常规：WBC 11.6×10^9/L，N% 65.3%。

初步诊断：

中医诊断：咳嗽

风热犯肺证

西医诊断：急性支气管炎

治疗意见：

1. 5% GS 100ml+ 炎琥宁针（0.2g）200mg，ivgtt，qd；小儿清肺化痰颗粒 6g，po，tid，以清热化痰。

2. 0.9% 氯化钠注射液 250ml+ 头孢西丁钠（皮试阴性者使用）1g，ivgtt，qd，以抗感染。

3. 中药以疏风清热、宣肺化痰为主，方用桑菊饮加减。药物如下：

桑叶 9g	菊花 6g	杏仁 6g	薄荷 3g
连翘 6g	芦根 6g	紫菀 6g	款冬花 6g
鱼腥草 6g	浙贝母 6g	茯神 6g	炒麦芽 10g

3 剂，水煎服，每日 1 剂。

4. 复查血常规及胸片。

5. 清淡饮食，不吃刺激性食物，保持室内空气流通，注意防寒保暖。

医师签名：× × ×

（二）门诊复诊记录

【规范要求】

门诊复诊记录，其书写内容应当包括就诊时间、科别、中医四诊情况，必要的体格检查和辅助检查结果、诊断、治疗处理意见和医师签名等。

门诊复诊记录应由接诊医师在患者就诊时及时完成。

【格式体例】

门诊复诊记录

就诊时间： 年 月 日 科别：

记录内容及要求如下：

(1)前次诊疗后的病情变化、中医四诊情况、辅助检查结果、补充诊断、更正诊断。

(2)各种诊疗措施的改变及其原因。

(3)随诊要求、注意事项等。

医师签名：×××

（黄学宽）

扫一扫
测一测

复习思考题

1. 简述病历书写的意义。

2. 在中医病历书写过程中,现病史与既往史如何划分?

附篇

◇◇◇ 附一 ◇◇◇

特 色 诊 法

人体是一个有机的整体,在整体与各部分之间,不仅有组成关系,而且有信息互映关系,部分与整体包含的信息相等,任何一个相对独立的部分,都是整体的缩影,因此观察、检测局部的微小变化,可以了解整体的情况。中医在漫长的发展过程中"见微知著",逐渐总结经验,形成了一些特色诊法,如耳诊、甲诊、第二掌骨侧诊、五轮诊、山根诊、人中诊、掌诊、足诊、鱼际络脉诊、腹诊、脐诊、背腧穴诊等,兹择其要介绍如下。

第一节 耳 诊

耳诊是通过观察耳郭的色泽、形态、血管及其他阳性反应物(如丘疹、脱屑等)变化;或用手指触摸其形态改变;或用探头、探棒等按压耳郭穴位以检查阳性压痛点;或用耳部信息诊断仪测量信息的变化等来诊察病证、判断预后的诊断方法。

早在 2000 多年前,《灵枢·师传》中已有"视耳好恶,以知其性"等记载,马王堆汉墓帛书《阴阳十一脉灸经》中也有对上肢、眼、咽、喉联系耳脉原理的论述,后世医书中又有阳维、珠顶、耳垂、耳郭后、郁中等耳穴及功能的记载,由此可以看出耳是诊病很重要的器官。耳穴分析理论的兴起是在 20 世纪 50 年代,法国的外科医生诺吉尔(P Nogier)博士受一位民间医生的启发,经过 6 年的系统研究,于 1957 年《德国针术杂志》3~8 号发表"形如胚胎倒影式的耳穴分布图谱",从此耳针全息疗法在德国推广,并流传世界各地。1958 年 12 月《上海中医杂志》刊发了耳全息穴位分布图谱。

一、诊断原理

耳与全身脏腑经络的关系相当密切。《灵枢·邪气脏腑病形》曰:"十二经脉,三百六十五络,其血气皆上于面而走空窍……其别气走于耳而为听。"说明经络与耳的关系十分密切。故《灵枢·口问》曰:"耳者,宗脉之所聚也。"五脏之中,耳与肾、心的关系最为密切。耳为肾所主,肾开窍于耳。如《中藏经》曰:"肾者,精神之舍,性命之根,外通于耳。"《素问·金匮真言论》曰:"南方赤色,入通于心,开窍于耳,藏精于心。"杨上善《黄帝内经太素》解释为"肾者水也,心者火也,水火相济,心气通耳,故以窍言之,即心以耳为窍"。此外,肝藏血,耳受血始能听。心主血,肺主气,心肺合司宗气,肺朝百脉,宗气上贯于耳,耳方能闻。脾主升清,清阳之气上达贯耳,耳方能聪。故耳具有反映全身脏器生理、病理的全息作用,察耳可较早测知内脏疾患。

二、诊察方法与注意事项

目前,耳诊已由以往的单一耳穴望诊法,发展为包括耳穴望诊法、耳穴触诊法、耳穴压痕法、耳穴电测定法、耳穴染色法、耳穴知热感度测定法、耳温测定法、耳穴压痛法、耳心反射法等多种方法在内的综合耳诊,并在临床得到了广泛应用。目前临床常用的方法如下:

1. 望诊法　通过肉眼观察耳郭的色泽、形态、血管变化及丘疹、脱屑等阳性反应物的出现,并依据其所在耳穴对病证作出诊断。望诊以充足的自然光线为佳,医者的双眼应与患者的耳郭处在同一水平位置,保持平视,避免折射或反光干扰。望诊前忌揉擦、洗浴耳郭,排除耳郭上痣、疣、脓疱、冻疮、瘢痕等假象,还应注意耳郭上阳性反应物与气候、出汗程度的关系等。

2. 触诊法　包括触摸法和压痛法。

(1)触摸法:医者一手轻扶耳郭,用拇指指腹放在被测耳穴上,食指衬于耳背相对部位,两指腹互相配合进行触摸;或利用作压痛测定的探棒或耳穴测定仪的探头在探测耳穴时稍用压力,并在划动中感知耳穴的形态变化。触摸法主要应注意有无隆起、凹陷、压痕及其深浅和色泽改变。一般先上后下、先内后外、先右后左,按耳郭解剖部位进行。在系统触摸耳郭各部位基础上,右耳以触摸肝、胆、胃、十二指肠、阑尾穴为主;左耳以触摸胰、心、脾、小肠、大肠穴为主。

(2)压痛法:医者一手轻扶患者耳背,另一手持探棒、探头等以 50~100g 的均匀压力按压耳郭各穴,观察患者的疼痛反应,寻找出压痛最敏感的耳穴。用压痛法普查耳郭或在耳轮脚周围、肿瘤特异区、三角窝探查痛点。还可采用划痕法,即用上述压力,均匀地在被测部位滑动,以观察患者的疼痛反应,并根据划痕颜色的红白和凹陷恢复的快慢来推测病证的虚实。

3. 电测定法:采用耳部信息诊断仪或耳穴探测仪探查耳穴生物电的改变,以电阻降低(阳性信号)的部位作为躯体、内脏病证诊断的参考,故又称为良导法,所探查到的穴点也称良导点。

上述各项耳穴诊断法在临床应用时可互相参照,并可根据一看(望诊法)、二摸(触摸法)、三压(压痛法)、四电(电测定法)进行系列诊察。只有对出现的各种阳性反应全面分析,方能排除假阳性点,得出比较正确的结论。

三、正常表现与生理变异

一般来说,耳郭应坚硬高耸,色泽粉红鲜润,或白而明泽,耳的上部高于眼睛,耳门宽大,耳垂厚圆,轮廓分明,左右对称。

小儿皮肤细嫩,耳上的血管脉络明显。妇女在月经期前或月经期后,耳郭和耳穴子宫区域颜色也会有变化,经前较红润,经后较淡白。另外,耳郭的色泽也会因不同季节、气候的影响而略有不同。这些都属于正常的生理现象。

四、临床应用

(一)色泽异常

全耳色白,多见于外感风寒,或寒邪直中,亦见于血虚。

全耳色青而黑,多见于剧痛。

(二)形态异常

耳轮焦黑、干枯,多为肾精亏极。耳部红肿,为少阳相火上攻,或肝胆湿热上蒸,亦可见于疖肿、冻疮等。耳背见红色脉络,伴耳根发凉,多为麻疹先兆。

耳垂经常潮红,多属多血质体质。耳垂肉厚而宽,色红,形体肥胖者易患中风。

(三)耳穴分布与应用

人体发生疾病时,常会在耳郭的相应部位出现"阳性反应"点,如压痛、变形、变色、水疱、结节、丘疹、凹陷、脱屑、电阻降低等,这些反应点就是耳穴。

耳穴在耳郭的分布有一定规律,一般来说耳郭好像一个倒置的胎儿,头部朝下,臀部朝上。与头面部相应的穴位在耳垂邻近；与上肢相应的穴位在耳舟；与躯干和下肢相应的穴位在对耳轮和对耳轮上、下脚；与内脏相应的穴位多集中在耳甲艇和耳甲腔；消化道在耳轮脚周围环形排列。如图附 -1 所示。

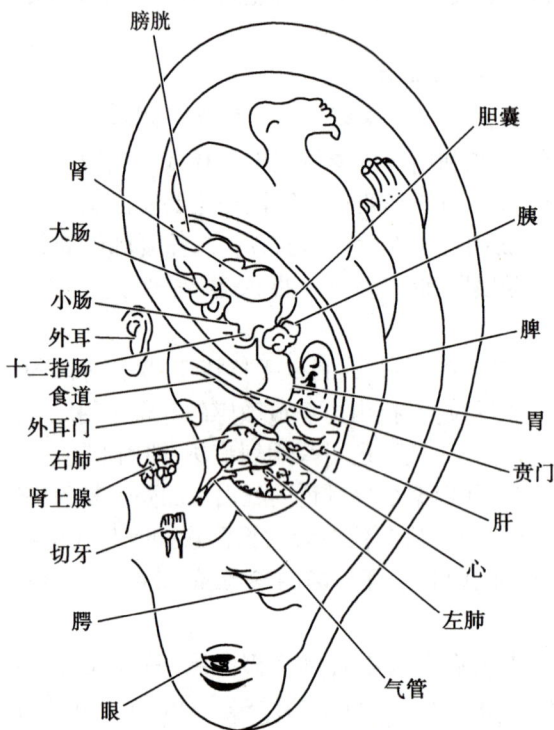

图附 -1　耳穴分布规律图

耳穴的分布如下：

1. 耳轮　耳郭最外缘的卷曲部分。有肿瘤特异区、外生殖器、睾丸、尿道、直肠下段、肛门等穴分布，可辅助诊断肿瘤及相关部位的病变。耳轮深入至耳腔内的横行突起部分为耳轮脚，耳轮脚周围对应于消化系统。有口、食道、贲门、胃、十二指肠、小肠、阑尾、大肠等穴分布，可辅助诊断相关消化系统脏腑的病变。

2. 对耳轮　在耳轮的内侧，与耳轮相对的隆起部，又称对耳轮体，对应于脊柱和躯干。有颈椎、胸椎、腰椎、骶椎、颈、胸、腹、甲状腺、乳腺等穴分布，可辅助诊断相关部位的病变。对耳轮上方有两分叉，向上分叉的一支为"对耳轮上脚"，对应于下肢。有趾、跟、踝关节、膝关节、髋关节、膝等穴分布，可辅助诊断相关部位的病变。向下分叉的一支为"对耳轮下脚"，对应于臀部。有臀、交感、坐骨神经等穴分布，可辅助诊断臀骶部疾患、内脏疼痛、坐骨神经痛等。

3. 三角窝　对耳轮上脚和下脚之间的三角形凹窝，对应于盆腔。有子宫（精宫）、盆腔、卵巢等穴分布，可辅助诊断妇科疾病和性功能障碍等。

4. 耳舟　耳轮与对耳轮之间的沟，又称舟状窝，对应于上肢。有锁骨、肩、肘、腕、指关节等穴分布，可辅助诊断相关部位的病变。

5. 耳屏　耳郭前面瓣状突起部，又称耳珠，对应于鼻咽部。有肾上腺、外鼻、内鼻、咽喉等穴分布，可辅助诊断肿瘤、鼻部疾病、咽喉疾病等。

6. 屏上切迹　耳屏上缘与耳轮脚之间的凹陷部位，对应于外耳。有外耳等穴分布，可辅助诊断外耳病变等。

7. 对耳屏 对耳轮下方与耳屏相对的隆起部位,对应于头部。有腮腺、脑点、额、皮质下等穴分布,可辅助诊断腮腺疾病、脑及内分泌疾病、前额头痛、神经系统疾病及肿瘤等。

8. 屏间切迹 耳屏与对耳屏之间的凹陷部位,对应于内分泌。有内分泌、卵巢2、目1等穴分布,可辅助诊断生殖系统疾病、内分泌紊乱及目疾等。

9. 屏轮切迹 对耳屏与对耳轮之间的稍凹陷部位,对应于脑干。有脑干等穴分布,可辅助诊断脑部疾病等。

10. 耳垂 耳郭最下部,无软骨的皮垂,对应于颜面部。有扁桃体、内耳、眼、舌、面颊区、肿瘤特异区1等穴分布,可辅助诊断咽喉疾病、梅尼埃病及内耳疾病、眼疾、舌疾、面部疾病、肿瘤等病变。

11. 耳甲艇 耳轮脚以上的耳腔部分,对应于腹腔。有肾脏、膀胱、输尿管、前列腺、胰胆、肝脏等穴分布,可辅助诊断肾脏疾病、性功能障碍、泌尿系感染、前列腺疾病、胰胆疾病、肝胆疾病、神经衰弱、骨骼疾病等的病变。

12. 耳甲腔 耳轮脚以下的耳腔部分,对应于胸腔。有心脏、肺、气管、支气管、脾脏等穴分布,可辅助诊断心脏疾病、肺部疾病、皮肤病、气管炎、消化系统疾病等。

临床可通过望诊、触摸、压痛、电测定等方法进行系列诊察,如发现上述穴位的病理反应,可辅助诊断其相对应的组织和器官的病变。

第二节 甲 诊

甲诊是通过观察指(趾)甲的色泽、形状、质地等变化,以诊察病证、判断预后的方法。

甲诊历史悠久,早在《黄帝内经》中就有辨甲诊病的记载。如《灵枢·本藏》曰:"肝应爪,爪厚色黄者胆厚;爪薄色红者胆薄;爪坚色青者胆急;爪濡色赤者胆缓;爪直色白无约者胆直;爪恶色黑多纹者胆结也。"《灵枢·论疾诊尺》指出:"身痛面色微黄,齿垢黄,爪甲上黄,黄疸也。"《素问·痿论》说:"骨痿者生于大热……何以别之? ……肝热者,色苍而爪枯。"可见疾病在内,甲象可显现于外,故从诊甲入手,可达辨病的目的。历代医家对诊甲辨证亦取得十分可贵的经验。如《中藏经》中说:"手足甲肉黑色者死","筋绝魂惊虚恐,手足爪甲青,呼骂不休者,八九日死"。清代陈士铎《石室秘录》指出:"指甲尽行脱落,此乃肾经火虚"。此外,在《四诊抉微》《形色外诊简摩》中,亦均有论述。近年来有学者在前人诊甲经验的基础上,进行深入研究,取得了一定成果,对临床诊断疾病具有一定的指导意义。

一、诊断原理

指甲为脏腑气血的外荣,与人体的脏腑经络有直接联系,《灵枢·九针十二原》说:"五脏五腧,五五二十五腧,六腑六腧,六六三十六腧,经脉十二,络脉十五,凡二十七气,以上下,所出为井,所溜为荥,所注为腧,所行为经,所入为合,二十七气所行,皆在五腧也。节之交,三百六十五会。知其要者,一言而终,不知其要,流散无穷。"十二经脉井穴,均出入于爪甲根端,阳经自此出表,阴经自此入里,互为表里的经脉以甲皱襞、甲床丰富的孙络为沟通渠道,使爪甲成为经络输转的枢纽,故人体生理病理能反映于指甲,形成具有特异性的甲象。此外,四肢爪甲靠气血荣润。《灵枢·邪客》说:"营气者,泌其津液,注之于脉,化以为血,以荣四末。"《素问·六节藏象论》说:"肝者……其华在爪,其充在筋,以生气血。"这些均说明四肢爪甲与气血的关系非常密切,气血变化可以在指甲上有所表现。

二、诊察方法与注意事项

在自然光下,患者伸出手掌,手指自然伸直,医者于相距约 30cm 处以肉眼直接观察,亦可借助放大镜以观察。诊察时宜逐一检查各指甲床、甲体、甲半月,分辨其颜色、光泽、形状、质地等,必要时还可按压甲体,观察甲床的色泽改变。一般诊视两手指甲互相对比,必要时可以诊察两足趾甲。

三、正常表现与生理变异

健康指甲占手指末节约 3/5,呈长方形拱起,顶端横径稍大于基部横径,对称不偏斜,无凹陷或末端上翘的现象。甲质坚韧,有一定弹性,厚薄适中,光滑润泽,淡红含蓄,甲面无纵横沟纹,甲上无干扰斑,甲下无斑纹瘀点,甲缘整齐无缺损,甲周软组织皮肤完整而柔软,无角化、撕裂、倒刺等。轻压甲面,松后红润迅速复原。指甲基部的白色如半月形部分称指甲半月,俗称甲白,色呈乳白,占指甲面积的 1/5 左右,左右对称。成年人一般 7 个月左右指甲更新。

四、临床应用

(一) 色泽异常

1. 白甲　甲床苍白,提示气血虚衰。白而润者病轻,白而枯槁无华且粗糙者病重。全甲苍白见于贫血、营养不良、肝硬化、无脉症等。甲面有白斑,提示肠道寄生虫。若呈浊白色或黑灰色,为灰指甲病。

2. 红甲　甲床红赤,提示热证。红赤而润者病轻浅,红赤枯槁者病重深。甲床出血,也属红甲,若甲游离缘出现梭形成纵行线状出血,可见于凝血功能障碍等。心气衰竭、心血瘀阻也可致甲床紫红。

3. 黄甲　甲床色黄,提示湿热熏蒸。可见于肝胆疾病、溶血等。黄而鲜明者病轻,病程短。暗黄者病重,病程长。

4. 青甲　甲床发青,提示寒证、瘀血、痛证、惊厥。见于心血管疾病、急腹症等。久病甲青而枯槁,提示肝气将绝,预后不良。孕妇十指甲全为青色,多为胎死腹中之兆。

5. 黑甲　甲床发黑,主寒证、瘀血、痛证。久病出现黑甲而枯槁无泽,提示肾气将绝,其病凶险。

(二) 形状异常

1. 长甲　甲面修长,对光观察甲面上一般有轻微的纵行沟纹,提示呼吸功能较弱,情绪欠稳。

2. 短甲　甲面短,占末节指节 1/3 左右,提示情绪不稳定,急躁易怒,易患高血压及肝病。

3. 圆甲　甲面紧贴左右肉际,与上端肉际缘共同构成半圆形甲,提示情绪不稳,易患眩晕、偏头痛等。

4. 卵甲　甲面边围与顶端围成卵形,整个甲四周曲线缓和无棱角,对光观察甲面上有轻微的纵向纹,提示较易患胃病、头痛及失眠等。

5. 窄甲　甲面左右横径小,约为甲长的 1/3,两侧肉际较宽,提示易患颈、腰椎病、骨质增生及心脏病。

6. 阔甲　甲面横径大,顶端更显,甲根部凹下,半月相应扁长,提示易患甲状腺功能变异性疾患、生殖功能低下症。

7. 方甲　甲面横纵长度比约为 4：3 或相等，甲长不及末节指节的一半，提示易患循环系统疾病、心脏病等。

8. 梯甲　上端横径小于根部，甲面呈梯形，有时半月可呈三角形或呈梯形，提示易患呼吸系统疾病。

9. 三角甲　甲上距大于甲根部，长度比为 2~3：1，半月呈三角形，提示易患中风。

10. 嵌甲　甲左右两端深陷于左右肉际之中，形成镶嵌状，提示易患神经系统疾病。如甲倒刺入肉际中，须排除因外伤及压挤所致。

11. 纵沟甲　甲面上有纵形沟条，甲面凹凸不平，多提示肝肾不足，肝阳上亢或气血亏虚，易患营养不良症、过敏症、呼吸系统疾患。40 岁以上指甲出现数条均匀的凸起纵纹线，属正常，是最早出现的一种老年信号。

12. 凸甲　甲面中央明显凸起高于四周，甲端部下垂，像贝壳或倒覆的汤匙，提示易患结核病，如根部紫色更应注意。

13. 凹甲　甲面中央凹下低于四周，多提示肝肾功能不佳，易疲劳，也易患不育症。

14. 横沟甲　甲面可见凹下横沟而凹凸不平，甲面透明度不良，多提示肺功能异常或肝气郁结。如甲下有一条瘀血带，多因受伤所致，根据其横沟至根部距离可推断受伤时间。

15. 勺甲　甲面伸长至顶端肉际时向上翘起，形如汤匙，提示易患贫血、营养不良症。

16. 软薄甲　甲面软薄缺少韧性，甲下色淡，半月不整，甲皱亦不规整，提示易患出血症，也见于久病之人。

17. 剥甲　甲面与甲床逐渐分离，初起指甲游离端处发白变空，向甲根部逐渐蔓延，甲呈灰白色，无光泽，并变软薄，提示出血症及营养不良而致贫血等。

18. 黑线甲　甲面上出现一条或几条细而黑的纵行线，半月泛红偏斜，提示内分泌失调，妇女经期不调，行经腹痛。

19. 花斑甲　甲面不光洁，甲色不明润，有暗黄斑块，提示有消化系统疾病，或长期神经衰弱，易疲乏倦怠。

20. 串珠甲　甲面出现纵向凹凸不平的串珠样或甲面内有串珠样斑点，提示化系统疾病，微量元素缺乏。

21. 筒状甲　指甲内卷如筒，也称"葱管甲"，多见于久病体虚之人，或安逸少劳者。

22. 纵裂甲　甲板不坚，失去韧性，从中央裂成两片，提示易患循环系统疾病或痴呆症，也见于外伤或甲癣。

23. 代甲　指甲自行脱落，多因患疽疔疠毒所致。如已排除外科疾患，则为"筋绝"危候。

24. 柴糠甲　甲面无光泽且自远端两侧增厚，变脆枯槁，呈朽黄色，粉状蛀蚀或缺损，表面高低不平，提示循环功能失常，易患脉管炎、肌肉萎缩等症，亦见于甲癣。

25. 报伤甲　甲下出现按压不散的瘀血斑点，可以显示受伤时间情况，故得名。斑点呈点状多为钝物所伤；呈条状多为撕裂伤或棍伤；呈片状多为挤压伤。

（三）指甲半月异常

甲半月淡白色多为气血两虚；青色多为气血瘀滞；暗红多为心血管疾患。

甲半月过大，易患肝阳上亢、中风；过小多为气血两虚。

甲半月偏斜不正，甲下色粉或粉中有苍白暗区，提示机体抵抗力下降。

甲半月缺失，甲下色淡暗，提示消化吸收欠佳，情绪紧张，机体抵抗力减弱。

（四）定位分析

临床可根据甲诊病理信息出现部位推测机体病变部位：

1. 拇指指甲　主要反映头颈部疾病及全身疾病。

2. 食指指甲　主要反映头以下,膈肌以上的胸部疾病,同时反映上焦、上肢及部分中焦和咽喉部疾病。

3. 中指指甲　主要反映膈肌以下至脐以上病变。

4. 无名指指甲　主要反映脐下至二阴以上病变。

5. 小指指甲　主要反映腰、膝以下病变。

（徐　征）

附二

证素辨证

一、证素辨证概述

证素辨证是朱文锋教授在继承中医辨证精华,整合八纲、气血津液、脏腑、六经、卫气营血辨证等内容的基础上,为揭示辨证基本规律,首次提出以"证素"为核心的辨证新体系,创立了辨证的新方法。

证素辨证方法,它突出地反映了中医辨证的实质及思维特点。其思维的基本原则是以症为据,从症辨证。辨证思维模式,根据临床证候,识别证素,然后由证素组合作出证名诊断,起到执简驭繁的作用。

(一)证素辨证的概念

证素:证的要素;是指辨证所要辨别的脾、肾、肝、胃等病位和气虚、血瘀、痰、寒等病性,是构成证名的基本要素。

证素辨证,是在中医学理论指导下,对病情资料进行分析归纳,从而判断病位和病性证素,并作出证名诊断的一种辨证方法。即"根据证候,辨别证素,组成证名",其中识别证候是基础,辨别证素是关键,判断证名是目的。

(二)证素的基本特征

1. 证素是具体诊断单元 "素",始也、本也,指本来的、原有的;如带有根本性质的物质,"元素"。证素反映的是病理本质,是诊断中不能再分解的具体诊断单元,可称为核心证。

证素是对现阶段机体整体反应状态作出的诊断,它不是证候,也不等同于病因、病机,也不是完整的证名诊断。一个完整、规范的证名,一般由病位证素、病性证素及必要的病理连接词,如壅、束、阻等构成。只要辨识确定的证素相同,证名也就相同。若证素不同,其证名则应有差异,如证素是肺、热,其证名是肺热炽盛证;证素为肺、热、痰,其证名则应为痰热壅肺证。

2. 证素依据中医学理论确定 通过辨识所确定的证素,必须与整个中医学的理论体系以及治则治法相对应。如藏象学说有五脏六腑之别,五官九窍通过经络与脏腑密切相关,因此,病位证素亦有脏腑之分,五官九窍等病变归属于相应的脏腑。气血津液等为人体生命活动的物质基础,如果出现不足及运行失常时,就有了气虚、血虚、阴虚、阳虚、气滞、痰、湿、血瘀等病性的变化。

3. 证素间可有重叠涵盖关系 如证素气虚、气陷、气不固之间,其证候有一定的联系,"气陷"指气虚升举无力,清阳之气下陷所表现的证候,"气不固"是气虚失其固摄功能所表现的证候,气陷、气不固多是气虚的发展,都具有气虚的基础证候,因而气陷、气不固与气虚有重叠,辨证属于气陷或气不固时可涵盖气虚。

(三)证素确定的基本原则

1. 符合证素的基本特征 证素是构成证名的基本要素,指辨证时确定的位置和性质,因此症状不能作为证素。此外,证素是根据中医学理论而提炼出的具体诊断单元,如阴、阳、脏、腑等是纲领类的概念,不能成为证素。

2. 遵循约定俗成的原则　大家公认而无分歧的证素如五脏六腑、气血阴阳虚等,可以确定,少数医家提出,未得到公认的,或有分歧的暂时不确定为证素。

3. 满足临床辨证的实际　临床诊断经常使用的病位、病性概念以及对临床诊疗有直接指导意义的证素必须确立,如胃—和胃、痰—祛痰、气虚—补气、气滞—理气。

4. 证素区分不宜过细　证素,证的要素应当体现"要",证素越少越便于临床掌握,对古今各种证名进行逐一分辨,提取公认的证素,明确各证素的特征及相互间的重叠涵盖关系,实质相同应该合并,能涵盖包容者可选最恰当者作为正名。不宜将证素分得过细,如将"表"分为卫表、肤表、肌表等,并无实质意义,反而不便掌握。

二、证素辨证内容

(一) 通过筛选确定的证素项目

对古今所提到的约 120 项证素概念,根据证素的基本特征,临床实际需要等,通过筛选,初步提取出规范的证素 53 项。

病位证素 20 项:心神[脑]、心、肺、脾、肝、肾、胃、胆、小肠、大肠、膀胱、胞宫、精室、胸膈、少腹、表、半表半里、经络、肌肤、筋骨[关节]。

每一病位证素都有特定的证候,如心悸、心痛是病位证素心的主症;新起恶寒发热、头身疼痛、脉浮等为病位表的特定证候;咳嗽为病位在肺的必有症,声低、咽喉痒或痛、音哑、自汗等为肺的主要表现。

认识每一病位的特定表现,有利于辨别病位。如患者"咳嗽、气喘、神疲乏力、少气懒言、舌淡苔薄白、脉弱",病位在肺,但如果兼有心悸、心痛,则病位在肺、心。又如患者"腹胀、纳少、神疲乏力、便溏、舌淡苔薄白、脉弱"说明病位在脾,但如果兼胁胀、太息、脉弦细,则病位在脾、肝。

病性证素 33 项:(外)风、寒、暑、湿、燥、火[热]、痰、饮、水停、虫积、食积、脓、气滞、(气)闭、血瘀、血热、血寒、气虚、气陷、气不固、(气)脱、血虚、阴虚、亡阴、阳虚、亡阳、精[髓]亏、津(液)亏、阳浮、阳亢、动风、动血、毒。

每一病性概念也有特定的证候表现。如身体困重、肌肉酸痛,食欲不振、便溏不爽,舌苔滑腻,脉濡等为湿的证候;少气,乏力,神疲,舌淡,脉虚等为气虚的表现。

掌握每一病性的临床表现,有利于辨别病性。如患者"发热、汗多、口渴引饮、舌红苔黄、脉洪数"病性属热。如果兼有痰多色黄、苔黄腻,则病性属热、痰。如果兼有神疲少气、乏力、活动后更甚,则病性除热外,还有气虚。通过辨证确定的病性,是辨证中最重要、最困难之处,病性的辨别结果,直接关系到治疗方法的确定,因此,辨病性是辨证中最重要的环节,对任何疾病的辨证都不可缺少。

(二) 证候特征

1. 病位证素证候特征

(1)心神[脑]

定义:指神明之心(脑)的意识思维等精神活动失常所表现的证候。

证候特征:"心主神志",失眠,多梦,健忘病位多归属于心神;神昏、谵语,突然昏仆,神志错乱(癫狂痫),神志痴呆,神志恍惚,神情淡漠,心烦,烦躁,躁扰不宁主要是影响心神所致。

(2)心

定义:指心主血脉功能失常,舌体等心系病变所表现的证候。

证候特征："心主血脉"，心悸(或)怔忡，心痛病位在心；脉促、结、代说明病位可能在心；"心开窍于舌"，出现舌痛，舌疮，舌强语謇等舌体病变可说明病位在心。

(3)肺

定义：指肺及肺系病变所表现的证候。

证候特征："肺主宣降"，肺失宣降，肺气上逆致咳嗽、气喘或呼吸异常说明病位在肺；"肺主通调水道"，初起水肿以上半身肿甚、尿少或兼有表证病位与肺有关；"肺开窍于鼻，咽喉为肺之门户"，鼻塞，流涕，咽痛，咽痒或喉痒等说明病位在肺；音哑或失音等病位在肺；"肺主卫外"自汗，易感冒或畏风说明病位在肺。

(4)脾

定义：指脾的运化功能失职，营气亏虚，水湿潴留，血失统摄等所表现的证候。

证候特征："脾主运化"，运化失职出现腹胀、纳少、便溏病位归属于脾；"脾主升清"，内脏下垂如阴挺、脱肛，气下坠感或久泻、久痢说明病位在脾；"脾主统血"，慢性出血如：吐血、衄血、尿血、便血、崩漏等病位可能在脾；"脾开窍于口"，口疮、口淡、口腻或口甘病位常与脾有关。"脾主肌肉"，肌肉萎缩病位在脾。

(5)肝

定义：指肝脏及肝经循行部位的病变，情志异常，部分月经、筋及目等部位的病变，"动风"等所表现的证候。

证候特征："肝主疏泄"肝经循行部位如两胁、乳房、少腹部、睾丸等胀或痛说明病位在肝；情志抑郁或急躁易怒、善太息病位也在肝；病情与情志关系密切的病位考虑在肝；"肝开窍于目"，目的病变如视物模糊，眼干涩，目赤红肿，流泪，羞明畏光等。病位可能在肝；"肝主筋"，筋病如关节拘急屈伸不利病位在肝；"诸风掉眩，皆属于肝"，动风症状如眩晕、麻木、肢体抽搐、肌肉眴动、颤动、舌颤、口喎、半身不遂等与肝有关。

(6)肾

定义：指生长发育、生殖功能减退；水液代谢失常，以及二阴、骨、髓、耳、发、齿等方面的部分病变所表现的证候。

证候特征："腰为肾之府"，腰膝酸软或疼痛病位可能在肾。"肾藏精，主生长、发育、生殖"，小儿生长发育迟缓，或成人早衰病位属肾；久病生殖功能减退见阳痿、遗精、早泄、滑精、精少不育、经闭不孕、性欲减退等，病位也与肾有关；"肾主水"，久病水肿(腰以下为甚)，尿少，腰酸；久病小便失禁，或遗尿，或泄泻(五更泻，下利清谷)，或大便失禁，或女性崩漏，或带下量多清稀等病位多在肾。"肾开窍于耳"，久病耳鸣，甚至耳聋病位可能在肾。

(7)胃

定义：指胃受纳腐熟功能失常所表现的证候。

证候特征："胃主受纳腐熟"，胃脘部胀或痛，或伴有食欲的改变(纳少、厌食、饥不欲食、消谷善饥等)说明病位在胃。"胃主通降"胃气不降而上逆表现为呕吐、恶心、嗳气、呃逆病位在胃。胃经"入上齿中"，牙龈红肿疼痛，齿衄病位与胃有关。

(8)胆

定义：指胆汁排泄失常，胆经部位病变的证候。

证候特征："胆主决断"，故胆怯易惊病位多在胆。口苦、咽干，目眩病位在胆；目黄、身黄、尿黄，寒热往来病位可能在胆。

(9)小肠

定义：指小肠受盛化物，泌别清浊失常等所表现的证候。

证候特征：腹胀，脐腹部痛，或见肠鸣，矢气病位在小肠；小便赤涩灼痛，尿浊，甚或尿血伴见心烦或舌尖红赤说明病位在小肠。

（10）大肠

定义：指大肠传导功能失常所表现的证候。

证候特征：大肠为"传导之官"，便秘不论新久病位多归属于大肠；腹痛、里急后重、下痢脓血或黏液便病位也在大肠；新起腹泻、新起便稀病位亦常与大肠有关。

（11）膀胱

定义：指膀胱贮存和排泄尿液功能失常所表现的证候。

证候特征：新病尿频，尿急，尿道涩痛，尿血，或尿中砂石，或尿浊等病位在膀胱的特征症。长期尿频是病位在膀胱的否定症。

（12）胞宫

定义：指月经、带下、胎产失常所表现的证候。

证候特征：经期、量、色、质的异常，痛经，带下异常，恶露不下等说明病位在胞宫；不孕、滑胎、小产等病位常与胞宫有关。

（13）精室

定义：指精室、精液、生殖异常所表现的证候。

证候特征：精液异常（精液稀少、清冷、不液化等），不育，遗精、滑精、早泄、阳强易举等症状，病位常与精室有关。

（14）胸膈

定义：特指胸膈（胁）部位而非心、肺病变所表现的证候。

证候特征：呃逆，胸腔积液为病位在胸膈的特征症，胸闷，胸痛，胸骨后痛，气梗堵感，胁肋痛，胁痛等为主要表现，病位多归属于胸膈。

（15）少腹

定义：特指病位在下腹部，非膀胱、胞宫、精室、大肠病变所表现的少腹痛、胀、肿块等证候。

证候特征：少腹疼痛、胀满、肿块等为主要表现，病位可归属于少腹。排便不爽，带下多而黏病位可能与少腹有关。

（16）表

定义：指六淫、疫疠等邪气，经皮毛、口鼻侵入机体，正气抗邪于肤表浅层的轻浅证候。

证候特征：有明显的感受外邪病史，见喷嚏、鼻塞、流涕、咽喉痒或痛、微有咳嗽、声重、新起音哑或失音等肺系症状，或头身疼痛等，苔薄，脉浮可确定病位在表；新病恶风或恶寒或与发热并见，病位在表，若出现内部脏腑症状（如咳嗽剧烈，呕吐，泄泻等）为表里同病。但热不寒、往来寒热、脉沉等为病位在表的否定症。

（17）半表半里

定义：指病邪既非完全在表，又未完全入里，而处于半表半里的证候。

证候特征：病位在半表半里，正邪分争，见寒热往来。胸胁苦满，神情默默，不欲饮食，心烦，喜呕，口苦、咽干，目眩，脉弦，其中往来寒热就是主症，又是必有症，还是特征症。但寒不热，但热不寒，恶寒发热为半表半里的否定症。

（18）经络

定义：指经脉、络脉损伤，或邪阻络脉及经脉所表现的证候。

证候特征：口眼㖞斜，舌体歪斜，半身不遂，舌强语謇，肢体肌肤、口舌麻木，感觉障碍等常与经络病位有关。

(19)肌肤

定义:指皮肤、肌肉病变所表现的证候。

证候特征:皮肤、肌肉生疮、疖、痈、疽、癣、疥、痱子、水疱、糜烂、溃烂、红肿、流脓、皮肤瘙痒、脱屑、皲裂等为主要表现,病位常归属于肌肤。

(20)筋骨[关节]

定义:指骨、关节病变所表现的证候。

证候特征:骨和关节疼痛、关节肿胀、活动不利或僵硬,骨与关节畸形等为主要表现,病位与筋骨(关节)有关。

2. 病性证素证候特征

(1)(外)风

定义:指风邪侵袭肤表、经络,卫外功能失常,所表现的具有新起突发、变化快、游走不定等符合"风"性特征的证候。

证候特征:有新近感受风邪的病史,新病恶风,或恶寒,或与发热并见,或有鼻塞、喷嚏,或有汗出,多为风证;"风为百病之长",风邪常为致病先导,因此,寒邪、热邪、湿邪、燥邪等初袭人体,常夹有风邪,具有风的证候特点。如:感冒初期,无论寒热,常有风证;"风性主痒",痒的症状如:鼻痒、喉痒、耳痒或目痒;突发皮肤瘙痒为主,或见丘疹,此起彼伏等多为风证;"风善行而数变",肢体关节游走作痛,或新起水肿,迅速波及全身也可判断病性为风;突发肠鸣矢气,遇风而甚病性亦常为风。或见突起肌肤麻木,口眼㖞斜,口噤,颈项强直,四肢抽搐为风的常见症。

(2)寒

定义:指寒邪侵袭机体,阳气被遏,凝滞收引,所表现的恶寒、冷痛之类实寒证候。

证候特征:具有"冷"的特点表现为:恶寒、畏寒、形寒、肢冷、喜暖、冷痛,症状每于冷天(冬季)发作或加剧病性为寒;具有"白"的特点,如面色白或青紫,舌淡苔白,分泌物或排泄物色白,病性常为寒;具有"稀"的特点,表现为痰、涎、涕、小便、大便等分泌物或排泄物清稀;具有"润"的特点,如口不渴,大便稀溏,苔润等;具有"静"的特点表现的踡卧,脉缓或迟病性多为寒。发热,喜凉恶热,口苦,舌红,苔黄等为病性寒的否定症。

(3)暑

定义:夏至之后感受暑热之邪,耗伤津气,阻闭气机所表现的证候。

证候特征:病性暑专指病发于夏至之后立秋之前,有感受暑热的原因可查,如烈日高温下劳作等;"暑为阳邪,其性炎热",暑季发热,口渴,心烦可初步判断病性为暑;"暑性升散",暑季烈日高温之后发热,口渴,汗出,神疲;甚或昏迷,或惊厥,或抽搐可判断病性为暑;非暑季发病为暑的否定症。

(4)湿

定义:外界湿邪侵袭,或体内水液运化失常导致湿浊停聚,阻遏气机所表现的证候。

证候特征:环境潮湿、淋雨涉水、水中作业容易感受湿邪而成湿证。"湿性重浊",表现以沉重感的为特征如头昏沉如裹,身体困重,肢体关节、肌肉酸痛重着说明病性为湿;分泌物和/或排泄物秽浊不清,如皮肤出现湿疹,破流黄水,瘙痒;或妇女带下秽浊量多,面色晦垢也为湿;"湿性黏滞",出现大便溏泻不爽,小便滞涩不畅,或口黏口甘、舌苔腻为湿;"湿易损伤阳气,阻遏阳气",若见胸闷脘痞,食少纳呆,恶心等也与湿有关。

(5)燥

定义:环境气候干燥,耗伤人体津液所表现的证候。

证候特征:环境气候干燥,或发生在秋季,出现皮肤干燥甚或皲裂,脱屑,或口唇、鼻孔、咽喉干燥,或痰少黏难咯等可判断病性为燥;"燥性干涩,易伤津液"出现各种干燥症状如口渴饮水,大便干燥,或痰少黏难咯,或小便短黄,舌苔干燥等病性可能为燥。

（6）火［热］

定义:火热之邪侵袭,或机体内阳热之气过盛所表现的实热证候。

证候特征:具有"热"的特点,发热,恶热,灼痛,症状于热天发作或加剧;具有"红"或"黄"的特点表现,面色赤,皮肤色赤,舌红苔黄,分泌物或排泄物色黄;表现为痰、涕、二便等分泌物或排泄物黏稠等"稠"的特点;表现为"干"的特点,口渴欲饮,小便短少、大便干结,苔干等;以及"动"的特点表现,心烦,甚或狂躁不安,或神昏谵语说明病性为热。

（7）痰

定义:指痰浊停积于脏器组织之间,或见于某些局部,或流窜全身而表现的证候。

临床表现:咳嗽咯痰,痰质黏稠;胸脘痞闷,恶心纳呆,呕吐痰涎;头晕目眩,形体多肥胖;或神昏、癫、狂、痴、痫而喉中痰鸣;或肢体麻木、半身不遂,或瘰疬、瘿瘤、乳癖、肌肤痰核、咽喉异物感;舌苔腻,脉滑。

证候特征:嗜食肥甘、醇酒,应考虑病性可能有痰;咯痰、痰黏,喉中痰鸣或呕吐痰涎,苔腻,脉滑,病性属痰,为"有形之痰";形体肥胖,神昏,神志错乱(癫、狂、痴、痫),半身不遂,某些部位出现圆滑柔韧包块(瘰疬、瘿瘤、乳癖、肌肤痰核)、皮色如常,梅核气等考虑病性为痰,属"无形之痰"。

（8）饮

定义:指体内水饮停聚于胃肠、心肺、胸胁等处所致的证候。

临床表现:脘腹痞胀,水声辘辘,泛吐稀涎或清水;或见咳嗽气喘,吐痰多而质稀色白,胸闷心悸,甚或喉中哮鸣有声;或肋间饱满,咳唾引痛,随呼吸、咳嗽、转侧而痛增;身体、肢节疼痛肿重;并可见眩晕,舌淡嫩,苔白滑,脉弦或滑等。

证候特征:胃中振水音,或肠中水声辘辘,或呕吐清水痰涎病性为饮,病位在胃、肠;咳嗽,吐痰量多清稀、泡沫痰,喉间哮鸣音病性可能为饮,病位在肺;肋间饱满,咳唾引痛,随呼吸、咳嗽、转侧而痛增可初步判断病性为饮,病位在胸膈;身体、肢节疼痛肿重或水肿,病性可能为饮。

（9）水停

定义:指水液代谢失常而停聚于低下、松弛部位所表现的水肿、尿少之类证候。

证候特征:全身或局部水肿,并见尿少,或小便不利可判断病性为水停;腹满如鼓叩之声浊,随体位改变而变,尿少可判断病性为水停。

（10）虫积

定义:寄生虫在体内繁殖,积聚,阻滞气机,耗伤营气所表现的证候。

证候特征:呕出蛔虫,或排出蛔虫,或大便镜检见蛔虫卵病性为虫积;有饮食不洁史,嗜食异物,阵发性脐腹痛,痛无定处,骤然发作,可自行缓解,或鼻痒,或寐中磨牙,或白睛蓝斑,或面部出现白色虫斑,或唇内侧有白色粟粒状小点,或指甲花斑等病性可能与虫积有关。

（11）食积

定义:指宿食停积胃肠所表现的证候。

证候特征:有新近饮食不慎病史,见腹胀或痛,嗳气酸腐,或呕吐酸馊食物,或矢气臭如败卵,或大便酸腐臭秽病性为食积;胃脘胀闷,纳呆、恶食,舌苔腻、腐,应考虑食积。

（12）脓

定义:火热毒邪等与气血搏聚,郁积蒸酿而腐败成脓所表现的证候。

证候特征:疮痈形成的脓肿或溃破流脓,咳吐脓痰,呕吐脓血,脓血便,脓尿等是病性为脓的特征症。

（13）气滞

定义：指人体某一部分，或某一脏腑经络的气机阻滞、运行不畅所表现出的胀闷疼痛之类的证候。

证候特征：病情与情绪密切相关，情志抑郁、喜太息，胸胁、脘腹部胀闷，重则为胀痛，或窜痛、攻痛等可判断病性为气滞；胀痛时作时止，部位不固定，按之无形，即使疼痛剧烈时摸到有形之物，而胀痛缓解后，则无迹可寻；随情绪变化而增减，嗳气、矢气而减轻为气滞。头胀及痛、眼胀及痛、固定痛等为气滞的否定症。

（14）（气）闭

定义：指气机闭塞心神（脑）或管腔等处，以昏厥、绞痛等为主要表现的实性急重证候。

证候特征：以突然晕厥、肢厥，或阻塞部位的绞痛、昏厥、大小便闭涩不通等为主要表现者病性多属于（气）闭。

（15）血瘀

定义：指由瘀血内阻而表现的证候。

证候特征：面色或肌肤颜色紫暗，舌质紫暗或见紫斑、紫点，或舌下脉络曲张等病性为血瘀；固定痛、刺痛、夜间加重、不动痛甚，可判断病性为血瘀；肿块按之坚硬而推之不移，病程较长，或体表青紫包块病性为血瘀；出血颜色紫暗，夹有血块，常反复不止为血瘀；因"久病入络"，慢性病、久病特别是久痛，应考虑判断病性为血瘀。

（16）血热

定义：火热炽盛，侵迫血脉，血液妄行所表现的证候。

证候特征：血热是热在血分或热盛动血的证候表现；热证出血，血色鲜红黏稠，量多势急，舌红绛，脉数，病性为血热；身热夜甚，口渴，面赤；斑疹吐衄；心烦失眠，或躁扰不宁，甚或狂乱、神昏谵语可判断为血热；疮痈疖肿，局部皮色红、肌肤热也为血热。血色浅淡为血热的否定症。

（17）血寒

定义：寒邪客于血脉，凝滞气机，血行不畅所表现的实寒证候。

证候特征：血瘀与寒的证候同时出现为血寒。四肢末端冷痛、肤色紫暗发凉，脉沉迟弦涩，遇冷加剧病性为血寒；少腹疼痛，得温痛减，舌淡紫或紫暗，苔白或白滑，脉细或沉迟与血寒有关；妇女月经愆期、经色紫暗、夹有血块，小腹冷痛、得温痛减，病性为血寒。月经先期，血色鲜红，舌红，苔黄等为血寒的否定症。

（18）气虚

定义：指元气不足，气的推动、温煦、固摄、防御、气化等功能减退，或脏腑功能活动减退所表现的虚弱证候。

证候特征：活动劳累后症状加剧，"无力"症状（如神疲乏力，少气懒言，声音低微等），舌淡，脉虚等病性可判定为气虚。气陷、气不固常以气虚为基础。

（19）气陷

定义：指气虚升举无力而清阳下陷所表现的虚弱证候。

证候特征：脏器下垂，包括阴挺、脱肛等，病性可辨为气陷；腹部坠胀，劳累或食后尤甚，站立时甚，卧时稍缓，特别是形体瘦长者，病性可能为气陷；长期小便混浊如米泔水，或久泻久利，兼见气虚证候，可判断病性为气陷；劳倦之人头晕眼花，站立或活动后甚，考虑与气陷有关。气陷的病位主要归于脾。

(20)气不固

定义:指气虚而失其固摄之能所表现的虚弱证候。

证候特征:气不固的病位主要涉及肺、脾、肾三脏。在慢性病气虚基础上,出现水、津液等流失表现者,如:汗多;流涎不止;大便失禁,小便失禁、遗尿、余沥不尽;滑精、遗精、早泄;月经过多、淋漓不尽;滑胎、小产;慢性出血等,病性可辨为气不固。

(21)(气)脱

定义:指元气亏虚已极而欲脱所表现的危重证候。

证候特征:气脱和亡阳难以截然分开,但危重患者出现气息微弱,汗出不止,脉微可辨为气脱;面色苍白,口开目合,手撒身软,二便失禁,脉微常与气脱有关。

(22)血虚

定义:指血液亏少,不能濡养脏腑、经络、组织而表现的虚弱证候。

证候特征:外观颜色为淡白(主色偏黄之人,则见淡黄),如面色淡白或萎黄,口唇、眼睑、爪甲色淡白等,结合舌淡可判断病性为血虚。其余症状(如头晕眼花,心悸多梦,目眩,手足发麻,关节拘急,筋惕肉瞤,妇女经血量少色淡、愆期甚或经闭)出现越多,则血虚越典型。

(23)阴虚

定义:指机体阴液亏损无以制阳,滋润、濡养等作用减退所表现的虚热证候。

证候特征:低热(午后潮热、五心烦热、骨蒸劳热),颧红,盗汗,病性为阴虚;形体消瘦,唇红,口燥咽干,舌红少苔或无苔,经常大便干结,脉细数等,病性可能为阴虚。

(24)亡阴

定义:指机体阴液大量耗失,阴液严重亏乏而欲竭所表现的危重证候。

证候特征:因病久阴亏至极,或高热不退、大吐大泻、大汗、烧伤、大出血等原因,出现汗出如油,身体灼热,脉细数疾等可判断病性为亡阴。冷汗为病性亡阴的否定症。

(25)阳虚

定义:指机体阳气亏耗,机体失却温煦所表现的虚寒证候。

证候特征:阳虚的基本证候特点是气虚同时兼有寒象,"气虚"证候基础上兼有畏冷、四肢不温,或喜热饮,或冷天加剧等可判断病性为阳虚;久病痰、涎、二便等分泌物或排泄物清稀色白,口淡不渴,舌淡胖,苔白滑,或兼见气虚证候病性多属于阳虚。

(26)亡阳

定义:指机体阳气极度衰微而欲脱所表现的一种危重证候。

证候特征:亡阳是一种危重证候,因阳虚进一步发展,或大汗、大吐、大泻、剧痛,或中毒等原因,突然出现冷汗淋漓、四肢厥冷、气息微弱、脉微欲绝为亡阳的特征症状;症状表现出"急""重"的特点。

(27)精[髓]亏

定义:指精亏髓少,形体失其充养所表现的证候。

证候特征:小儿先天畸形(如鸡胸、龟背),生长发育迟缓,表现为"五迟""五软",智力低下,可判断病性为精亏;成人表现为须发早白,发脱齿摇,耳鸣耳聋,健忘等早衰症状,可判断病性为精亏;生育功能低下,男子精少不育,女子经闭不孕病性也与精亏有关。

(28)津(液)亏

定义:指体内津液不足,脏腑组织官窍失其滋润濡养和充盈所表现的证候。

证候特征:有津液损伤原因可查,出现以干燥为特点的症状(口燥咽干,唇焦或裂,眼球深陷,皮肤干燥,渴欲饮水,小便短少,大便干结)可判断病性为津亏。

(29)阳浮

定义:指阳气虚衰,阴寒内盛,导致虚阳浮越所表现的证候。

证候特征:身热、面色浮红、口渴、咽痛,但四肢厥冷、尿清、便溏、舌淡、苔白与阳浮有关。

(30)阳亢

定义:指阴亏于下,阳气亢扰于上所表现的上实下虚证候。

证候特征:平素有阴虚的证候,表现眩晕耳鸣,头目胀痛,面部潮红,病性可能为阳亢;眩晕耳鸣,头目胀痛,面红目赤,头重脚轻,上部症状明显,若有下虚如肝肾阴虚症状,病性也为阳亢。下肢冷,小便清长为病性阳亢的否定症。

(31)动风

定义:指因阳亢、热极、阴血亏虚等内部病理变化导致,出现眩晕欲仆,抽搐,震颤,麻木等以"动摇"特点为主的一类证候。

证候特征:"风性主动",凡具有眩晕、手足麻木、肢体抽搐、肢体震颤、头摇等动摇特点症状考虑动风;由于病因不同,表现的证候特点也有所不同。如:肝阳化风表现为眩晕欲仆,甚则突然昏仆,不省人事,口眼㖞斜,半身不遂等;热极生风出现高热,肢体抽搐,颈项强直,两目上视,角弓反张,牙关紧闭等;手足麻木,拘急,手足蠕动,肌肉瞤动,肢体震颤等常为血虚生风和阴虚生风的表现。

(32)动血

定义:指因损伤、热盛、血瘀、气虚等导致各种出血为主所表现的证候。

证候特征:以各种出血(咳血、吐血、衄血、便血、尿血、崩漏等)为主要表现的病性为动血。

(33)毒

定义:指毒邪侵袭,邪盛成毒所表现的较严重、急剧的火热、风、湿、脓类证候。

证候特征:病情表现急剧、严重的六淫证候、具有传染性的瘟疫类疾病、皮肤疮疡类疾病,多属毒。

●(甘慧娟)

◆◆◆ 附三 ◆◆◆

专 科 辨 证

　　专科辨证,是指在中医基本理论和思想的指导下,根据各专科的实际临床需要,突出具体病位,体现各专科症状特点的辨证方法。八纲辨证、脏腑辨证、气血津液辨证等常用辨证方法,多数内容适用于内科疾病的辨证,对于专科疾病的特异性反映不够。专科辨证,对于完善中医辨证体系具有重要意义。目前临床常用的专科辨证有眼科、耳鼻喉科、骨科、肛肠科、妇科等。临床上患者全身性症状明显而局部症状不突出者,以八纲辨证、脏腑辨证、气血津液辨证等方法诊断;局部症状突出时则按专科辨证诊断。

第一节　眼 科 辨 证

一、五轮辨证

　　临床上,根据五轮理论,通过观察眼部各轮症状,去推断相应脏腑内蕴病变的方法,即为五轮辨证。

(一) 肉轮

　　1. 实证　肉轮红肿,多为脾胃积热;睑缘赤烂而痒,多为脾经湿热,或外感风邪;睑皮硬结,不红不痛,多为痰湿结聚;眵泪胶黏,睑内颗粒累累,多为脾胃湿热蕴结。

　　2. 虚证　上睑下垂,多为中气不足;睑内色泽较淡,多为脾虚气血不足;两睑虚肿,多为脾虚湿泛,或脾肾阳虚;胞轮震颤,多为血虚生风。

(二) 血轮

　　1. 实证　血轮红赤,多为心火上炎;红肿溢脓,多为心脾积热兼有瘀滞。

　　2. 虚证　血轮血丝淡红,干涩不舒,多为心阴不足,虚火上炎。

(三) 气轮

　　1. 实证　气轮红赤,属肺经风热;赤丝满布,属肺经实热;白睛结节隆起,血脉紫暗,属火毒郁结,气血瘀滞;白睛水肿,属肺气不宣;红赤肿起,属肺热亢盛。

　　2. 虚证　气轮血丝淡红稀疏,属肺经虚火;白睛青蓝,属血瘀;白睛干涩少津,属肺阴不足。

(四) 风轮

　　1. 实证　风轮星翳初起,属外感风邪;翳大浮嫩,或有溃陷,属肝火炽盛;黑睛混浊,或兼有血丝,属肝胆湿热兼有瘀滞。

　　2. 虚证　翳久不敛,或时隐时现,多为肝阴不足,或气血不足。

(五) 水轮

　　1. 实证　瞳神紧小,眼珠坠痛拒按,属肝经风热,或肝胆实火;眼珠胀痛欲脱,属肝胆火炽。

　　2. 虚证　瞳神干缺,属肾阴不足,或阴虚火旺;瞳神变色,属肝肾不足,或心脾两亏。

二、常见症状辨证

(一) 辨视觉

视物不清,伴白睛红赤,或翳膜遮睛者,属外感风热或肝胆火炽。自觉视物渐昏者,多为血虚,肝肾两亏,阴虚火旺或肝郁气滞。自觉眼前黑花飞舞,多为浊气上泛,阴虚火动或肝肾不足。动作稍过,坐起即眼花者,多属精亏血少。目无赤痛而视力骤降,如临黑夜者,多为头风痰火,血热妄行;或七情过伤,气机逆乱,气滞血瘀,血不循经等;也可为心脾两虚,气不摄血。内障日久,视力渐降者,多属气血两亏或肝肾不足。入夜目盲不见,伴视野缩小者,多属肝肾精亏或脾肾阳虚。能近怯远者,多属阳气虚衰或久视伤睛;能远怯近者,多为阴精亏损。目妄见、视直如曲、视大为小、视物变色、视一为二者,多属肝肾阴亏,阴虚火旺;或郁怒伤肝,气滞血瘀;或脾虚湿滞,湿浊上泛;或心肾两虚,精血亏耗。

(二) 辨目痛

目痛为眼科常见症状。暴痛属实,久痛属虚;持续疼痛属实,时发时止属虚;肿胀疼痛属实,不肿微痛属虚;赤痛难忍为火邪实,隐隐作痛为精气虚,痛而躁闷为肝气实,痛而恶寒为阳气虚;痛而拒按为邪实,痛而喜按为正虚。午夜至午前作痛为阳盛,午后至午夜作痛为阴盛;外障眼病引起的目涩痛、灼痛、碜痛、刺痛,多属阳;内障眼病引起的目胀痛、牵拽样痛、眼珠深部疼痛,多属阴。痛而喜冷属热,痛而喜温属寒;目赤碜痛、灼痛,伴眵多黏结,多为外感风热;胞睑赤痛肿硬,伴大便燥结,多属阳明实火;白睛微红微痛,干涩不舒,多为津亏血少;目珠胀痛如突,多为气火上逆,气血郁闭;隐隐胀痛,多为阴精不足,阳亢于上;稍加注视,即感眼胀痛,多为脾肾不足,精不上承,或为阳亢之象;眼珠深部疼痛,多为肝郁气滞,或阴虚火旺。痛连颠顶后项,属太阳经受邪;痛连颞颥,为少阳经受邪;痛连前额鼻齿,为阳明经受邪。

(三) 辨目痒

目痒虽有因风、因火、因湿和因血虚等不同,但临床上仍以风邪引起居多。目赤而痒,迎风加重者,多为外感风热;睑缘赤烂,痒涩不已,或睑内颗粒肥大,痒如虫行者,多为脾胃湿热,兼感风邪;痛痒并作,红赤肿甚者,为风热邪毒炽盛;痒涩不舒,时作时止者,多为血虚生风;目病将愈而痒者,多为邪退火息,气血渐复。

(四) 辨目涩

目干涩不爽者,多为津液亏耗,或水亏血少所致。伴有红赤痒痛,羞明流泪,多为风热犯目,或肺肝火盛所致,亦常由异物入目所引起。

(五) 辨羞明

羞明而伴赤肿痒痛流泪者,常由风热或肝火引起;羞明而伴干涩不适,无红肿痒痛者,多为阴亏血少所致。

(六) 辨目剳

目剳,是指胞睑频频眨动而不能自主的症状,多见于小儿。目剳而喜揉拭,白睛不红,或微红羞明,而偏食体瘦者,多为脾虚肝热,将成疳积。目剳而眼干涩少津,白睛不红或淡红,口咽干燥者,属肺阴虚。

(七) 辨红肿

红肿为外障眼病的常见症状,其部位多在胞睑和白睛。胞睑红肿如桃,灼热疼痛,或兼硬结、脓头而拒按者,多属脾胃热毒蕴积,或兼血分瘀热;胞睑肿胀骤起,微赤多泪者,多为外感风邪;胞睑虚肿如球,皮色光亮,不伴赤痛者,多属脾肾阳虚,水气上泛;胞睑赤肿糜烂,多为湿热熏蒸;胞睑青紫肿胀,为气血瘀滞。暴发白睛微赤,泪液清稀,多为外感风寒;白睛红赤,多泪或眵泪并作,多为外感风热;白睛红赤如火,为肺经实热或三焦热盛;白睛红赤隐隐,或兼干涩不爽,多为肺经虚热;白睛赤紫肿胀,多为热毒壅结;抱轮红赤,羞明流泪,多为肝胆实热;抱轮微红,目昏泪出,多为阴虚火旺。

(八) 辨眵泪

1. 辨目眵　眵属外障眼病的常见症状,多属热。眵多硬结,属肺经实热;眵稀不结,属肺经虚热;眵多黄稠似脓,属热毒炽盛;目眵胶黏,多属湿热。

2. 辨流泪　热泪如汤多属外感风热;冷泪长流或目昏流泪,多为肝肾不足不能敛泪,或排泪窍道阻塞所致。泪液减少,眼干涩昏花,多为肝肾阴亏,虚火上炎或脾失健运,气血生化不足,目失濡养所致,亦可因风热邪毒滞留,煎熬阴血引起。

第二节　耳鼻咽喉科辨证

一、耳病常见症状及体征

(一) 耳痛

凡新病,痛势较剧,持续不解,痛而拒按,多属实证;久病,痛势较轻,时痛时止,痛而喜按,多属虚证。

耳痛初起,痛势较轻,耳郭微红、微肿,多为耳郭受邪,如断耳疮初起;若耳道有局限性或弥漫性红肿,牵拉耳郭或按压耳屏时疼痛加重,多为耳疖、耳疮;若伴鼓膜微红,多为耳胀或脓耳初起,此时辨证多属风热外袭。

耳痛剧烈,局部红赤,在耳郭为断耳疮;若耳后完骨红肿为耳后附骨痈;若外耳道红肿剧痛为耳道疮疖;若鼓膜红赤,多为鼓膜炎或脓耳。此时辨证多为肝胆热毒壅盛,上灼于耳。

耳痛、头痛剧烈,伴壮热、呕吐或神昏谵语,多见于脓耳变证,此为火毒内扰神明之重证。

此外,外伤、异物入耳、虫伤亦可致耳疼痛。

(二) 耳流脓

主要从流脓的时间长短、脓液的颜色及其质地、脓量和气味等方面进行辨证。

发病急,流脓初起,多为实证;发病缓,流脓日久,多为虚证。

脓色黄,多为肝胆火热上蒸;脓中带血,多为热毒壅盛,伤及血分;脓色白或色青多属脾虚;脓液黑腐污秽,多为肾虚,湿浊困结,病情较危重。

脓量多而质稠者,多属体实阳盛,湿热上蒸;脓量多而清稀,多为脾虚湿困;脓液臭秽,有豆腐渣样物,多为肾元亏虚,湿热滞留,蚀及骨质,为虚实夹杂证。

(三) 耳鸣、耳聋

耳鸣暴发,鸣声大,听力下降,常见于实证、热证。外因多为风、热、湿邪壅塞耳窍;内因多为肝胆之火上炎、痰火郁结或气滞血瘀壅阻耳窍。

耳鸣渐发,鸣声细微,听力逐渐下降,常见于虚证,如肝肾阴虚、虚火上炎,或气血亏耗、耳失濡养等。

耳鸣呈高音调,高频听力下降明显,多属肝肾虚损或气血不足之证;耳鸣呈低音调,低频听力下降明显,多属肝胆热盛,或风邪外袭,邪气壅滞耳窍之证。

年老听力逐渐减退,无其他导致耳鸣耳聋史,多为肝肾亏损,气血不足,清窍失养所致。

此外,耵聍栓塞、异物入耳亦可造成耳鸣、耳聋。

二、鼻病常见症状及体征

鼻病的常见症状及体征有：鼻塞、鼻甲异常、流涕、头痛、鼻衄及嗅觉障碍等。

(一) 鼻塞

鼻塞初起，鼻黏膜红肿，全身伴风热表证，为风热邪毒犯表；若鼻内黏膜淡红肿胀，全身伴风寒表证，为风寒外邪侵袭。常见于伤风鼻塞。

鼻塞重，鼻黏膜及鼻甲色红肿胀，鼻涕黄稠量多，头痛较剧，多为肺、胆、脾胃之火热上蒸鼻窍。常见于鼻渊。

鼻塞日久，时轻时重或呈交替性，鼻内黏膜色淡红，下鼻甲肿胀、光滑、柔软，多为肺脾气虚，邪滞鼻窍；若鼻塞持续，鼻音重，鼻内黏膜暗红，下鼻甲肥大、质硬、凹凸不平，多为邪毒久留，气血瘀阻鼻窍。常见于鼻窒。

阵发性鼻塞、鼻痒、喷嚏频作，鼻涕清稀，鼻甲肿胀、苍白，为肺、脾、肾虚，寒邪凝聚。常见于鼻鼽。

鼻内堵塞感，鼻黏膜干燥萎缩，涕痂积留，多为燥邪犯肺，鼻窍失养，或肺肾阴虚，脾气虚弱，鼻失滋养而致鼻槁。

小儿单侧鼻塞，流污秽脓血涕，多为鼻腔异物染毒而致。

(二) 流涕

鼻涕多而清稀，若系鼻病初起，伴有表证者，多属风邪犯鼻；若系久病，且阵发性发作，多为鼻鼽，证属肺、脾、肾虚，阳气不能上承，失于温化所致。

鼻涕黄浊如脓样，或带血丝，量多，涕自上而下引流，鼻甲红赤肿胀，为鼻渊，多属肺、胆、脾胃热盛，上灼鼻窍。

流涕日久，鼻涕黏黄或黏白而量多，自上而下引流，鼻甲肿胀色淡，为鼻渊，多属肺气虚寒或脾气虚弱。

久病涕黄绿，或干结成痂，鼻内干燥，多为肺脾气阴两虚，邪毒久留，耗伤阴液。可见于鼻槁。

(三) 鼻衄

血色鲜红，多属湿热证。若量少、点滴而出，多为风热犯鼻，或燥热邪气所伤；若量多不止，多为胃腑热盛，或肝胆火热壅盛之证。

血色淡红，渗渗而出，量或多或少，多为气不摄血；衄血色红而量不多，时发时止，多见于阴虚火旺之证。

入夜衄血，渗渗而出，多为阴虚，或气阴两亏。

鼻衄见于鼻中隔前端易出血区，可因挖鼻、外感、易出血区黏膜溃疡或鼻黏膜干燥引发，多为实证、热证。

鼻衄见于后鼻孔部位，血液倒流于咽部，见于年长者，多为肝胆火盛或阴虚阳亢之候；年少者要警惕鼻咽部纤维血管瘤。

三、咽喉部常见症状及体征

咽喉病的常见症状与体征有：咽喉红肿疼痛，咽干焮痒、异物感，声音异常及咽喉危候等。

(一) 咽喉红肿疼痛

病初起，咽喉红肿、疼痛，多为风热外袭，邪在肺卫；若咽喉淡红、微肿、微痛，多属风寒表证。常见于喉痹、乳蛾等病初期。

　　咽喉疼痛较剧,咽部红肿较甚,喉底颗粒红肿突起,或喉核红肿,或声带红肿、闭合欠佳,多为邪热由表入里,肺胃热盛。常见于喉痹、乳蛾、喉喑等病。

　　咽喉疼痛剧烈,发病迅速,咽喉红肿高突,色深红,是肺胃热毒壅盛,火热上蒸,内外邪热搏结之实热证;若红肿疼痛剧烈不减,为热毒壅盛,可致化腐成痈,常见于喉痈。

　　咽喉病日久,微红、微肿、微痛,多属虚证;若咽部微痛、干热,喉底颗粒如帘珠状突起,潮红,或喉核前后潮红,上有细白星点,或见声带微红微肿,多为阴虚,虚火上炎。常见于喉痹、乳蛾、喉喑等病。

(二) 咽干灼痒、异物感

　　咽喉病初起,咽痛、咽干、灼热、咽痒咳嗽、咽部红肿,多属风热外袭。

　　咽喉病日久,咽内发干、痒感、灼热感,哽哽不利,干咳少痰,多为肺肾阴虚,虚火上炎。

　　咽喉病日久,咽喉哽哽不利,痰黏着感,口淡不渴,胸闷恶心,多为脾虚湿困;若咽喉堵塞异物感,灼热感,痰黏难咯,伴见喉底颗粒增多暗红,喉核肥大质韧,声带暗红或有小结等,多为痰瘀搏结于咽喉所致。

　　咽喉异物感如梅核阻塞,但不碍饮食,常伴抑郁多疑、心烦郁怒者,多为肝郁气滞、痰气交阻之证。

　　咽喉梗阻,异物感严重,饮食难下,呼吸不顺,当注意咽喉、食管是否有肿瘤。

(三) 声音异常

　　咽喉病初起,发病迅速,咽喉肿痛,言语不清,口中如含物,多为咽喉痈,肺胃邪热壅盛之证。

　　喉病初起,猝然声音不扬,甚则声音嘶哑,喉部不适,疼痛,声带红肿,为风热犯肺;若声带鲜红肿胀,上有黏痰,咳嗽痰黄,为痰热壅肺。

　　声音嘶哑日久,咽喉干涩微痛,喉痒干咳,痰黏少,午后尤甚,多为肺肾阴虚,虚火上炎;若声嘶日久,语音低沉,讲话不能持久,声带肥厚或有息肉、小结,声门闭合不良,多为气滞血瘀痰凝;若声嘶日久,讲话费力,气短乏力,声带松弛,闭合欠佳,多为肺脾气虚。

　　妊娠后期,出现声音嘶哑,甚至不能发音,为"子喑",多因肾之精气不能上达肺系,咽喉失养而致。

　　突然失音,咳嗽声音如常,咽喉检查无异常,多为七情所伤,肝郁气滞所致。

(四) 咽喉病危候

　　咽喉病出现吸气性呼吸困难,多属危候,临床常伴见咽喉红肿疼痛、痰涎壅盛、语言难出、声如拽锯、汤水难下等症状,严重者可发生窒息死亡。常见于急喉风,多为热毒痰浊壅结咽喉之证。

第三节　骨　科　辨　证

一、疼痛

(一) 风痛
　　肢体关节疼痛,游走不定,行窜周身,关节屈伸不利,上下相移,但多见于上肢。

(二) 寒痛
　　肢体关节剧痛,固定不移,关节不得屈伸,皮色不变,喜热,畏寒。

（三）湿痛

肌肉关节沉重疼痛，部位不移，多见于腰脊、下肢；或肌肤麻木，转动困难；或手足麻痛；或痛处漫肿，肤色不变。

（四）热痛

肢体关节灼热烧痛，随痛随肿，扪之灼热，痛不可近；或见身热，口渴，心烦。

（五）虚痛

肢体关节酸痛，或骨折后期，愈合不良，兼有心悸、气短，自汗头晕，耳内蝉鸣，腰膝酸软。

（六）实痛

肢体关节疼痛，与风寒湿热之淫邪性质难分，机体壮实，气血不虚，既有寒邪收引之剧痛，又有湿邪重着之沉痛，还有游走窜痛，或骨折创伤瘀血作痛。

二、麻痹

（一）风寒湿痹

肢体麻痹不仁，疲乏无力，遇风寒雨湿气候加重，或局部肿胀。

（二）气血两虚

气血不足，筋脉失养，多见于骨折后期，肢端麻痹，发力或痛症后期，如坐骨神经痛、神经型颈椎病上肢麻痹，小腿或掌指麻痹不仁，肌力下降，肌肉萎缩，面色苍白或萎黄。

（三）血瘀证

局部麻痹，肌筋板实或皮肤瘀斑，局部压痛，多见于肌筋膜粘连等证。一般中风先兆及心血管疾病也可有四肢麻痹，临床需鉴别诊断。

三、肿胀

肿胀指四肢或受伤局部肿胀，骨科临床上的肿胀，由创伤、骨关节炎及骨感染病变所致。

（一）新伤肿

若皮肤呈橘皮状变厚，高低不平，是瘀滞严重的征象；若瘀阻更甚者，肿胀硬如石，局部可出现水疱、血疱；若瘀滞气血阻断，除肿胀严重外，肢体还表现青紫发凉，知觉迟钝或消失，此属危症。

（二）骨伤肿

外力侵及机体，损筋伤骨，气血瘀滞，产生疼痛、肿胀。损伤严重的，肿胀亦严重。

（三）筋伤肿

闪筋、扭筋临床表现疼痛，但不肿胀，挫伤筋肉或筋肉撕裂则出现肿胀，筋伤肿胀的消退伴随着疼痛的减轻及功能的恢复。

（四）气虚肿

气虚肿胀，临床表现为早轻晚重，肢体抬高肿胀可减，而肢端颜色较淡。肢体下垂时肿胀则加重，肢端颜色较深，因气虚运血无力所致。故凡气虚肿胀，指压留痕，临床上常见于骨伤症后期，久病则虚，尤其是卧床患者，缺乏功能活动，多数出现气虚肿胀。个别早期瘀血肿胀也可出现气虚征象，但多是局部性的，常因固定不当，或缺少功能活动所致。

（五）热毒结聚肿

其肿胀随着热毒结聚而增重，少有经 3~5 日即消退者，其肿胀多表现为焮热而痛，皮色发红，局部多发热灼手，并且多数有恶寒发热或寒热往来等全身症状。

（六）寒湿肿胀

寒湿肿胀，其肿胀常表现为皮色变淡，局部温度偏低，肢体沉重，遇寒湿则肿胀加重，严重时触摸皮肤有湿腻感。此类肿胀多是损伤后期的并发症。

第四节　皮肤科辨证

一、皮肤病的自觉症状

皮肤病的自觉症状最主要的是瘙痒,其次还有疼痛、灼热、蚁走感、麻木感。

(一)瘙痒

瘙痒是一种可诱发搔抓和摩擦的不愉快的皮肤感觉,是皮肤病最常见的、患者最痛苦的自觉症状。

1. 风痒　阵发性瘙痒,痒无定处,或遍身作痒,抓破出血、结痂而不湿烂。
2. 湿痒　瘙痒缠绵难解,抓破糜烂、渗液,多见于人体下部和皱褶部位。
3. 热痒　皮损红肿,灼热瘙痒,遇热加重,抓破渗血,甚则糜烂、渗液或化脓、结痂。
4. 虫痒　奇痒难忍,状如虫行皮中,夜间尤甚,浸淫蔓延,或可传染。
5. 血虚血燥痒　多为阵发性瘙痒,常昼轻夜重,皮肤干燥脱屑,日久皮肤粗糙肥厚。
6. 血瘀痒　结节、斑块瘙痒,痒有定处,顽固难愈。

(二)疼痛

1. 寒痛　肤温低,皮肤苍白青紫,疼痛遇寒加重,得暖则减。
2. 热痛　皮肤红肿疼痛,遇热加重,得冷则减。
3. 气滞痛　痛无定处,阵发性疼痛,或抽痛、窜痛。
4. 血瘀痛　痛有定处,肿块、瘀斑、结节疼痛。

(三)灼热

灼热感为热邪或火邪炽盛,炙灼肌肤所致。

(四)蚁走感

蚁走感与瘙痒感相似,但程度较轻,由虫淫或气血不和所致。

(五)麻木感

麻木感常见于一些特殊的皮肤病,如麻风,一些慢性皮肤病后期也偶见之。一般认为麻木为血虚;或湿痰败血阻络,经脉失养;或气血凝滞,经络不通所致。

二、皮肤病的他觉症状

凡在皮肤上客观存在的,能看到、摸到、检查到的异常变化称他觉症状或客观症状。这种皮肤的异常变化称为皮损。

(一)原发性皮损

原发性皮损是皮肤病变直接产生的皮损,又称原发疹。

1. 斑疹　淡红斑辨证属风热;鲜红斑属血热。压之不退色,多为出血性红斑,色红属血热;暗红属血瘀。红斑稀疏为热轻,密集为热重;深红、紫红为热毒炽盛。色素减退性白斑和色素脱失性白斑,辨证属气血凝滞,或血虚风盛。黄褐色斑、黑褐色斑,辨证多属肝肾不足,或气滞血瘀。

2. 丘疹　淡红色丘疹辨证属风热;鲜红色丘疹属血热;皮色或淡褐色丘疹属风湿或脾虚湿蕴。

3. 风团　色红辨证属风热;色淡白属风寒或血虚受风。

4. 疱疹　正常皮肤上的水疱辨证属湿；红斑基础上的水疱属湿热；红斑、大疱、糜烂属热毒；血疱属血热或血瘀。

5. 脓疱　多发于红斑上或周围有红晕,辨证属热毒。

6. 结节　色红,多发于下肢,辨证属湿热血瘀；暗红属气滞血瘀；皮色或褐色的结节属痰湿凝结。

7. 囊肿　多属痰湿。

(二) 继发性皮损

继发性皮损是由原发性皮损演变而来,或由于治疗、搔抓继发而来的皮肤损害,又称为继发疹,包括鳞屑、糜烂、溃疡、浸渍、结痂、抓痕、皲裂、苔藓样变、瘢痕、色素沉着、萎缩。

1. 鳞屑　红斑上的鳞屑辨证属热盛生风；干燥性鳞屑属血虚或血燥；油腻性的鳞屑或痂屑属湿热。

2. 糜烂　属湿热；糜烂面有脓液多属热毒。

3. 溃疡　疮面红活,脓稠色黄,腐肉易脱,周围红肿辨证属热毒；溃疡疮面灰暗,脓液清稀,腐肉不易脱落,疮面难收难敛,不知痛痒,属气血虚弱；溃疡疮面肉芽水肿为湿盛。

4. 浸渍　属湿；浸渍糜烂属湿热。

5. 结痂　属湿热；脓痂属热毒未清；血痂属血热或血燥。

6. 抓痕　多由瘙痒引起,风盛、血热、虫毒、血虚风燥等均可引起。

7. 皲裂　多发生在皮肤纹理处,伴疼痛出血、皮肤干燥、角化。多属血虚风燥。

8. 苔藓样变　多属血虚风盛。

9. 瘢痕　增生性疤痕,高于皮肤表面,色红,质硬,有痒痛感,为局部气血凝滞不散所致。萎缩性疤痕,低于皮肤表面,色白,柔软,一般无自觉症状,为局部气血失和,皮肤失于濡养所致。

10. 色素沉着　多属局部气滞血瘀。

11. 萎缩　多属气血亏虚,或脾肾不足,或气血瘀滞,皮肤失于濡养所致。

第五节　妇科辨证

一、望诊

根据妇科的特点,应注意观察月经、带下和恶露的量、色、质的变化。

(一) 望月经

经量过多,多属血热或气虚；经量过少,多属血虚、肾虚或寒凝血滞；经量时多时少,多属气郁、肾虚。经色紫红或鲜红,多属血热；经色淡红,多属气虚、血虚；经色紫暗,多属瘀滞。经质稠黏,多属瘀、热；经质稀薄,多属虚、寒；夹紫暗血块者,多属血瘀。

(二) 望带下

带下量多,是属病态,或因湿热较重,或由脾虚、肾虚。带下色白,多属脾虚、肾虚；带下色黄,多属湿热或湿毒；带下色赤或赤白相兼,多属血热或邪毒；带质清稀,多属脾虚、肾虚；带质稠黏,多属湿热蕴结。

(三) 望恶露

恶露量多,色淡质稀者,多为气虚；色鲜红或紫红,稠黏者,多属血热；色紫黑有块者,多为血瘀。

二、闻诊

闻诊包括听声音、嗅气味两个方面。

(一) 听声音

听患者的语音、呼吸、嗳气、叹息、痰喘、咳嗽等声音,可帮助判断病位病性。

(二) 嗅气味

在妇科主要是诊察月经、带下、恶露等气味。若气味腥臭,多属寒湿;气味臭秽,多属血热或湿热蕴结;气味恶臭难闻者,多属邪毒壅盛,或瘀浊败脓等病变,为临床危重表现。

三、问诊

在妇科疾病的诊察中,问诊主要是与妇女经、带、胎、产有关的内容。

(一) 月经

经期提前,多属血热或气虚;经期错后,多属血虚或寒凝;经期或先或后,多属肝郁或肾虚。月经持续超过 7 天以上者,属月经过多或经期延长;不足 2 天者,为月经过少。育龄妇女突然停经,应注意是否妊娠。若经前或经期小腹疼痛拒按,多属实证;经后腰酸腹痛,按之痛减,多属虚证。胀甚于痛者,多属气滞;痛甚于胀者,多属血瘀。小腹冷痛喜按,得温痛减,多属虚寒;小腹冷痛拒按,得温痛减,多属寒实。

(二) 带下

带下量明显增多,色白清稀,气味腥臭者,多属虚证、寒证;色黄或赤,稠黏臭秽者,多属热证、实证。同时还应注意阴部有无坠、胀、痒、痛等情况。

(三) 婚产史

问结婚年龄,配偶健康情况,孕产次数,有无堕胎、小产、难产、死胎、葡萄胎、胎前产后诸病,以及避孕措施等。

四、切诊

切诊包括切脉与按诊两个部分。

(一) 脉诊

1. 月经脉 月经将至,或正值月经来潮期间,脉多滑利。脉缓弱者,多属气虚;脉细而无力或细弱者,多属血虚;脉沉细者,多属肾气虚;脉细数者,多属肾阴虚,或虚热;脉沉细而迟或沉弱者,多属肾阳虚。脉弦者,多属气滞、肝郁;脉涩而有力或滑者,多属血瘀:滑而有力者,多属痰湿与血搏结。脉沉紧者,多属血寒;脉沉迟无力者,多属虚寒;脉沉紧或濡缓者,多属寒湿凝滞。脉滑数、洪数者,多属血热;脉细数者,多属虚热;脉弦数有力者,多属肝郁化热。

2. 带下脉 脉缓滑者,多属脾虚湿盛;脉沉弱者,多属肾气虚损;脉滑数或弦数者,多见湿热;脉沉紧或濡缓,多见寒湿。

3. 妊娠脉 妊娠 3 个月后,六脉多平和而滑利,按之不绝,尺脉尤甚。若妊娠脉现沉细而涩,或两尺弱甚,多属肾气虚衰,冲任不足,易致胎动不安、堕胎等。若妊娠末期脉弦而劲急,或弦细而数,多属肝阴不足,肝阳偏亢,易致妊娠眩晕、妊娠痫证。

4. 临产脉 又称离经脉。六脉浮大而滑,即产时则尺脉转急,如切绳转珠,同时中指本节、中节甚至末端指侧动脉搏动。

5. 产后脉 产后冲任气血多虚,故脉多见虚缓和平。产后病脉若脉浮滑而数,多属阴血未复,虚阳上泛,或外感实邪。脉沉细涩弱者,多属血脱虚损诸证。

(二)按诊

若妇女经行之际,小腹疼痛拒按,多属于实;隐痛而喜按,多属于虚;诊四肢不温,小腹疼痛,喜热喜按,多属虚寒。若察得小腹内有结块,则为癥瘕之病,其结块坚硬,推之不动,按之痛甚者,为血瘀;其结块不硬、推之可移,按之可散者,为气滞。

第六节 肛肠科辨证

肛门直肠疾病常见的症状有便血、肿痛、脱垂、流脓、便秘、分泌物、瘙痒等。由于病因不同,表现的症状及轻重程度也有别。

一、便血

若血色鲜红,血出如箭,并伴口渴、便秘、尿赤、舌红、脉数等症者,多属风热肠燥;便血色淡,伴有面色无华、心悸、神疲、乏力、舌淡、脉沉细等症者,多属血虚肠燥;便血色晦暗夹黏液,常伴口干不欲饮、大便溏薄、小便短赤、舌红苔黄腻、脉濡数者,多为大肠湿热。若便血为脓血或黏液与脓血混合,色暗红呈酱色或粉红色,气味恶臭,多为肠间湿热蕴久成毒,见于直肠癌。

二、肿痛

肿胀高突,疼痛剧烈,多为湿热毒盛;如按之应指,多为肛痈酿脓;外痔突发肿痛,其色紫暗者,多为血栓外痔;肿势平塌,发展缓慢,疼痛较轻,伴全身潮热盗汗,舌红少苔,脉细数者,多为痨性(结核性)肛周脓肿。如肛门灼热而痛,属燥热,见于肛裂等病;小腹不热、酸痛而喜按属寒湿;肛肠痛无定处,游移走动,责之于风;痛处固定,责之瘀血;肛周疼痛剧烈而拒按,排便加重,属实证,系毒热蚀筋,发为肛痈之症。肛门局部肿而高凸,根脚收束,色红赤,属阳证、实证,多见于肛痈实证;肿而平塌下陷,根脚散漫,色暗属阴证、虚证,见于结核性肛痈。

三、脱垂

内痔脱出时,脱出物多呈草莓状,其色暗红,或紫暗;直肠息肉脱出时,肿物呈圆形带蒂;直肠脱垂时脱出物呈圆柱形或圆锥形。脱垂而不易回纳者,多因气血亏虚、中气下陷所致;内痔脱出,不能还纳,肿痛较甚,多为湿热下迫所致;若复染毒,则可出现肿物糜烂坏死。

四、流脓

脓的色、质、味:脓色鲜黄、质稠、味腥臭,为气血充实,见于细菌性脓肿;脓色灰白、质如泔水、味不臭,为气血虚衰,见于结核性脓肿。脓出黄稠者多为湿热壅盛,属实证。脓出稀薄不畅,或挟败絮样物者,多为阴虚湿热,属虚证或虚实夹杂证。肛门皮下脓肿、坐骨直肠窝脓肿见有局部皮肤红肿热痛,触之有波动者为脓已成;骨盆直肠窝及直肠后深部脓肿看不到明显的红肿热痛,也触及不到波动感,而以胀痛加剧作为判断成脓的指标之一,辅以穿刺抽脓而确诊;黏膜下脓肿则以肛内指诊等方法确定成脓与否。

五、便秘

是肛裂、痔、肛周脓肿等疾病的常见症状。临床需结合其他症状进行辨证,如便秘时大便带血者多为肛裂,便秘并肛周红肿热痛者多为肛周脓肿,便秘且便时滴较多鲜血者多为内痔。

六、分泌物

分泌物的出现多为湿热下注或热毒蕴结所致。肛内肠液流出,浸淫肛周者,多系肛门括约肌松弛,内痔或肛管直肠脱垂所致;肛周潮湿浸渍,伴瘙痒抓痕者,为肛周湿疹,又分湿重、热重。热重者局部潮红灼热;湿重者局部灰白潮湿;若伴局部肿痛、破溃流脓性分泌物者,多为肛瘘继发感染。

七、瘙痒

肛周皮肤瘙痒,伴周身作痒,时作时休,有抓痕无渗液者,属风盛,见于肛门瘙痒症;肛周浸淫而痒,渗出液多为湿盛,见于肛周湿疹;肛周焮红,灼热作痒且有渗液糜烂者为热盛,见于肛周湿疹急性期;肛口内痒若虫行,浸及肛外,系虫淫,见于蛲虫病;肛周皮肤变厚而干燥,脱屑作痒,见于慢性顽固性湿疹等。

● (周雪明)

222

主要参考书目

1. 邓铁涛.中医诊断学[M].上海:上海科学技术出版社,1984.

2. 季绍良,成肇智.中医诊断学[M].北京:人民卫生出版社,2002.

3. 陈家旭,邹小娟.中医诊断学[M].3版.北京:人民卫生出版社,2016.

4. 邹小娟,丁成华.中医诊断学学习指导与习题集[M].北京:人民卫生出版社,2012.

5. 陈家旭.中医诊断学[M].9版.北京:中国中医药出版社,2015.

6. 朱文锋,袁肇凯.中医药学高级丛书·中医诊断学[M].2版.北京:人民卫生出版社,2011.

7. 朱文锋.中医诊断学[M].2版.北京:中国中医药出版社,2007.

8. 李灿东,吴承玉.中医诊断学[M].9版.北京:中国中医药出版社,2012.

9. 王忆勤.中医诊断学[M].北京:中国中医药出版社,2004.

10. 陆小左.中医诊断学技能实训[M].北京:中国中医药出版社,2010.

11. 田德禄.中医内科学[M].北京:人民卫生出版社,2002.

12. 赵尚华.中医外科学[M].北京:人民卫生出版社,2002.

13. 欧阳惠卿.中医妇科学[M].北京:人民卫生出版社,2002.

14. 徐荣谦.中医儿科学[M].北京:学苑出版社,2004.

15. 王和鸣.中医骨伤科学[M].2版.北京:中国中医药出版社,2007.

16. 王士贞.中医耳鼻咽喉科学[M].2版.北京:中国中医药出版社,2007.

17. 曾庆华.中医眼科学[M].2版.北京:中国中医药出版社,2007.

18. 王玉川.中医养生学[M].上海:上海科学技术出版社,2008.

19. 陈家旭,宋天彬.中医望诊识病图谱[M].北京:人民卫生出版社,2006.

20. 陈家旭.中医诊断学图表解[M].2版.北京:人民卫生出版社,2011.

复习思考题
答案要点

模拟试卷